Vorwort zur 6. Auflage

Die Notwendigkeit, eine neue Auflage vorzubereiten, gab Gelegenheit zu einer gründlichen Überarbeitung des Buches. Neue Erkenntnisse und verbesserte Verfahren auf dem Gebiet der Krankheitserkennung ebenso wie auf dem der Krankenbehandlung konnten Berücksichtigung finden und besprochen werden. Das gilt für neue hördiagnostische Verfahren bei Kindern, die Besonderheiten der Stimm- und Sprachstörungen, den Einsatz des Lasers im Operationssaal ebenso wie die heute angesichts der HIV-Ansteckungsmöglichkeit so wichtig gewordene Infektionsverhütung in Praxis und Klinik und für vieles andere.

Ich habe abermals zu danken für die freundliche Aufnahme des Büchleins und manche Ratschläge. Auch mit der hier vorgelegten Neufassung soll bewirkt werden, daß das Verständnis von den Krankheitszusammenhängen und den sich daraus ergebenden Behandlungsnotwendigkeiten, das auf Wissen gegründete Mitdenken also, die Grundlage des gemeinsamen Dienstes am Kranken ist.

Gießen, Mai 1994 K. Fleischer

Vorwort zur 1. Auflage

Die Hals-Nasen-Ohren-Heilkunde (Laryngologie, Rhinologie, Otologie) ist ein Spezialgebiet der Medizin, das erst vor wenig mehr als hundert Jahren seine Sonderstellung gewann. Diese ergibt sich aus der Eigenart und Gefährlichkeit der Erkrankungen in den Hohlräumen des Gesichts- und Ohrschädels, des Rachens und Halses sowie aus der Notwendigkeit, bei der Untersuchung und Behandlung besondere Verfahren anzuwenden. Wie in allen Zweigen der Medizin, so hat sich auch hier eine rasche Weiterentwicklung vollzogen, deren Frucht eine Verbesserung der Heilungsmöglichkeiten, deren Preis aber zwangsläufig die Vertiefung der Spezialisierung ist. Damit wachsen die Anforderungen an die auf diesem Fachgebiet tätigen Schwestern und Pfleger. In immer größerem Umfang werden ihnen verantwortungsvolle Aufgaben gestellt bei der Operation, der Pflege und der Überwachung der Kranken sowie bei der Handhabung eines umfangreichen Instrumentariums und einer Vielzahl komplizierter Geräte. Hierzu kann die allgemeine Ausbildung zum Pflegeberuf allenfalls eine Grundlage geben. Der Schwester das mühevolle Einarbeiten in die Besonderheiten des Spezialfaches zu erleichtern, ist das Ziel dieses Buches. Es soll einen Überblick über das Fachgebiet der Hals-Nasen-Ohren-Heilkunde und praktische Hinweise geben, vor allem aber Verständnis wecken für die Krankheitszusammenhänge und die daraus ableitbaren Notwendigkeiten der jeweiligen Untersuchungs- und Behandlungsmaßnahmen.

Der Stoff ist in der Weise geordnet, daß in einem ersten großen Abschnitt die Ohren-, Nasen-, Rachen- und Kehlkopferkrankungen besprochen werden, ergänzt jeweils durch Hinweise auf Anatomie, Physiologie und Untersuchungsmethoden. Eingefügt in den Gang dieser nach Organen gegliederten Darstellung ist eine Beschreibung der jeweils benötigten Instrumente und eine Schilderung der für die Schwester wichtigsten Handreichungen. In drei ergänzenden Kapiteln folgen dann knappe Abhandlungen über die Aufgaben der Schwester in der Ambulanz bzw. in der Fachpraxis, auf der Krankenstation und im Operationssaal. Das Buch hätte einen unerwünschten Umfang angenommen, wäre über die fachlichen Besonderheiten hinaus auch auf Grundtatsachen der allgemeinen Krankenpflege eingegangen worden. Das hierfür notwendige Wissen mußte vorausgesetzt werden. Aus dem gleichen Grunde konnten im Abschnitt über den HNO-Operationssaal die allgemeinen Regeln des chirurgischen Arbeitens und Instrumentierens nur kurz angedeutet werden. Die zum Operationsdienst eingeteilte Schwester sei auf die am Schluß des Buches angegebenen Lehrbücher verwiesen. Das gilt auch für das Spezialgebiet der Audiometrie. Schließlich ergibt sich eine weitere unvermeidliche Unvollständigkeit dadurch, daß in Kliniken, Fachabteilungen und Praxen der HNO-Ärzte unterschiedliche Verfahren und Instrumente bevorzugt werden. Es war unmöglich, allen Gepflogenheiten gerecht zu werden, wenngleich zu hoffen ist, daß die zumeist geübten Methoden hinreichend Berücksichtigung fanden. Es wird der Schwester nicht schwerfallen, sich in Instrumentationen und Behandlungsmaßnahmen, die von den hier geschilderten abweichen, rasch einzuarbeiten.

Mein Dank gilt Herrn Dr. h. c. G. Hauff und seinen Mitarbeitern vom Georg Thieme Verlag für Anregung und Hilfe bei dieser Arbeit. Bei der Abfassung dieses Buches standen mir viele tüchtige, der Betreuung ihrer Kranken aufopferungsvoll hingegebene Schwestern vor Augen, mit denen ich in über 23 Jahren zusammenarbeiten konnte. Stellvertretend für sie alle widme ich dieses Buch der ehemaligen Oberschwester der Universitäts-Hals-Nasen-Ohren-Klinik in Leipzig, Frau Maria Rolle

Gießen, Januar 1971 K. Fleischer

Inhaltsverzeichnis

Ohr

Anatomie

Will man die Erkrankungen des Ohres, des Hör- und des Gleichgewichtsorgans und die jeweiligen Behandlungsverfahren verstehen, ist es notwendig, sich eine Vorstellung von der Anatomie der beiderseits seitlich im Schädel gelegenen Schläfenbeine zu machen. Der Bau dieser Knochen mit ihren vielgestaltigen Hohlräumen im Inneren wird verständlich, wenn man unterteilt in:

- äußeres Ohr,
- Mittelohr,
- Innenohr oder Labyrinth.

Äußeres Ohr

Zum äußeren Ohr rechnet man die Ohrmuschel und den äußeren Gehörgang. (Über den inneren Gehörgang s. S. 5.) Vom Relief der *Ohrmuschel* (Abb. **1**) werden folgende Bezeichnungen häufig gebraucht:

- die *Helix:* die oben und hinten gelegene eingerollte Randfalte,
- der *Tragus:* der Knorpelvorsprung vor dem Gehörgang,
- die *Koncha:* die in den Gehörgang übergehende trichterförmige Grube.

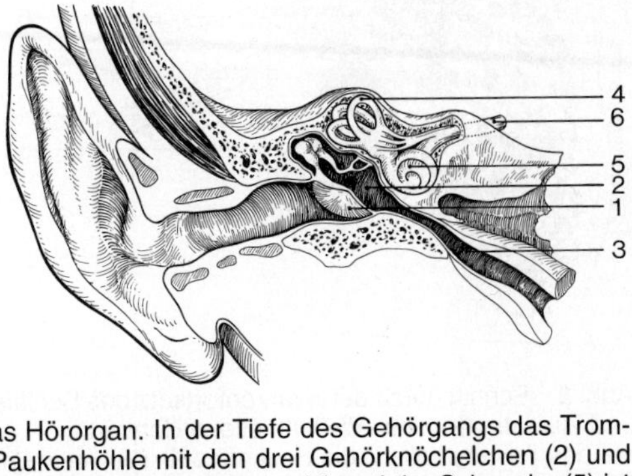

Abb. **1** Schnitt durch das Hörorgan. In der Tiefe des Gehörgangs das Trommelfell (1), dahinter die Paukenhöhle mit den drei Gehörknöchelchen (2) und die Tube (3). Das Innenohr mit den Bogengängen (4) und der Schnecke (5) ist im Knochen des Felsenbeins eingebettet, 6 = Hör- und Gleichgewichtsnerv

Der *äußere Gehörgang*, ein außen von Knorpel, in der Tiefe von Knochen umgebenes Rohr, erstreckt sich mit leichter Krümmung etwa 3 cm weit. Dort wird er vom *Trommelfell* (Membrana tympani), einer kreisrunden, zarten Membran von etwa 1 cm Durchmesser, abgeschlossen (Abb. **1, 17** und **20**). Die Haut des Gehörgangs enthält Haare und besondere, eine bräunliche, wachsartige Masse absondernde Drüsen (Zeruminaldrüsen). In der Nähe des Trommelfells ist sie sehr dünn und berührungsempfindlich.

Mittelohr

Hinter dem Gehörgang und der Ohrmuschel kann man einen wichtigen Teil des Schläfenbeins tasten, den *Warzenfortsatz* (Processus mastoideus, auch „Mastoid" genannt). Er ist (Abb. **2**) von erbs- bis bohnengroßen Hohlräumen durchsetzt, die mit einer dünnen Schleimhaut tapetenartig ausgekleidet sind und normalerweise Luft enthalten. Man nennt sie wegen ihres Luftgehaltes *pneumatische Zellen* und sagt auch, der Warzenfortsatz ist „pneumatisiert". Die Zellen stehen untereinander sowie über die *Tube* (S. 33) mit dem Rachen in offener Verbindung (Abb. **2**). Dieses krankheitsanfällige Hohlraumsystem macht das *Mittelohr* aus.

Der größte der Mittelohrräume ist die jenseits des Trommelfells gelegene *Paukenhöhle* (Cavum tympani). Sie enthält die *drei Gehörknöchelchen* (Ossikula) (Abb. **1, 17** und **23**). Es sind dies:

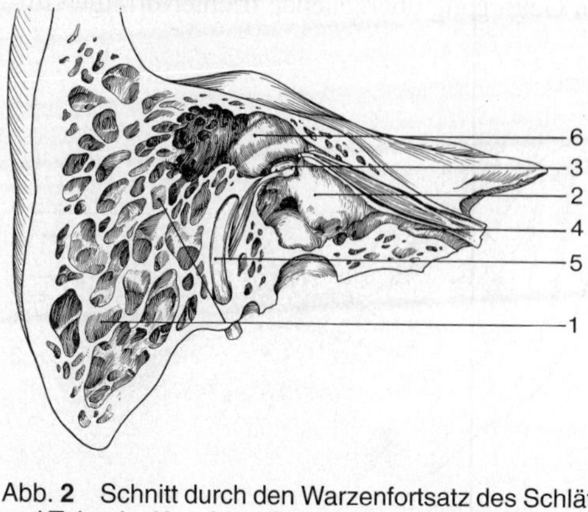

Abb. **2** Schnitt durch den Warzenfortsatz des Schläfenbeins mit Paukenhöhle und Tube. Im Knochen die lufthaltigen Hohlräume (1). Man blickt nach Fortnahme des Trommelfells in die Paukenhöhle (2) hinein und erkennt den Steigbügel (3), darunter das runde Fenster, 4 = Tube, 5 = N. facialis, 6 = der von Knochen umgebene horizontale Bogengang

- der *Hammer* (Malleus), etwa 8 mm groß, mit seinem Griff an der Innenfläche des Trommelfells angewachsen,
- der *Amboß* (Incus), gleich groß, mit dem Hammer gelenkig verbunden, und
- der *Steigbügel* (Stapes), nur 3 mm groß, der mit einer ovalen Fußplatte und zwei sich in der Mitte vereinigenden Schenkelchen einem Reitersteigbügel genau gleicht.

Der Steigbügel ist mit seiner Fußplatte in eine Öffnung an der inneren knöchernen Paukenhöhlenwandung beweglich eingefügt (Abb. **2** und **23**). Jenseits dieser Öffnung, die man das *ovale Fenster* nennt, befindet sich das mit Flüssigkeit erfüllte Innenohr.

Von der Paukenhöhle aus zieht nach vorn ein etwa 5 cm langes, gleichfalls mit Schleimhaut ausgekleidetes Rohr zum oberen Rachen. Es ist dies die *Tube* oder *Ohrtrompete,* die die Belüftung der Mittelohrräume gewährleistet (Abb. **1** und **2**). Sie wird nach dem Anatomen, der sie zuerst beschrieb, auch *Eustachische Röhre* genannt.

Ein besonders großer, an die Paukenhöhle angrenzender, im Warzenfortsatz inmitten der pneumatischen Zellen gelegener Hohlraum wird als *Antrum* (genauer: Antrum mastoideum) bezeichnet. Zum Verständnis der von manchen Mittelohrerkrankungen ausgehenden Komplikationen ist es wichtig zu wissen, daß die pneumatischen Kämmerchen bis an die knöcherne Innenschale des Schädels heranreichen und so der *Hirnhaut* (Dura mater) unmittelbar benachbart liegen. Durch das Hohlraumsystem des Warzenfortsatzes läuft, ebenfalls nur von einer dünnen Knochenschale (Abb. **19**) bedeckt, ein bleistiftdicker *Blutleiter* (Sinus sigmoideus), durch den das Blut des Kopfes zum Hals und von da aus zum Herzen geleitet wird. Weiterhin nimmt der *Gesichtsnerv* (N. facialis) in einem Knochenkanal seinen Weg durch dieses Gebiet (Abb. **2**).

Innenohr

Tief im Schädelinneren, weitgehend geschützt vor schädlichen äußeren Einflüssen, liegt das Innenohr. Eingebettet in einen sehr harten Knochen, das *Felsenbein* – man bezeichnet diesen Teil des Schläfenbeins auch als *Pyramide* –, finden sich dort kompliziert angeordnete Kanäle, deren verwirrender Bau zu der Bezeichnung „Labyrinth“ geführt hat. Man unterscheidet am *Labyrinth:*

- die *Schnecke* (Kochlea), eine spiralig angeordnete Röhre, und
- die Bogengänge, drei halbkreisförmige Kanäle, die den Labyrinthknochen durchziehen und in einer kammerartigen Erweiterung, dem *Vorhof* (Vestibulum) münden (Abb. **1** und **3**).

Die Schnecke dient dem Hören, Vorhof und Bogengänge dagegen, die man zusammen auch als Vestibularorgan bezeichnet, der Gleichgewichtsfunktion.

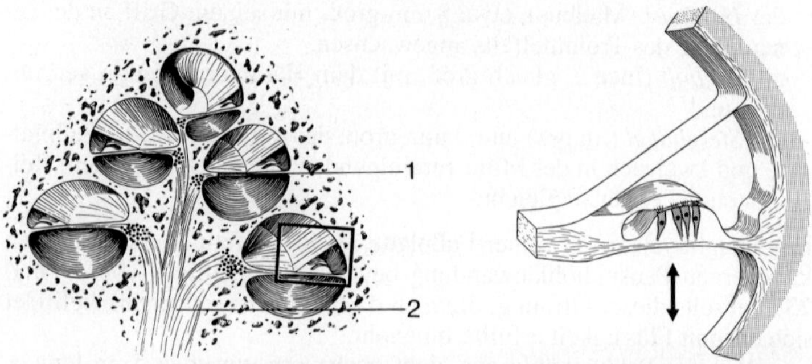

Abb. **3** Schnitt durch die Schnecke: Der spiralig angeordnete, von Knochen umgebene Schneckenkanal ist fünfmal getroffen. Die Basilarmembran (1) unterteilt ihn. Von ihr gehen Nervenfasern ab, welche sich zum Hörnerv vereinigen (2). Im Ausschnitt ist schematisch das der Basilarmembran aufliegende Corti-Organ mit Hörzellen und der Deckmembran wiedergegeben. Der Pfeil zeigt die Bewegung der Membran beim Hörvorgang

Ohne auf viele Einzelheiten einzugehen, sei zum Bau des Innenohres lediglich vermerkt, daß die genannten Hohlräume mit einer wasserklaren Flüssigkeit, der *Perilymphe,* gefüllt sind und daß darin ein zartes Schlauchsystem schwimmt, welches eine anders beschaffene Flüssigkeit, die *Endolymphe,* enthält.

In den spiralig angeordneten Windungen der Schnecke spannt sich wendeltreppenartig eine Membran aus, die *Basilarmembran* (Abb. **3**), welche ein Teil des genannten Schlauchsystems ist. Auf ihr stehen in ganz bestimmten Gruppierungen viele Tausende von Hörsinneszellen, auch *Haarzellen* genannt. Eine zusammengehörige Gruppe solcher Zellen wird nach ihrem Entdecker, einem Italiener, als *Corti-Organ* bezeichnet (Abb. **3**). Beim Hörvorgang erzeugen die Steigbügelbewegungen Wellen in der Perilymphe und damit Auf- und Abwärtsbewegungen der Basilarmembran. Dadurch werden die Sinneszellen des Corti-Organs erschüttert; sie reiben mit ihren Härchen an einer Deckmembran und empfangen so den zur Hörempfindung führenden Reiz.

Auch in den Bogengängen und im Vorhof schwimmen in der Flüssigkeit feinste Schläuche und Säckchen, die an einigen Stellen Sinneszellen enthalten. Sie werden dann gereizt, wenn es in den Bogengangskanälen zu einer Flüssigkeitsströmung kommt. Das ist immer bei Kopf- und Körperdrehungen der Fall. Daneben gibt es im Vorhof beetartig angeordnete Sinneszellen, die von feinsten Kristallen, den *Otolithen,* bedeckt sind. Unter der Einwirkung der Schwerkraft verschieben sich diese Kristalle bei jeder Lageänderung; sie erregen die Sinneszellen und verhelfen uns so zur Kontrolle über die Körperlage.

Von den verschiedenen Sinneszellen gehen Nervenfasern aus, die sich jeweils entweder zum *Hörnerv* oder zum *Gleichgewichtsnerv* vereinigen. Beide Nerven verlassen dann gemeinsam durch einen Knochenkanal, den man als *inneren Gehörgang* (Porus acusticus internus) bezeichnet, das Felsenbein, um in das Gehirn einzutreten (vgl. Abb. **1**).

Funktion und Funktionsprüfung

Hörfunktion

Eigenschaften des Schalls

Als Schall bezeichnet man für den Menschen hörbare, regelmäßige Hin- und Herbewegungen (Schwingungen) der Teilchen eines ihn umgebenden Mediums. Im allgemeinen ist dieses Medium die Luft, jedoch kann auch jede Flüssigkeit, z. B. Wasser, oder ein fester Stoff, z. B. Knochen, Schwingungen übertragen. Hörbar für den Menschen sind Schwingungen dann, wenn die Zahl der Hin- und Herbewegungen (die Frequenz) zwischen 16 und 20 000 in der Sekunde liegt. 16 Schwingungen in der Sekunde = *16 Hertz* (abgekürzt Hz) sind als ein sehr tiefer, 20 000 Hz als ein sehr hoher Ton gerade noch hörbar. Alles, was in dem großen Frequenzgebiet dazwischen gelegen ist, macht die Vielfalt der Schalleindrücke aus, wobei die unterschiedliche Mischung der Frequenzen und ihr zeitliches Zusammentreffen die Verschiedenartigkeit der Klänge und Geräusche bedingt. Als Ultraschall bezeichnet man die für den Menschen nicht hörbaren Schwingungen über 20 000 Hz. Manche Tiere vermögen solche Frequenzen noch wahrzunehmen (z. B. Hunde, Fledermäuse), auch werden sie zu diagnostischen Zwecken eingesetzt (Sonographie, S. 77).

Wir empfinden einen Ton, einen Klang oder ein Geräusch als „laut“, wenn der Ausschlag der schwingenden Teilchen (die Amplitude) groß ist, der Schalleindruck „leise“ stellt sich bei geringer Teilchenbewegung ein. Als Maß für die Stärke eines Schalles wird der – unvorstellbar kleine – Druck der bewegten Teilchen (Schalldruck) gebraucht. Man drückt ihn in einem logarithmischen Wert, dem *Dezibel* (abgekürzt dB), aus. Für den gerade hörbaren Schalldruck hat man den Wert 0 dB festgesetzt; bei einem Ansteigen der Intensität des Schalls ist mit 120 dB eine Größe erreicht, bei der wir ihn als unerträglich laut und schmerzhaft empfinden.

Die Lautstärke eines Tones (Intensität) wird ausgedrückt in Dezibel (dB).
Die Tonhöhe (Schwingungszahl) wird ausgedrückt in Hertz (Hz).

Hörvorgang

Die Schallwellen erreichen die Ohrmuschel und dringen durch den Gehörgang bis zum Trommelfell vor. Das Trommelfell wird in Schwingungen versetzt, der am Trommelfell angeheftete Hammer macht diese feinsten Bewegungen mit und gibt sie an den Amboß und dieser sie an den Steigbügel weiter. Das Trommelfell und die drei Gehörknöchelchen verändern durch ihre physikalischen Eigenschaften die Schallschwingungen in der Weise, daß nach Art eines Hebels die Bewegung, die schließlich die Steigbügelfußplatte an die Innenohrflüssigkeit überträgt, kräftiger wird.

In der Perilymphe des Innenohres entstehen nun Wellen, die wiederum die Basilarmembran und die ihr aufsitzenden Hörzellen des Corti-Organs verlagern und, wie schon besprochen, die Sinneszellen erregen. Physikalischen Gesetzmäßigkeiten zufolge ist die Wellenbewegung der Innenohrflüssigkeit für jeden einzelnen Ton eine andere, so daß die Verlagerung der Basilarmembran jeweils an einer anderen Stelle der Schnekke stattfindet. So erzeugt jeder Ton die Reizung einer anderen Gruppe von Sinneszellen und ermöglicht es uns, eine *Tonhöhenunterscheidung* vorzunehmen.

Von den gereizten Sinneszellen gehen dann Nervensignale über den Hörnerv zum Gehirn. Sie erreichen nach vielfachen Schaltstellen im Gehirn die Hirnrinde und werden uns als Schalleindruck bewußt. Im Gehirn selbst spielen sich noch viele wichtige, zum Teil unerforschte Vorgänge ab. So ist die Fähigkeit, in geräuschvoller Umgebung einen Gesprächspartner zu verstehen, also die für die Information unwichtigen Schallreize zu unterdrücken und die wichtigen, die der Sprache, herauszuheben, eine Hirnleistung. Auch das *Richtungshören* vollzieht sich im Gehirn. Es wird dort der feine Zeitunterschied, mit dem ein Schallreiz erst das eine und dann das andere Ohr erreicht, ausgewertet.

Das äußere Ohr (Ohrmuschel und Gehörgang) dient der Heranführung des Schalls.
Das Mittelohr (Trommelfell und Gehörknöchelchen) dient der Verstärkung des Schalls.
Das Innenohr (Schnecke mit den Haarzellen) und der Hörnerv dienen der Umwandlung der Schallwellen in eine Nervenerregung, die zum Gehirn weitergeleitet wird.

Luftleitung, Knochenleitung

- *Luftleitung:* Normalerweise werden die Schallwellen durch die Luft über das Trommelfell und die Gehörknöchelchenkette zum Innenohr herangeführt.

- *Knochenleitung:* Man kann aber auch Schall über den Schädelknochen wahrnehmen, beispielsweise beim Aufsetzen einer Stimmgabel auf die Stirn oder auf den Warzenfortsatz. Dabei werden die Schallschwingungen der Stimmgabel dem ganzen Schädelknochen und damit auch dem Labyrinthknochen mitgeteilt. Die für das Hören notwendige Bewegung der Innenohrflüssigkeit entsteht dann unter Umgehung des Trommelfells und der Gehörknöchelchen.

Sitz einer Hörstörung

Je nach dem Ort, an dem der Hörvorgang gestört ist, unterscheidet man:

- *Schalleitungsschwerhörigkeit:* Hierbei ist die Schallzufuhr zum Innenohr behindert. Das ist z. B. beim Verschluß des Gehörgangs, bei einem Trommelfelloch oder bei einer Schädigung der Knöchelchen der Fall. Da die Ursache der Schalleitungsschwerhörigkeit meist im Mittelohr liegt, spricht man auch von einer *Mittelohrschwerhörigkeit.*
- *Schallempfindungsschwerhörigkeit:* Sie tritt bei Schäden an Sinneszellen und Nervenfasern des Innenohres ein. Man spricht dann auch von der *Innenohrschwerhörigkeit* oder bei Erkrankungen des Hörnerven von einer *Nervenschwerhörigkeit.*
- *Zentrale Schwerhörigkeit:* Dazu kann es bei Hirnerkrankungen kommen, wenn die im Gehirn verlaufenden Bahnen und die für die Verarbeitung des Gehörten wichtigen Hirnbezirke betroffen sind.

Hörprüfung

Mit verschiedenen Untersuchungsverfahren ist man in der Lage, nicht nur das Ausmaß einer Hörstörung zu bestimmen, sondern auch Schlüsse auf den Sitz einer Veränderung in den verschiedenen Abschnitten des Hörorgans zu ziehen und damit zugleich Hinweise auf deren Ursache zu gewinnen.

Hörweitenbestimmung

Diese einfache Prüfmethode wird bei jedem Ohrkranken und ebenso bei vielen Routineuntersuchungen (Einstellungsuntersuchungen usw.) angewandt und ggf. dann durch verfeinerte Meßverfahren ergänzt. Da damit häufig Angehörige der Pflegeberufe oder die Sprechstundenhilfen betraut werden, soll sie eingehender erläutert werden.

> Die Hörprüfung findet in einem Raum statt, der 6 m lang sein oder wenigstens 6 m in der Diagonalen messen sollte. Bei der Untersuchung muß völlige Stille herrschen. Dringt Störlärm von außen ein und kann der Raum nicht dagegen abgeschirmt werden, muß die Prüfung auf eine ruhigere Tageszeit verschoben werden.
> Der Patient sitzt auf einem Stuhl, das zu prüfende Ohr dem 6 m entfernt stehenden Prüfer zugewandt. Eine Helferin hat die Aufgabe,

das andere Ohr vom Hören auszuschließen. Sie stellt sich zu diesem Zweck vor den Patienten und legt in den Gehörgangseingang des nicht zu prüfenden Ohres etwas Watte oder Zellstoff. Mit leichtem Druck ihres Zeige- oder Mittelfingers und mit einer schüttelnden Bewegung der ganzen Hand erzeugt sie in der Watte am Ohr ein leichtes Reibegeräusch. So wird eine Vertäubung dieses Ohres erreicht *(Schüttelvertäubung)*. Die andere Hand legt sie seitlich vor die Augen des Patienten, um ihn daran zu hindern, den Abstand des Prüfers zu erkennen oder vom Munde abzulesen (Abb. **4**).
Der Prüfer spricht sodann aus 6 m Entfernung mehrsilbige Zahlwörter oder ausgewählte Testwörter in gewöhnlicher Umgangssprachenlauttärke vor. Der Patient wird aufgefordert, nachzusprechen. Ist das zu prüfende Ohr schwerhörig, nähert sich der Prüfer dem Ohr des Patienten bis zu einer Entfernung, aus der richtig verstanden und nachgesprochen wird. Diese Distanz notiert man dann in Metern (z. B. Umgangssprache: 4 m). Sodann prüft man in der gleichen Weise mit der Flüstersprache. Das Flüstern darf nicht mit zu starkem Atemdruck erfolgen, sondern erst nach dem Ausatmen. Auch hiernach wird der Abstand, aus dem die Prüfwörter richtig nachgesprochen werden, vermerkt (z. B. Flüstersprache: am Ohr). Anschließend prüft man das andere Ohr, nachdem der Patient entsprechend umgesetzt wurde, so daß nun dieses dem Prüfer zugewandt ist.

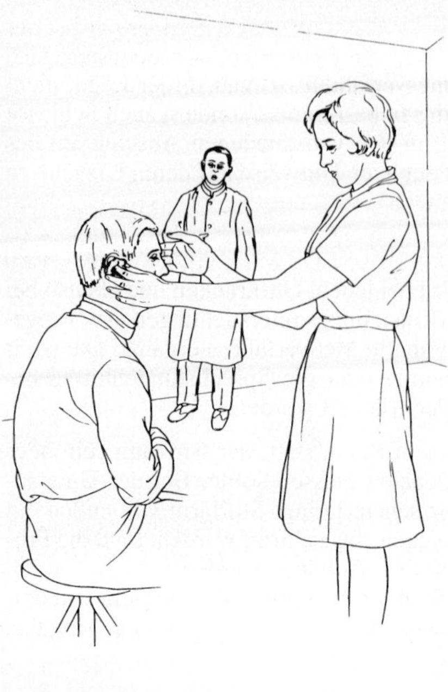

Abb. **4** Hörweitenbestimmung

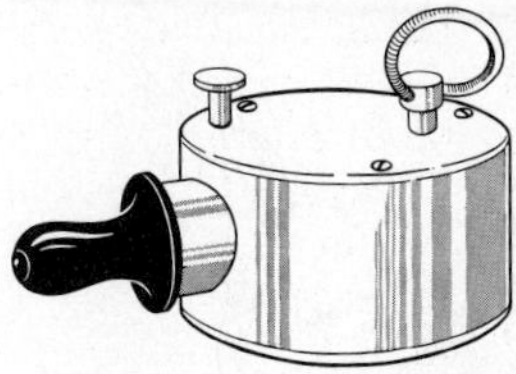

Abb. **5** Lärmtrommel nach Bárány

Ist der Patient sehr schwerhörig und muß schon mit der Umgangssprache in der Nähe des Ohres vorgesprochen werden, könnte, falls das nicht zu prüfende Ohr sehr gut hört, trotz der Schüttelvertäubung mit dem vertäubten Ohr gehört werden. Die Hörfähigkeit des zu prüfenden Ohres würde dann fälschlich zu gut eingeschätzt durch ein „Überhören" mit dem unzureichend ausgeschalteten Gegenohr. Hier muß die Vertäubung also stärker sein. Man bedient sich in dieser Lage eines Instrumentes, der

- Bárány-Lärmtrommel.

Das Gerät (Abb. **5**) ist wie ein Wecker gebaut, in dem auf Knopfdruck ein ratterndes Geräusch entsteht. Es wird mit einem auswechselbaren, für jeden Patienten neu bereitzustellenden Ansatz, der Olive, in den Gehörgangseingang eingeführt. Die *Vertäubung mit der Lärmtrommel* schaltet das nicht zu prüfende Ohr zuverlässig aus. Sie ist jedoch nicht geeignet, schon bei der Prüfung aus größerem Abstand oder gar bei der Prüfung mit Flüstersprache benutzt zu werden, da sie unvermeidlich auch die feinere Hörfähigkeit des zu prüfenden Ohres beeinträchtigt.

Für besondere Zwecke, z. B. für Gutachten, wird auch das Gehör beider Ohren zugleich geprüft. Bei dieser Bestimmung des *beidohrigen* (binauralen) *Hörvermögens* entfällt natürlich die Vertäubung.

Die geschilderte Bestimmung der Hörfähigkeit ist zwangsläufig ungenau, da nicht immer mit gleicher Lautstärke und gleicher Deutlichkeit gesprochen wird. Auch die unterschiedliche Raumakustik ist von Einfluß. Die gewonnenen Ergebnisse haben also nur orientierenden Wert. Ein Ohrgesunder versteht Flüstersprache aus 6 m Entfernung, Umgangssprache aus mehr als 25 m Entfernung. Da derartig große Räume nicht zur Vergügung stehen, begnügt man sich auch für die Umgangssprachenprüfung mit der Angabe der 6-m-Distanz.

Stimmgabelprüfung

Die Stimmgabelprüfung ist von Wert, wenn es gilt, einige Aufschlüsse über den mutmaßlichen Sitz einer Hörstörung zu gewinnen (Abb. **6**). Benutzt wird hierzu meist eine

- Stimmgabel a^1 = 435 Schwingungen/Sek.

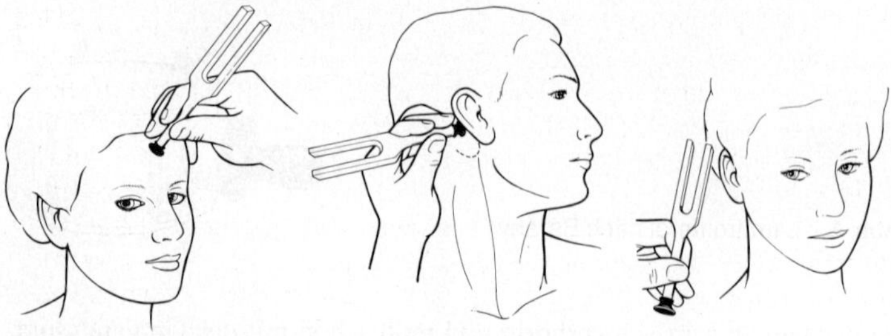

Abb. **6** Stimmgabelprüfung. Links der Weber-Versuch, in der Mitte und rechts die beiden Abschnitte des Rinne-Versuches

Weber-Versuch: Die Stimmgabel wird angeschlagen und mit ihrem Stiel auf die Schädelmitte aufgesetzt. Der beiderseits Ohrgesunde und der beiderseits gleich Schwerhörige hat einen Mitteneindruck oder hört den Ton im ganzen Kopf (man sagt: „Weber nicht lateralisiert"). Wird der Ton bei einer einseitigen Schwerhörigkeit im kranken Ohr gehört („in das kranke Ohr lateralisiert"), so kann man vermuten, daß dort eine Schalleitungsschwerhörigkeit (s. oben) vorliegt, während bei einer einseitigen Innenohrschwerhörigkeit oder einer einseitigen Nervenschwerhörigkeit der Ton in das gesunde, also besser hörende Ohr „lateralisiert" wird.

Rinne-Versuch: Verglichen wird die Hördauer des Stimmgabeltones für Knochen- und Luftleitung. Die angeschlagene Stimmgabel wird auf den Warzenfortsatz der einen Seite aufgesetzt. Hört der Patient den zunächst sehr deutlichen Ton nach etwa 10–15 Sek. nicht mehr, so hält man nunmehr die noch immer leicht schwingende Stimmgabel *vor* das Ohr (die schwingenden Zinken dürfen nirgends anstoßen!). Ist die Schalleitung in Ordnung, bei Gesunden und Innenohr- bzw. Nervenschwerhörigen, hört der Patient jetzt den Ton erneut. Die Luftleitung ist also besser als die Knochenleitung (man sagt: „der Rinne ist positiv"). Ist das nicht der Fall, ist also die Luftleitung schlechter als die Knochenleitung, kann man annehmen, daß die Schalleitung gestört ist („Rinne negativ").

Audiometrie

„Audiometrie" heißt Hörmessung. Man bezeichnet so speziell eine Messung mit elektroakustischen Geräten, den *Audiometern.* Das in einem Formular in Kurvenform aufgezeichnete Ergebnis der Messung ist das *Audiogramm.*

Eine audiometrische Untersuchung ist ein schwieriges Prüfverfahren, das besondere Kenntnisse und eine große Erfahrung verlangt. Immer muß dabei der Patient mitwirken. Sein Verhalten und seine Reaktionsfähigkeit beeinflussen die Messung. Das hat der Untersucher zu berücksichtigen. Insofern unterscheidet sich die audiometrische Untersuchung von anderen Meßmethoden in der Medizin, bei denen die Mitwirkung des Patienten nicht wesentlich ist, z. B. beim EKG. Detaillierte Anweisungen für den Helfer, der hin und wieder mit solchen Untersuchungen beauftragt wird, würden den Rahmen dieses Buches überschreiten. Es muß daher auf geeignete Abhandlungen, die am Schluß vermerkt sind, hingewiesen werden. Mit den nachfolgenden Ausführungen soll er nur einen allgemeinen Überblick über die verschiedenen Verfahren bekommen.

Tonaudiometrie

Die im Audiometer erzeugten Töne – man bezeichnet sie, wie erwähnt, nach ihrer Schwingungszahl in Hertz (Hz) oder Kilohertz = 1000 Hz (kHz), gebräuchlich ist auch die Bezeichnung in musikalischen Tonwerten (C bis c^6) – werden dem Patienten zuerst mit einem Kopfhörer über Luftleitung und dann mit einem auf den Warzenfortsatz aufgesetzten Knochenschallgeber über Knochenleitung dargeboten. Geprüft werden beide Ohren nacheinander. Man begnügt sich im allgemeinen jeweils mit etwa 10 Prüftönen im Oktav- oder Halboktavabstand. Die Intensität dieser Prüftöne ist im Audiometer genau einstellbar und wird in dB angegeben. Ziel der üblichen Tongehörprüfung ist die Ermittlung der Intensität des jeweiligen Tones, die nötig ist, um ihn gerade hörbar zu machen. Da der Übergang vom „Noch-nicht-Hören" zum „Gerade-schon-Hören" als Hörschwelle bezeichnet wird, sind die ermittelten Werte die *Schwellenwerte* des Tongehörs *(Schwellenaudiometrie)* .

Die Schwellenwerte in dB werden auf dem Formular, dem *Audiogramm,* markiert und zu einer *Kurve* verbunden (Abb. **7**). Man unterscheidet Kurven für *Luft- und Knochenleitung*. Man ist übereingekommen, die Kurve des rechten Ohres rot und die Meßpunkte mit einem Kreis zu zeichnen (*R*echts – *R*ot – *R*und), links dagegen blau bzw. mit einem Kreuzchen. Die Knochenleitungskurve wird gestrichelt und die Luftleitungskurve ausgezogen wiedergegeben. Die Anordnung im Audiogramm ist so, daß die normalen Schwellenwerte auf einer oben gelegenen horizontalen Linie mit der Bezeichnung 0 dB eingetragen werden. Bedarf es höherer Intensitäten für den Prüfton, bis er vom Patienten wahrgenommen wird, ist er also schwerhörig, verlagern sich die Meßpunkte im Formular abwärts. Auf der linken Seite des Formulares sind stets die ganz tiefen, auf der rechten Seite die ganz hohen Töne angegeben. Aus der Lage der Kurve zur normalen O-Linie, aus ihrem horizontalen oder abfallenden Verlauf sowie aus Ausbuchtungen, schließlich auch aus dem Abstand zwischen der Knochen- und der Luftleitungskurve lassen sich genaue Aussagen über Grad und Art der Hörstörung machen. Zur Vertäubung des nicht zu prüfenden Ohres benutzt man bei den Au-

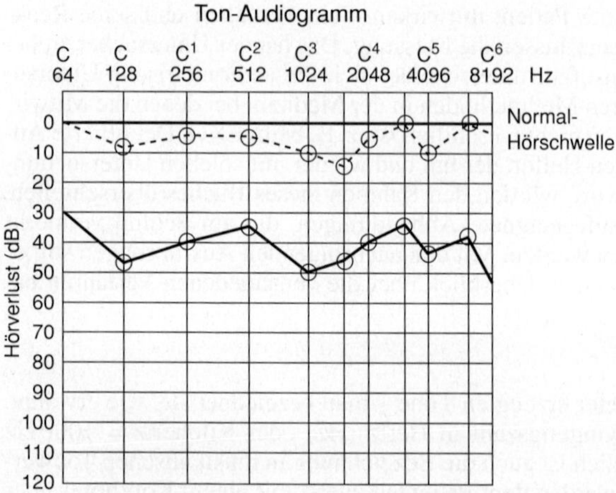

Abb. **7** Tonschwellenaudiogramm rechts. Beispiel einer Schalleitungsschwerhörigkeit. Die gestrichelte Linie zeigt die annähernd normalen Schwellenwerte für Knochenleitung an, während die ausgezogene Kurve der Luftleitungsschwellenwerte krankhaft nach abwärts verlagert ist

diometern ein durch den Kopfhörer dargebotenes Rauschen von einstellbarer Stärke.

Viele Fehlermöglichkeiten sind zu beachten: Unaufmerksamkeit des Patienten, technische Fehler am Gerät, schlechter Sitz der Hörer und – ein schwieriges Problem bei stark seitenverschiedener Schwerhörigkeit – die unzureichende Vertäubung des nicht zu prüfenden Ohres. Wichtig ist, daß die Messung in einem sehr gut gegen Störschall abgeschirmten *Raum* oder einer Kabine stattfindet *(Camera silens).*

Überschwellige Audiometrie

Für spezielle Fragestellungen werden nicht Schwellenwerte ermittelt, sondern Höreindrücke bei mittlerer und hoher Lautstärke untersucht. Dies geschieht zum Teil in der Weise, daß die Lautheitsempfindung des kranken Ohres für mittellaute Töne mit der der gesunden Gegenseite verglichen wird *(Lautheitsausgleichsprüfung).* Eine andere Methode, überschwellige Töne zur Prüfung heranzuziehen, besteht darin, daß mittellaute Prüftöne aus einem Störrauschen herausgehört und erkannt werden müssen *(Geräuschaudiometrie).* Auch wird geprüft, ob der Patient feine Lautstärkeschwankungen eines Prüftones wahrnehmen kann (sog. SISI-Test, abgekürzt von *s*hort *i*ncrement *s*ensitivity *i*ndex).

Die überschwelligen audiometrischen Untersuchungsverfahren verfolgen das Ziel, bei den Innenohrschwerhörigkeiten zu unterscheiden zwischen Schäden, die an den Sinneszellen in der Schnecke und solchen, die am Hörnerv vorliegen. Ähnliche Aufgaben haben viele weitere Hörprüfverfahren, so unter anderem die Ermittlung der Hörermüdung *(Schwellenschwundtest)*.

Sprachaudiometrie

Eine Prüfung mit Sprache läßt sich genauer als mit der oben besprochenen Hörweitenbestimmung ausführen, wenn genormte Testwörter von Schallplatte oder Tonband mit unterschiedlicher Lautstärke – ausgedrückt wiederum in dB (Dezibel) – über Kopfhörer (einohrig) oder Lautsprecher (beidohrig) dargeboten werden. Es wird ermittelt, bei welcher Lautstärke alle Prüfwörter verstanden werden, oder wie hoch der prozentuale Anteil der Prüfwörter ist, die trotz hoher Lautstärke unverstanden bleiben *(Diskriminationsverlust)*. Anders als bei der Hörweitenbestimmung ist hierbei somit nicht die Entfernung, aus der gehört wird, das Maß für die Hörfähigkeit, sondern die Intensität, in der die Testwörter dargeboten werden müssen. Das Sprachaudiogramm, das gleichfalls in einem Formular in Kurvenform geschrieben wird, drückt viel vollständiger als das Tonaudiogramm aus, in welchem Maße ein Schwerhöriger durch sein Leiden betroffen ist. So ist das Sprachaudiogramm bei der Begutachtung wichtig, ebenso bei der Anprobe eines Hörgerätes und der Beurteilung seines Nutzens.

Simulationsproben

Alle bisher angeführten Prüfverfahren des Gehörs verlangen die Mitwirkung des Patienten. Die Ergebnisse können falsch sein, wenn der Untersuchte unaufmerksam oder ermüdet ist oder wenn er wissentlich falsche Angaben macht. Mit dieser Möglichkeit ist besonders dann zu rechnen, wenn eine Hörstörung ein entschädigungspflichtiges Leiden ist. Der Untersuchte kann in dem Bestreben, eine hohe Entschädigung zu erreichen, entweder eine Schwerhörigkeit vortäuschen, obwohl er normal hört *(Simulation)*, oder eine tatsächlich vorhandene Schwerhörigkeit stärker darstellen *(Aggravation)*. Der Ohrenarzt kennt eine Reihe von Testverfahren, mit denen es fast immer gelingt, solche Patienten zu entlarven.

> Immerhin ist es gut, wenn auch die Helferin in dieser Hinsicht aufmerksam ist und beobachtet, wie sich der Untersuchte verhält, sobald der Arzt nicht mehr zugegen ist. Manchmal zeigt sich, daß ein „Schwerhöriger" nach Verlassen des Sprechzimmers sich mit anderen Patienten ausgezeichnet verständigen kann.

Hörprüfung bei Kindern

Bei Säuglingen und Kleinkindern kann man auf ein Hörvermögen schließen, wenn eine zweifelsfreie *Reaktion auf Schall* zu beobachten ist. Schon das Neugeborene zeigt Unruhe oder eine andere Änderung des

Verhaltens, wenn plötzlich ein lautes Geräusch in der Nähe ertönt. Ältere Säuglinge und Kleinkinder pflegen sich einem Schall zuzuwenden.

Benutzt werden Glöckchen, Pfeifen und klappernde Instrumente im Rücken des Kindes. Man muß allerdings darauf achten, daß beim Betätigen des Instrumentes nicht eine Erschütterung des Bodens, ein Luftzug oder ein Schatten das Kind veranlaßt, sich umzuwenden, auch wenn es nicht hört.

Bestehen Zweifel an einer normalen Hörfähigkeit, vor allem bei sog. Risikokindern, nach einer gestörten Schwangerschaft oder einer komplizierten Geburt, muß aus Gründen, die auf S. 61 besprochen werden, eine genaue Abklärung des Hörvermögens schon im 1. Lebensjahr möglichst bald nach der Geburt erreicht werden. Dazu bedient man sich der nachfolgend besprochenen Verfahren, bei denen eine Mitarbeit des Untersuchten nicht erforderlich ist.

Erst etwa vom 3. Lebensjahr an kann eine auf Mitwirkung beruhende audiometrische Hörkurve gewonnen werden. Hier werden Methoden angewandt, auf die im allgemeinen nur Kliniken mit speziell geschultem Personal eingestellt sind. Man bedient sich bei der audiometrischen Tonschwellenprüfung bestimmter Zusammensetzspiele und stellt dem Kind gewissermaßen als Belohnung dafür, daß es aufgepaßt und das Hören eines Prüftones angegeben hat, jeweils einen neuen Baustein oder einen anderen Spielbestandteil zur Verfügung *(Spielaudiometrie)*. Auch kann so verfahren werden, daß bei jedem Ton in einem Projektionsapparat ein Filmbildchen freigegeben wird, das das Kind sich bei einem Höreindruck durch Tastendruck sichtbar machen kann *(Guckkastenaudiometrie)*.

Objektive Audiometrie

Ein plötzlicher starker Schall ruft bestimmte, nicht unterdrückbare Körperreaktionen (Reflexe) hervor. So kommt es zu einem kurzen Lidschluß, zur Änderung des Atemrhythmus u. a. Eine Hörmessung, die sich solcher Reflexe bedient, die also vom guten Willen des Patienten unabhängig ist, nennt man *Reflexaudiometrie*.

Ein Verfahren wird in diesem Zusammenhang oft angewandt: die Prüfung des *Steigbügelreflexes* mittels der *Impedanzmessung*. Es beruht darauf, daß schon ein mittelstarker Prüfton, der auf einem Ohr (Prüfohr) angeboten wird, *beiderseits* zur Kontraktion eines kleinen, am Steigbügel ansetzenden Muskels, des Steigbügelmuskels, führt. Dadurch werden die Gehörknöchelchen mit dem Trommelfell für ganz kurze Zeit gewissermaßen festgestellt. Dies wiederum kann man mit einem komplizierten Meßgerät, welches in das andere Ohr eingeführt wird (Sondenohr), feststellen. Das Trommelfell ändert nämlich in diesem Moment seinen Widerstand *(Impedanz)* gegen einen Prüf-Schalldruck (über Impedanzmessung s. auch S. 26). Der Vorgang wird im Meßgerät aufgezeichnet.

Hirnstromaudiometrie (ERA)

Schließlich wird zur objektiven Bestimmung der Hörfähigkeit der Weg beschritten, die elektrisch erfaßbaren Hirnströme (Elektroenzephalogramm, als EEG bezeichnet) heranzuziehen. Es bedarf allerdings komplizierter Apparaturen, um die sehr feine Änderung der elektrischen Aktivität des Gehirns bei einem Hörvorgang zu erfassen (EEG-Audiometrie, auch ERA genannt = *E*lectric *R*esponse *A*udiometrie). Man setzt in schnellster Folge Hunderte von Schallreizen und ermittelt mit einem Computer die Mittelwerte der abgeleiteten Hirnstromänderungen. Damit werden zufällige Hirnstromschwankungen aufgehoben und die Antwort auf die Hörreize als deutliche Veränderung der Kurven erfaßbar. Daher der Name *Computeraudiometrie*. Mit BERA und CERA werden spezielle Auswertungen der Kurven benannt, je nach dem Hirnabschnitt, von dem die Ströme registriert werden. BERA z. B. ist die Bezeichnung für die vom Hirnstamm (Brainstem) abgeleitete Registrierung und CERA die von der Hirnrinde (Kortex).

Otoakustische Emissionen (OAE)

Die letzten Jahre haben immer neue Meßvarianten gebracht die – alle mit technischen Kürzeln gekennzeichnet – wichtige Einblicke in den normalen und gestörten Hörvorgang im Ohr und im Gehirn erlauben. Relativ neu ist auch die Entdeckung, daß bereits in der Stille, häufiger aber nach einer Schalldarbietung unerhört feine Schallsignale aus dem Ohr kommen und außen mit hochempfindlichen Meßmikrophonen registriert werden können. Man spricht von *otoakustischen Emissionen* (OAE). Noch ist nicht eindeutig geklärt, wie sie zustande kommen. Ihr Nachweis spricht für eine normale Innenohrfunktion. Man kann damit u. a. bei Neugeborenen bereits gute Aussagen über ein Normalgehör machen.

Gleichgewichtsfunktion

Die Fähigkeit, aufrecht stehen und gehen sowie bei komplizierten Bewegungen (Tanz, Balancieren) das Gleichgewicht bewahren zu können, beruht darauf, daß wir – völlig unbewußt – stets Korrekturbewegungen ausführen, die jede Verlagerung des Schwerpunktes ausgleichen. Die hierfür nötige Muskeltätigkeit wird von einer Zentrale im Gehirn gesteuert, die ihrerseits ständig über jede Änderung der Körperhaltung unterrichtet sein muß. Das geschieht unter anderem durch das Auge, zu einem wichtigen Teil aber auch durch den zum Labyrinth gehörenden *Vorhofbogengangsapparat,* auch *Vestibularapparat* oder *Gleichgewichtsapparat* genannt. Man spricht auch vom Gleichgewichts- oder Vestibularorgan. Der Gleichgewichtsapparat funktioniert in der Weise, daß *Körper- und Kopfdrehungen* die Labyrinthflüssigkeit der Bogengänge in eine *Strö-*

mung versetzen. Wie erwähnt, werden dadurch die in der Flüssigkeit schwimmenden Sinneszellen gereizt: es kommt zur „Meldung“ an die Zentrale im Gehirn. Weiterhin geben die Sinneszellen unter den oben erwähnten Otolithen (S. 4) Signale über die Stellung unseres Körpers, die an die Hirnzentrale weitergeleitet werden.

Schwindel

Erkrankungen des Vestibularapparates, des zugehörigen Nervs und derjenigen Hirnabschnitte, in denen die erwähnten Zentralen zur Regelung des Gleichgewichts liegen, ebenso auch übermäßige Reizungen des Gleichgewichtssystems (Fahrt bei stürmischer See, Walzertanzen), rufen die Empfindung des *Schwindels* hervor. Er kann sich in einem bestimmten *Unsicherheitsgefühl,* in *Dreh- und Schwankempfindungen* sowie in zwanghaften *Gangabweichungen* äußern. In schweren Fällen sind die Betroffenen nicht imstande, sich aufrechtzuhalten. Häufig sind mit Schwindelerscheinungen *Übelkeit und Erbrechen* gekoppelt. Hervorzuheben ist an dieser Stelle, daß nicht jeder Schwindel durch eine Störung am Gleichgewichtsorgan hervorgerufen wird. Auch krankhafte Änderungen des Kreislaufs, gewisse Stoffwechselkrankheiten usw. können ähnliche Empfindungen zur Folge haben. Erfahrungsgemäß sind Schwindelerscheinungen dann am stärksten, wenn eine Erkrankung die Funktion des Gleichgewichtsapparates oder seiner Zentralen im Gehirn plötzlich beeinträchtigt oder vernichtet. Tritt eine Funktionsminderung dagegen langsam ein, vermag der Organismus den entstehenden Schaden sogleich auszugleichen; wesentliche Schwindelerscheinungen werden nicht deutlich. Aber auch ein plötzlich eingetretener Funktionsausfall geht nur begrenzte Zeit mit Schwindelerscheinungen einher. Allmählich entwickeln sich im Gehirn Ausgleichsleistungen, die die Auswirkungen der Störung vermindern. Hier tritt dann auch die Kontrollfunktion des Auges stärker ein. So erklärt es sich, daß Menschen mit einem beidseitigen völligen Verlust der Gleichgewichtsorgane, z. B. manche Taubstumme, ihr Gleichgewicht zu wahren vermögen. Nur im Dunkeln, wenn die Kontrolle des Auges nicht wirksam ist, pflegen Unsicherheitsempfindungen aufzutreten.

Nystagmus

Jede stärkere Reizung und Schädigung des Vorhofbogengangsapparates, ebenso aber auch eine solche der zugeordneten Hirnteile, hat eine wichtige Erscheinung am Auge zur Folge. Es kommt zu *ruckartigen und gleichsinnigen Bewegungen* beider Augen. Die Augen bewegen sich etwa 3- bis 6mal in der Sekunde rhythmisch zur linken oder zur rechten Seite, manchmal auch nach oben oder unten, und kehren nach jedem Ruck etwas langsamer in ihre Ausgangsstellung zurück. Man nennt diese Erscheinung *Nystagmus.*

Ruckartige Bewegungen beider Augen nennt man Nystagmus. Der Nystagmus kann ein wichtiges Symptom einer Erkrankung des Labyrinthes, des Gleichgewichtsnervs und der für das Gleichgewicht wichtigen Hirnzentralen sein. Er tritt beim Gesunden nicht auf, ist also immer ein Krankheitszeichen.

Prüfung des Gleichgewichts und des Vestibularorgans

Allgemeine statische Prüfung

Grobe Erscheinungen einer Gleichgewichtsstörung werden mit einigen Versuchen erfaßt, mit denen auch eingearbeitete Pflegekräfte oder Helfer betraut werden können.

Romberg-Versuch: Der Patient steht, die Füße nebeneinander, mit geschlossenen Augen und ausgestreckten Armen still. Krankhaft ist ein starkes Schwanken oder eine deutliche Fallneigung zu einer bestimmten Seite (Hilfestellung ggf. notwendig).
Blindgang: Der Kranke wird aufgefordert, mit geschlossenen Augen und ausgestreckten Armen geradeaus zu gehen. Krankhaft ist eine Gangabweichung zu einer Seite.
Unterberger-Tretversuch: Der Patient tritt marschartig mit hochgezogenen Knien auf der Stelle. Die Augen sind geschlossen; der Raum soll abgedunkelt sein. Der Gesunde behält auch beim längeren Auf-der-Stelle-Treten seine Richtung bei; krankhaft ist ein Abdrehen im Verlauf der Übung.

Nystagmussuche

Der für eine Störung im Gleichgewichtssystem charakteristische Nystagmus läßt sich nicht immer ohne weiteres erkennen. Man setzt deshalb dem Patienten eine Brille mit vergrößernden Gläsern auf, die überdies in Augennähe durch zwei kleine Lämpchen erleuchtet sind. Es ist dies die

- Leuchtbrille nach Frenzel (Abb. **8**),

die ihren Schwachstrom entweder aus einer Batterie oder aus einem Transformator bezieht. Mit Hilfe der Leuchtbrille kann man an den vergrößert sichtbaren Augen des Patienten auch feinste Zuckungen erkennen. Zugleich verhindert die Blendwirkung der Birne, daß der Kranke seine Augen auf einen festen Punkt richten, also fixieren und dadurch einen schwachen Nystagmus unterdrücken kann. Zur Verhinderung der Fixation wird außerdem im abgedunkelten Raum untersucht.

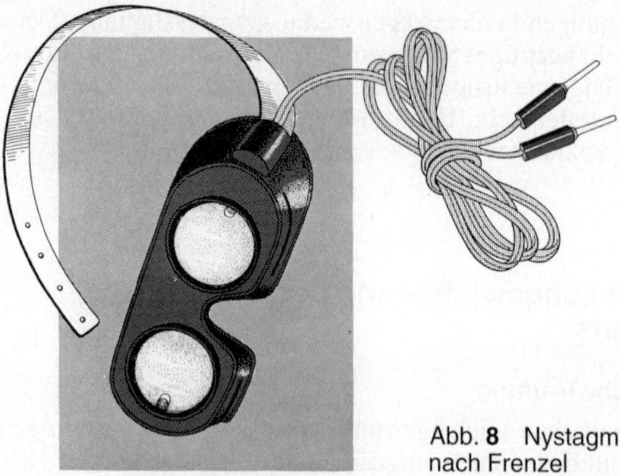

Abb. **8** Nystagmusbrille (Leuchtbrille) nach Frenzel

Zunächst beobachtet man beim sitzenden oder liegenden Patienten beim Blick geradeaus, dann auch beim Blick nach beiden Seiten, nach oben und unten. Es wird geachtet auf regelmäßige, rhythmische Augenzuckungen und auf die Schlagrichtung. Die Schlagzahl pro Sekunde und die Stärke des Augenausschlages werden registriert. Hierfür werden zumeist Formulare bereitgehalten.

In manchen Fällen tritt ein Nystagmus erst dann auf, wenn der Kranke eine bestimmte Körperlage einnimmt. Deshalb gehört zur Suche nach einem Nystagmus die sog. *Lage- und Lagerungsprüfung.*

Der Kranke wird flach auf eine Liege gelegt und wiederum mit der Leuchtbrille im verdunkelten Raum beobachtet. Man beurteilt nun das Verhalten der Augen in der einen oder anderen Seitenlage, bei der Kopfhängelage und nach plötzlichem Aufrichten. Die Befunde werden in dem Formular vermerkt.

Experimentelle Vestibularisprüfung

Hierbei wird *künstlich* eine Reizung des Bogengangsapparates jeder Seite vorgenommen. Der dadurch hervorgerufene Nystagmus, der dann natürlich nicht krankhaft ist, seine Dauer und seine Stärke geben ein Maß für die Erregbarkeit des Bogengangsapparates. Da diese individuell sehr unterschiedlich ist, legt man besonderen Wert auf den *Vergleich beider Seiten.* Das setzt voraus, daß die angewandten Reize rechts und links gleichartig sind.

Drehstuhlprüfung (rotatorische Prüfung)

Bei jeder Drehung des Kopfes bzw. des ganzen Körpers wird die Flüssigkeit in den Bogengängen allmählich mitgerissen, beim plötzlichen Anhalten aus der Drehung strömt sie ihrer Trägheit gemäß zunächst weiter. Die Strömung ist, wie oben erwähnt wurde, der natürliche Reiz für die Sinneszellen im Bogengang. Der Nystagmus wird nur sichtbar bei einer übermäßigen Drehung, wie sie normalerweise kaum vorkommt. Natürlich ist die Flüssigkeitsströmung in demjenigen Bogengang am deutlichsten, der in der Ebene der Drehung liegt. Am leichtesten läßt sich eine Strömung im seitlichen Bogengang herbeiführen. Dieser muß hierzu in die Horizontalebene gebracht werden, wenn der aufrecht sitzende Patient auf einem *Drehstuhl* gedreht werden soll. Das ist dann der Fall, wenn der Kopf des Untersuchten im Sitzen etwas nach vorn geneigt, das Kinn also der Brust genähert ist.

Der Patient sitzt aufrecht auf einem mit Fuß- und Armstützen versehenen drehbaren Stuhl, den Kopf in der beschriebenen Weise nach vorn geneigt; der Raum ist verdunkelt; der Patient trägt die Leuchtbrille. In etwa 20 Sek. werden 10 volle gleichmäßige Umdrehungen mit dem Stuhl ausgeführt und dieser danach plötzlich angehalten. Die Dauer des nun deutlichen Nystagmus – man nennt ihn den *Drehnachnystagmus* oder den *postrotatorischen Nystagmus* – wird mit der Stoppuhr gemessen und aufgezeichnet. Nach einer Pause von etwa 5 Min. wird in der entgegengesetzten Drehrichtung die Prüfung wiederholt.

Das Verfahren hat Nachteile, da stets gleichzeitig beide Seiten erregt werden, ferner dadurch, daß mit Beginn und Ende der Drehung jeweils entgegenwirkende Reize im Bogengang zustande kommen. Die Drehstuhlprüfung wird daher nur noch ergänzend angewandt.

Für die rotatorische Prüfung gibt es *motorgetriebene Drehstühle,* die es ermöglichen, jede gewünschte Drehgeschwindigkeit sehr genau einzuhalten und vor allem auch eine sehr langsame Drehung über lange Zeit gleichmäßig durchzuführen.

Warm- und Kaltreizprüfung (kalorische oder thermische Prüfung)

Beim Einfüllen von kaltem oder warmem Wasser in den Gehörgang wird der Knochen des Mittelohres abgekühlt bzw. erwärmt. Diese Temperaturänderung greift auch auf den Knochen über, der den seitlichen Bogengang umgibt. Wird nun der Kopf so gehalten, daß dieser Bogengang senkrecht steht (Kinn angehoben), kann die Flüssigkeit im Bogengang wie in einer Zentralheizung zirkulieren, abgekühlte Flüssigkeit sinkt abwärts, erwärmte steigt auf. So entsteht ebenfalls eine Strömung im Bogengang, die zu einem Nystagmus führt.

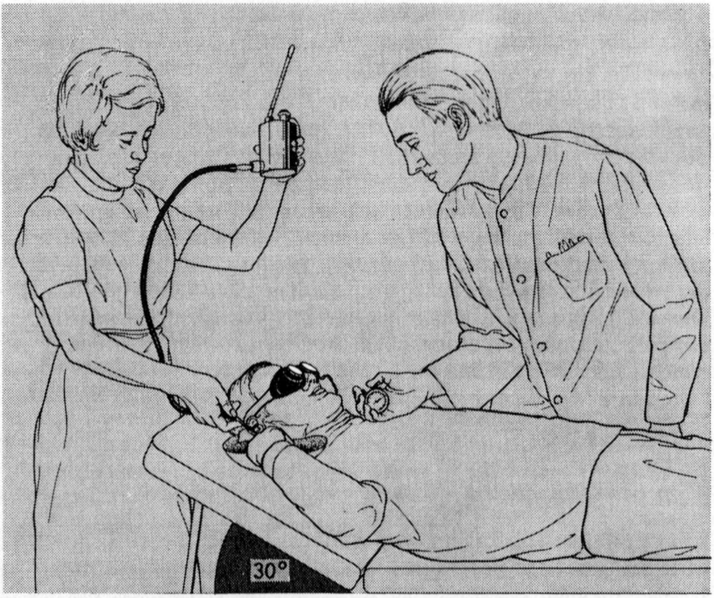

Abb. **9** Thermische (kalorische) Erregbarkeitsprüfung des Vestibularapparates. Prüfung im Dunkeln, liegend, Kopf 30 Grad angehoben

Der Patient sitzt mit nach hinten geneigtem Kopf auf einem gewöhnlichen Stuhl oder liegt flach auf einer Liege, den Kopf durch ein Keilkissen oder die Kopfstütze um 30 Grad angewinkelt (Abb. **9**). Der Raum ist verdunkelt, der Patient trägt eine Leuchtbrille. Die Temperatur des Wassers beträgt zur Kaltspülung 28 °C und zur Warmspülung 46 °C. Ein Thermometer oder ein Theramostat gewährleistet, daß das Wasser genau diese Werte aufweist. Verschiedentlich werden auch andere Temperaturen bevorzugt, so z. B. 17 °C und 48 °C. Zur Feststellung der Nystagmusdauer ist auch hier eine Stoppuhr bereitzuhalten. Geprüft wird entweder so, daß man den *Gehörgang mit Wasser anfüllt* oder daß man eine bestimmte Wassermenge (10 cm^3 in einer Rekordspritze) in den Gehörgang einspritzt. Schließlich wird auch die *Spülung des Gehörganges* mit einer größeren, aus einem Irrigator kommenden Flüssigkeitsmenge in einer bestimmten Zeitdauer, z. B. für 10 oder 20 Sek., vorgenommen (Abb. **9**). Hierzu wird der Abflußschlauch des Irrigators mit einem gewinkelten Röhrchen versehen, das in den Gehörgang eingeführt werden kann. Eine Nierenschale muß dem Kranken unter das Ohr gehalten werden.

Wie auch immer Flüssigkeitsmenge und -temperatur gewählt werden: unbedingt muß auch hier darauf geachtet werden, daß beide Seiten in gleicher Weise gereizt werden. Im allgemeinen ist es notwendig, jedes Ohr zunächst einer Warmspülung und dann einer Kaltspülung zu unterziehen. Zwischen jeder dieser vier Einzelprüfungen soll tunlichst 5 Min. Pause gemacht werden, um das erregte System vollständig zur Ruhe kommen zu lassen.

Die kalorische Erregbarkeitsprüfung ist für den Patienten nicht unangenehm und auch Kranken zumutbar. Vorsicht ist nur dann geboten, wenn ein *Trommelfelloch* vorliegt. Hier könnte es zur Infektion des Mittelohres kommen. Man bedient sich dann eines kalten oder warmen Luftstrahls oder eines äthergetränkten Wattebausches, der vor das Trommelfell gebracht wird. Die Verdunstungskälte des Äthers wirkt dann als Kaltreiz. Seitenvergleiche sind dabei allerdings nur beschränkt möglich.

Elektronystagmographie

Die Augenbewegungen beim Nystagmus lassen sich elektrisch registrieren. Die beim Nystagmus am bewegten Augapfel auftretenden feinsten Stromschwankungen werden mit Elektroden seitlich von der Schläfe abgeleitet und nach Verstärkung einem Registriergerät zugeführt. Ähnlich wie bei einem EKG oder beim EEG können dann auf einem laufenden Papierstreifen die Zuckungen der Augen für eine genaue Auswertung aufgezeichnet werden. Das *Elektronystagmogramm* (ENG) ist ein wichtiges Hilfsmittel bei der Beantwortung von Spezialfragen und für wissenschaftliche Forschungsvorhaben; auch kann es bei Begutachtungen zur Dokumentation des Sachverhaltes herangezogen werden.

Untersuchungsmethoden des Ohres

Trommelfelluntersuchung (Otoskopie)

Die Besichtigung des Trommelfells ist eine erste und wichtige Maßnahme bei jeder Ohruntersuchung. Aus Farbe, Form und Beweglichkeit sowie aus Narben oder Löchern (Perforationen) am Trommelfell, weiterhin aus der Beschaffenheit eines Sekretes vor dem Trommelfell lassen sich wichtige Rückschlüsse auf die in den Hohlräumen des Mittelohres sich abspielenden, teilweise gefährlichen Krankheiten ziehen.

Der HNO-Arzt benutzt dazu meist den *Stirnreflektor,* der das Licht einer ihm gegenüber angebrachten Glühlampe in den Gehörgang wirft (Abb. **83**, S. 197); auch die Verwendung einer *Stirnlampe* (Abb. **84**) ist gebräuchlich. Hingegen wird das *Otoskop,* ein an einem Handgriff angebrachter auswechselbarer und mit einer kleinen Lichtquelle versehener Trichter (Abb. **10**), von den mit der Spiegeltechnik weniger vertrauten Ärzten anderer Fachrichtungen bevorzugt.

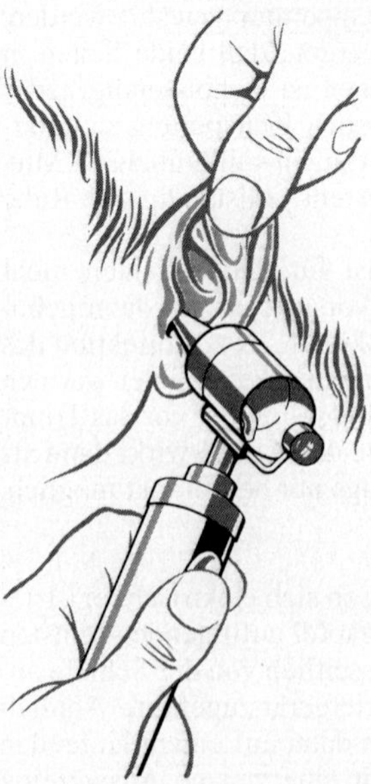

Abb. **10** Ohruntersuchung mit dem Otoskop

Sehr schwierig kann die Untersuchung unruhiger Kinder sein. Hinweise auf die notwendige Hilfestellung dabei finden sich auf S. 195 (Abb. **82**). Über das Vorgehen bei der Otoskopie Bettlägeriger unterrichtet die Abb. **86**. Immer wird ein *Trichter* passender Größe in den Gehörgang eingeführt. Feine *Häkchen,* dünne *Küretten oder Schlingen* dienen zur Sondierung von Perforationen sowie zur Beseitigung die Sicht behindernder Hautschüppchen (Abb. **11**). Falls eine Absaugvorrichtung vorhanden ist, wird krankhaftes Sekret mit einem weichen Röhrchen herausgesaugt. Zum Abtupfen von Sekret dienen *Watteträger:* feine, vorn mit einem Gewinde versehene Metallstäbe, auf die ein Wattebausch aufgedreht wird (Abb. **12**).

Man breitet ein Stückchen Watte auf Briefmarkengröße flach aus und dreht es zu einer festen Spindel auf die Spitze des Watteträgers so auf, daß einige Millimeter Watte den Watteträger überragen. Zum Abstreifen der dann mit Sekret verunreinigten Watte sind Zellstoffstücke bereitzulegen.

- **Bereitzuhalten** sind zur Trommelfelluntersuchung:
  Ohrtrichter verschiedener Größe,
  Ohrhäkchen, Ohrkürette, Ohrschlinge, Ohrsonde,
  Watteträger bzw. Absaugröhrchen,
  bajonettförmige Pinzette oder Kniepinzette,
  Watte und Zellstoff.

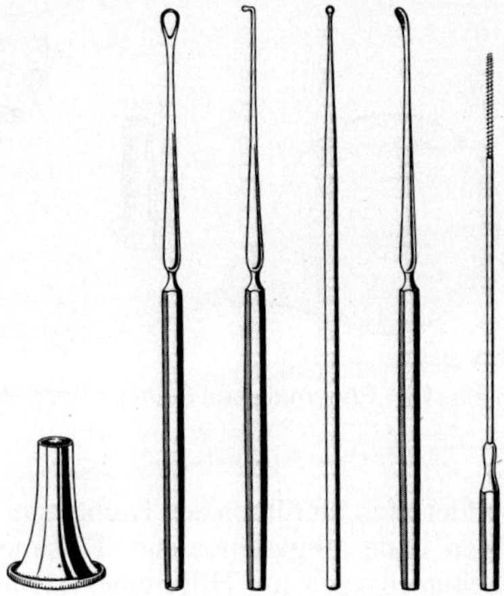

Abb. **11** Instrumente zur Trommelfelluntersuchung: 1 = Ohrtrichter, 2 = Zerumenöse, 3 = Ohrhäkchen, 4 = Ohrkürette, 5 = Ohrhebel, 6 = Ohrwatteträger

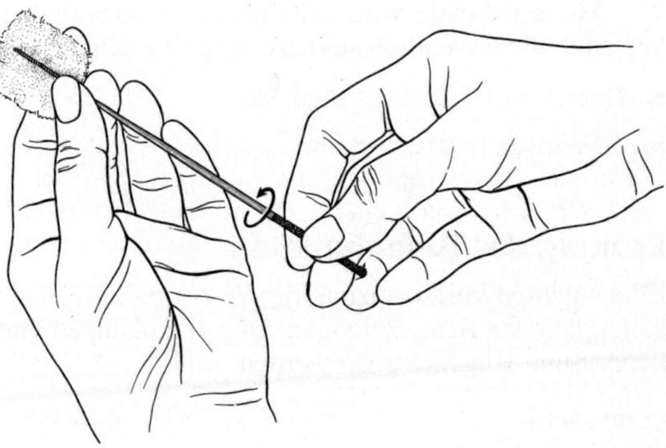

Abb. **12** Aufbringen der Watte auf den Watteträger

Trommelfelluntersuchung mit Vergrößerung

Man benutzt eine vor den Ohrtrichter gehaltene

- bikonvexe Lupe von 13 Dioptrien.

Gebraucht wird häufig auch ein kleines Gerät, das gleichzeitig die Beweglichkeit des Trommelfells zu beurteilen gestattet (Abb. **13**). Die

- Ohrlupe nach Brünings mit pneumatischem Ohrtrichter nach Siegle

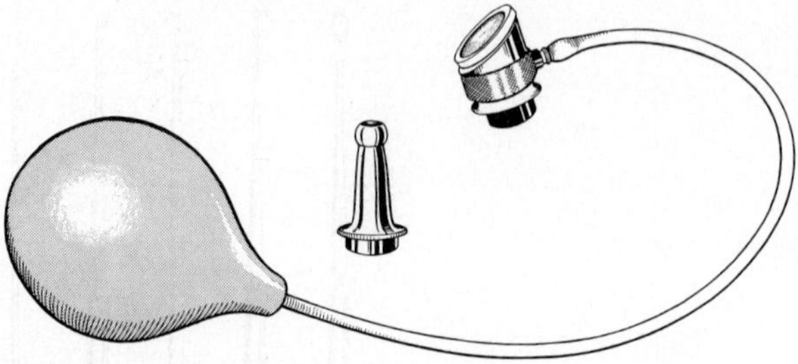

Abb. **13** Pneumatische Ohrlupe nach Brünings-Siegle

bildet nach Einführen des Trichters in den Gehörgang mit diesem zusammen eine abgeschlossene Kammer. Über einen angeschlossenen Schlauch kann mit Hilfe eines kleinen Ballons ein Unter- oder Überdruck im Gehörgang erzeugt werden, der das Trommelfell hin und her zu bewegen gestattet. Man sieht es durch die am Kopf des Gerätes angebrachte vergrößernde Lupe in großer Deutlichkeit.

Mehr und mehr wird in Klinik und Praxis zu diagnostischen Zwekken auch die wesentlich stärkere Vergrößerung des

- Operationsmikroskopes (Abb. **93**)

herangezogen.

Prüfung der Tubenfunktion

Eine wichtige Voraussetzung für die normale Hörfunktion ist die Durchgängigkeit der Tube. Bei vielen Ohrerkrankungen muß deshalb eine Tubenprüfung vorgenommen werden.

Luftdusche

Die auswechselbare Hartgummi- oder Metallolive, aufgesetzt auf einen

- Politzer-Ballon (Abb. **14**),

wird in ein Nasenloch eingeführt und das andere Nasenloch zugehalten. Man fordert den Patienten auf, zu schlucken (ein Glas Wasser bereithalten) oder einen K-Laut („Kreide", „Klara") zu sagen. Dabei schließt sich der Nasenraum gegen den Rachenraum ab. Wird jetzt der Ballon zusammengedrückt, entsteht ein Überdruck in der Nase, der zum Lufteintritt in beide Tuben und damit in die Paukenhöhlen führt. Der Patient bemerkt ein Knacken im Ohr. Der Arzt kann den Lufteintritt dadurch überprüfen, daß er den Gehörgang des Kranken mit seinem eigenen Gehörgang durch einen Schlauch verbindet *(Hörschlauch,* Abb. **15**) und das Ge-

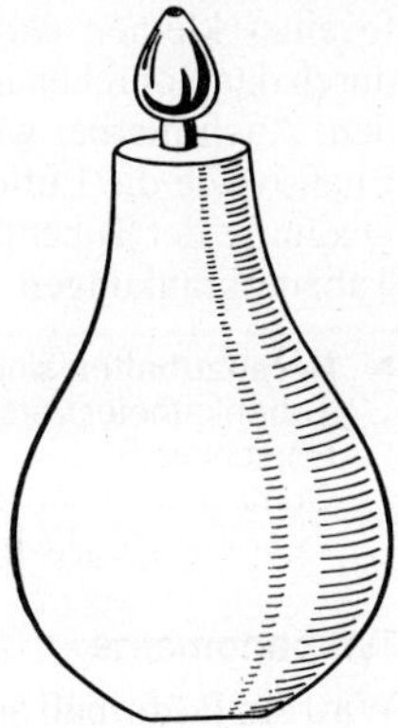

Abb. **14** Politzer-Ballon mit Olive

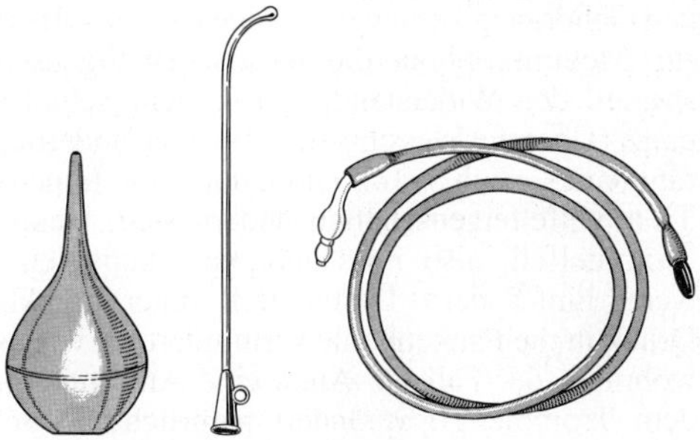

Abb. **15** Instrumente zur Tubenprüfung und -behandlung. Von links nach rechts: Gummiballspritze, Tubenkatheter, Hörschlauch

räusch der in die Paukenhöhle einströmenden Luft hört *(Auskultation der Tube)*. Das Lufteinblasen dient nicht nur zur Feststellung der Tubendurchgängigkeit, sondern auch der Behandlung von Tubenverschlüssen (S. 34).

Tubenkatheterismus

Der *Tubenkatheter* ist ein schlankes Metallrohr, das an einem Ende leicht abgebogen ist und am anderen sich trichterförmig erweitert (Abb. **15**). Dieses Röhrchen wird in die Nase eingeführt, durch die Nase bis zum Nasenrachen vorgeschoben und mit dem abgebogenen Ende in die seitlich im Nasenrachen gelegene Tubenöffnung eingebracht. Meist muß man die Nasenschleimhaut vor dieser Untersuchung mit einem Oberflächenbetäubungsmittel (S. 256) unempfindlich machen. Mit Hilfe einer kleinen *Gummiball-Ohrenspritze* (Abb. **15**) kann jetzt Luft durch das Röhrchen in die Tube und in die Paukenhöhle eingeblasen werden. Auch hierbei wird der Vorgang mit dem Hörschlauch kontrolliert. Ebenso wie die Luftdusche dient auch der Katheterismus nicht nur der Diagnose der Tubendurchgängigkeit, sondern auch der Behandlung von Tubenerkrankungen.

- **Bereitzuhalten** sind:
  Tubenkatheter verschiedener Größe und Krümmung,
  Hörschlauch,
  Gummiball-Ohrenspritze,
  Oberflächenbetäubungsmittel (Spray oder Watteträger).

Tympanometrie

Wird ein Prüfschall auf das Trommelfell geworfen, dann wird ein Teil davon zurückgeworfen (reflektiert). Man bestimmt durch Messung des in den Gehörgang zurückgeworfenen Anteils des Prüfschalls mit Hilfe feinster Meßmikrophone die akustischen Eigenschaften des Trommelfells, speziell den Widerstand, den es dem Schall entgegensetzt, die *Impedanz.* (Über die Messung der Impedanzänderung zum Nachweis der Hörfähigkeit s. auch S. 14.) Diese durch die Impedanzmessung erkennbaren Trommelfelleigenschaften ändern sich, wenn der Luftdruck vor dem Trommelfell, also im Gehörgang, künstlich verändert wird, ebenso, wenn hinter dem Trommelfell unter krankhaften Bedingungen der Druck in die Paukenhöhle vermindert ist, wie es bei Tubenstörungen gewöhnlich der Fall ist. Auch eine Ansammlung von Flüssigkeit hinter dem Trommelfell verändert natürlich die Schwingungseigenschaften des Trommelfells. Die Messung der Impedanz unter willkürlich verändertem Druck im Gehörgang nennt man *Tympanometrie,* die von einem Schreiber aufgezeichnete Kurve das *Tympanogramm.* Aus der Form und Lage der Kurve lassen sich Rückschlüsse auf die Schwingungseigenschaften des Trommelfells und der Gehörknöchelchen ziehen sowie Flüssigkeitsansammlungen in der Paukenhöhle registrieren. Vor allem aber gelingt es mit dem Verfahren, Aussagen über die Öffnungsfähigkeit der Tube zu machen.

Widerstandsmessung der Tube

Für spezielle Fragestellungen stehen in den Fachkliniken noch weitere Meßverfahren der Luftdurchgängigkeit der Tube zur Verfügung. Dabei wird ermittelt, bei welchem Druck sich die Tube öffnet und Luft in die Paukenhöhle eintritt. Das Eintreten der Luft kann an der Bewegung des Trommelfells abgelesen oder im Gehörgang elektrisch registriert werden. Auch Untersuchungen in der *Druckkammer* bringen wichtige Erkenntnisse.

Röntgenuntersuchung

Röntgenaufnahmen des Schläfenbeins sind für die Beurteilung vieler Ohrerkrankungen und Verletzungen unerläßlich. Um vergleichbare Bilder zu erhalten, sind bestimmte *Standardaufnahmeverfahren* entwickelt worden, bei denen stets in gleicher Weise der Kopf zwischen Röntgenfilm und Röntgenröhre eingestellt wird. Je nach der Einstellung lassen sich unterschiedliche Teile des Schläfenbeins darstellen. Immer müssen von *beiden Schläfenbeinen* gleichartige Aufnahmen gemacht werden, um den Seitenvergleich zu ermöglichen und dadurch krankhafte Befunde sicherer zu erfassen. Ein spezielles Verfahren ist die *Schichtaufnahme* (Tomographie). Mit ihr können hintereinander gelegene Abschnitte im Knochen dadurch getrennt dargestellt werden, daß nur eine schmale Knochenscheibe scharf abgebildet, die davor und dahinter gelegenen Partien dagegen durch eine künstliche Unschärfe (Verwischung) unkenntlich gemacht werden.

Unter mehreren Standardaufnahmen sind zwei besonders gebräuchlich, die

- Röntgenaufnahme nach Schüller: Sie dient der Darstellung des Warzenfortsatzes und der darin enthaltenen pneumatischen Hohlräume sowie der Paukenhöhle.
- Röntgenaufnahme nach Stenvers: Hiermit wird die Felsenbeinpyramide mit dem Labyrinth und dem inneren Gehörgang sichtbar gemacht.

Im allgemeinen fertigt man vor jeder Ohroperation von *beiden* Schläfenbeinen eine Aufnahme nach Schüller, häufig dazu noch je eine nach Stenvers an.

Über die Computertomographie s. S. 77. Sie kann die Gehörknöchelchen darstellen, Mißbildungen aufzeigen und zum Nachweis von feinen Bruchspalten nach Unfällen eingesetzt werden.

Untersuchung des Gesichtsnervs

Wie schon auf S. 3 besprochen, zieht der *Gesichtsnerv* (N. facialis) durch das Schläfenbein. So kann eine Lähmung dieses Nervs seine Ursache in Erkrankungen und Verletzungen des Ohres haben. Daher gehört zum diagnostischen Repertoire des Ohrenarztes auch die Prüfung der Fazialisfunktion.

Zu der Beobachtung der Bewegungsfähigkeit der von diesem Nerven versorgten Gesichtsmuskeln (Stirnrunzeln, Augenschluß, Mundspitzen) kommt der Nachweis der bei einer Fazialiserkrankung beeinträchtigten Tränensekretion durch Einlegen von schmalen Löschpapierstreifchen in den Bindehautsack des Auges beiderseits mit Seitenvergleich hinzu *(Schirmer-Test)*.

Auch der Steigbügelmuskel wird vom Fazialis versorgt. Eine Schädigung bestimmter Lokalisation kann dann mit der Prüfung des *Stapediusreflexes* nachgewiesen werden (S. 14).

Schließlich kommen elektrische Prüfungen der Erregbarkeit und der Leitfähigkeit des Nervs zum Einsatz (S. 52).

Krankheiten des äußeren Ohres

Form- und Stellungsanomalien der Ohrmuschel

Am häufigsten ist das *Abstehen der Ohrmuschel,* hervorgerufen durch eine ungenügende Faltenbildung des Knorpels sowie eine übermäßige Wölbung der Koncha. Nur die operative Korrektur, die schon im Vorschulalter vorgenommen werden kann, schafft Abhilfe. Von einem Hautschnitt auf der Rückseite der Ohrmuschel aus wird der Knorpel freigelegt, dann verdünnt, ggf. verkleinert und durch Nähte in die gewünschten Falten gebracht. Für die Nachbehandlung ist es wichtig, die Ohrmuschel durch einen fest abschließenden und gepolsterten Verband sicher vor einer Infektion und vor Druck oder Zug zu schützen.

Mißbildungen der Ohrmuschel

Fehlt die Ohrmuschel (Anotie) oder ist sie nur als kleiner Fleisch-Knorpel-Wulst angelegt *(Mikrotie),* ist eine plastisch-chirurgische Wiederherstellung sehr schwierig. Die Behandlung erfordert mehrere Eingriffe und nimmt lange Zeit in Anspruch. Die auf diese Weise neu gebildete Ohrmuschel befriedigt nur selten und bleibt fast immer auffällig. So hilft man sich oft dadurch, daß eine Ohrmuschel aus Kunststoff *(Epithese)* angebracht wird. Fast immer ist mit der Mißbildung der Ohrmuschel auch eine Fehlentwicklung des Gehörgangs und des Mittelohrapparates verbunden. Die Folge ist eine Schwerhörigkeit (s. Abschnitt Gehörgangsatresie, S. 32).

Eine andere Mißbildung ist die *Ohrfistel.* Vor der Ohrmuschel öffnen sich dann feine, unter der Haut gelegene Gänge, aus denen sich Sekret entleert. Die Fistel wird mit den Gängen chirurgisch entfernt.

Entzündungen der Ohrmuschel

Die *Rose (Erysipel)* der Ohrmuschel zeigt sich durch eine scharf begrenzte Rötung und Schwellung bei einem hochfiebernden Patienten an. Sie entsteht durch Eindringen von Bakterien (Streptokokken) in oberflächliche Hautschichten. Man behandelt mit Penizillin.

▶ Die Erkrankung ist übertragbar, insbesondere auf Patienten mit Wunden. Jede Berührung mit der Hand ist zu vermeiden.

Häufig ist das *Ekzem.* Es tritt in großer Vielgestaltigkeit auf, vornehmlich mit schuppenden oder nässenden Hautrötungen und einer Verdikkung der Ohrmuschel. Kennzeichnend ist der Juckreiz; beim bakteriell infizierten Ekzem herrschen Schmerzempfindungen vor. Bei der Mehrzahl der Kranken läßt sich eine *Überempfindlichkeit* als Teilursache des oft wiederkehrenden Leidens nachweisen, manchmal gegen örtlich angewandte Medikamente (Ohrtropfen), gegen Kosmetika usw. Behandlung: Kortisonpinselungen, Borwasserumschläge.

Die *Entzündung des Ohrmuschelknorpels (Perichondritis)* ist eine gefürchtete Erkrankung. Sie kommt dann zustande, wenn Bakterien zur Knorpelhaut vordringen, diese sich entzündet und so die Ernährung des Knorpels gefährdet ist. Der Knorpel geht bei oft wochenlangen Krankheitserscheinungen, die vornehmlich in einer schmerzhaften Schwellung und Rötung der Ohrmuschel bestehen und die das normale Relief der Ohrmuschel in eine wulstige Verdickung verwandeln, allmählich zugrunde. Nach Abheilung bleibt eine verunstaltete Ohrmuschel („Blumenkohlohr") zurück.

▶ Da nicht nur bei Verletzungen, sondern auch bei vielen Ohroperationen zwangsläufig Knorpel und Knorpelhaut einbezogen werden, besteht dann die Gefahr einer solchen Perichondritis. Daher muß nach einer Ohroperation das Operationsgebiet bei der Pflege des Kranken besonders sorgfältig vor einer bakteriellen Infektion geschützt werden. Gelockerte und verunreinigte Verbände sind sogleich zu erneuern, Operationswunden dürfen nie mit den Fingern berührt werden. Unvernünftige Kranke, insbesondere Kinder, sind am Betasten des Ohres zu hindern (Stärkeverband, ggf. Fixieren der Hände).

Ein Weiterschreiten der Knorpelzerstörung kann nur durch Freilegen des Entzündungsgebietes und Entfernen abgestorbener Knorpelteile verhindert werden.

Verletzung, Verbrennung, Erfrierung

Verletzungen der Ohrmuschel – meist handelt es sich um Riß- oder Schnittwunden – müssen so schnell wie möglich chirurgisch versorgt werden (Wundreinigung, Entfernen zerstörten Gewebes, Wundnaht, Verband). Kann eine Perichondritis (s. oben) vermieden werden, ist meist eine Heilung ohne entstellende Verletzungsfolgen möglich. Mitunter heilen auch weitgehend abgelöste Ohrmuschelteile wieder an. Wie bei jeder Wundversorgung darf auch hier die Tetanusprophylaxe nicht versäumt werden.

Eine sehr charakteristische Verletzungsfolge ist das *Othämatom.* Hierbei handelt es sich um eine schmerzlose, kissenförmige Verdickung an der Vorderfläche der Ohrmuschel, hervorgerufen durch eine Flüssigkeitsansammlung zwischen Knorpel und der bindegewebigen Knorpelhaut. Das Othämatom entsteht dadurch, daß bei einer stumpfen Verletzung mit Scherwirkung sich die Knorpelhaut vom Knorpel ablöst. Häufig sind Boxer, Ringer und Lastenträger betroffen. Der von seiner Ernährungsgrundlage, der Knorpelhaut, abgelöste Knorpel kann zugrunde gehen; eine Verunstaltung ist die Folge. Das ist besonders dann der Fall, wenn eine Infektion dazukommt, also eine Perichondritis entsteht. Behandlung: Sterile Punktion und Druckverband können oft nicht das Wiederansammeln von Flüssigkeit verhindern; dann wird eröffnet, ein Knorpelstück entfernt und mit einer durchgreifenden Naht Haut und Knorpelhaut fest aneinandergelegt.

Die exponierte Lage der Ohrmuschel macht sie anfällig für *Kälteschäden.* Erfrierungserscheinungen sind das Weißwerden des freien Randes, in schwereren Fällen die Blasenbildung. Man fördert die Wiederherstellung der gestörten Durchblutung durch Reiben und durch Anwendung gefäßerweiternder Mittel. Bei *Verbrennungen, Verbrühungen* sowie *Verätzungen* sind die Schweregrade der Gewebsschädigung gekennzeichnet durch die Rötung, die Blasenbildung und bei den schwersten Formen die Gewebszerstörung (Nekrose). Behandlung: Kortison- und Lebertransalben.

Geschwülste der Ohrmuschel

Wichtig sind das *Karzinom der Ohrmuschel* und eine dem Karzinom ähnliche, jedoch nicht ganz so bösartige Hautgeschwulst, das *Basaliom.* Es befällt vornehmlich ältere Menschen. Erscheinungsform ist eine kleine Hautverdickung oder ein schmerzloses, mit einer Kruste bedecktes Geschwür. Solche Veränderungen werden leicht verkannt, als harmlos aufgefaßt und mit Salben unzureichend behandelt. Es geht kostbare Zeit verloren; die Geschwulst breitet sich aus. Nur im Frühstadium ist es leicht möglich, die Krankheit ohne nennenswerte Entstellung chirurgisch zu beseitigen. In fortgeschrittenen Fällen muß die ganze Ohrmuschel abgetragen werden. Ist die Geschwulst bereits auf den Knochen übergetreten, hat sie sich in den Gehörgang hinein ausgedehnt und sind auch schon *Geschwulstabsiedelungen* (Metastasen) *in den Halslymphknoten* entstanden, sind die Kranken nur noch selten durch dann sehr umfangreiche Operationen zu retten.

Ohrschmalzpfropf (Zerumen)

Das von den Talg- und Ohrschmalzdrüsen des Gehörgangs gebildete bräunliche, wachsartige Ohrschmalz entleert sich normalerweise in kleinen Schüppchen. Nur bei übermäßiger Ohrschmalzproduktion und engen Gehörgängen kann sich Zerumen zu Pfröpfen ansammeln. Solange noch ein kleiner Spalt der Gehörgangslichtung offen bleibt, ist die Hörfähigkeit ungestört. Erst wenn auch dieser sich verschließt, häufig durch Quellen des Zerumens beim Baden, entsteht mit dem völligen Verschluß

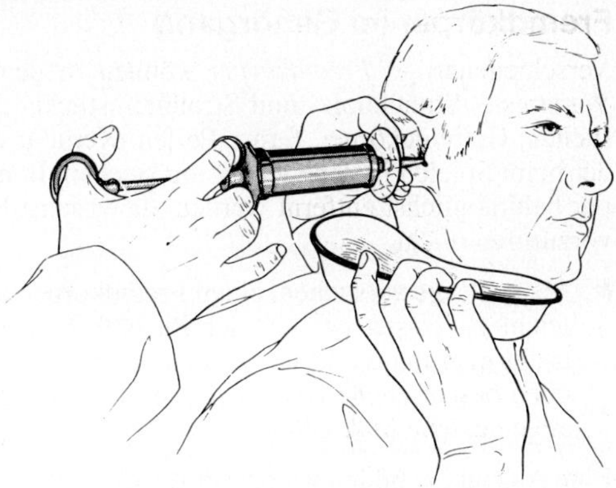

Abb. **16** Ohrspülung

des Gehörgangs plötzlich eine erhebliche Schalleitungsschwerhörigkeit, gelegentlich verbunden mit Ohrensausen.

Die zweckmäßige Behandlung besteht in der *Ausspülung des Gehörgangs.* Sofern nicht eine am Behandlungsplatz installierte Spülvorrichtung vorhanden ist, benutzt man die

- große Ohrenspritze (100 ml) (Abb. **16**).

Es ist darauf zu achten, daß der Spritzenansatz aufgeschraubt oder durch einen Bajonettverschluß gesichert ist. Lediglich aufgesetzte Ansätze können sich bei der Spülung lösen, in den Gehörgang hineingeschleudert werden und ernste Verletzungen hervorrufen. Das zur Spülung benutzte Wasser soll *körperwarm* (37 °C) sein. Ist es kälter oder wärmer, entsteht eine Reizung des Vestibularapparates auf die oben geschilderte Weise mit unangenehmen Schwindelzuständen. Wenn zu vermuten ist, daß das Trommelfell durchlöchert ist, ist die Spülung zu unterlassen, da sonst eine Infektion des Mittelohres entstehen könnte.

Unter das Ohr hält der Patient selbst eine Nierenschale. Schulter und Hals werden durch ein Tuch oder durch Zellstoff abgedeckt. Man zieht mit der linken Hand die Ohrmuschel nach hinten und öffnet dadurch den Gehörgang. Die gefüllte, mit der rechten Hand gehaltene Spritze führt man so an den Gehörgangseingang heran, daß der Wasserstrahl die hintere Gehörgangswand trifft. Es ist zweckmäßig, dabei mit einem freien Finger der linken Hand die Spritze abzustützen (Abb. **16**). Zumeist sind mehrere Spülungen mit kräftigem Strahl nötig, ehe der Pfropf hervortritt. Löst er sich nicht, träufelt man warmes Wasser oder Glyzerin in den Gehörgang und wiederholt die Spülung nach einiger Zeit. Nur in Ausnahmefällen (Trommelfelloch) ist der Arzt gezwungen, den Ohrschmalzpfropf mit Hilfe der auf S. 23 angeführten Instrumente zu entfernen.

Fremdkörper im Gehörgang

Verschiedenartige *Fremdkörper* können in den Gehörgang gelangen: Wattereste, Streichholz- und Strohhalmstückchen nach Reinigungsversuchen, Getreidekörner, ferner Perlen, Kerne u. dgl., die sich Kleinkinder beim Spielen in den Gehörgang stecken. Immer muß ein Fremdkörper baldmöglichst entfernt werden, da er sonst Reizerscheinungen hervorzurufen pflegt.

▶ Man soll nie versuchen, einen Fremdkörper, auch wenn er scheinbar leicht zu fassen ist, mit der Pinzette herauszuziehen. Fast immer treibt man ihn damit nur tiefer in den Gehörgang hinein. Allein die oben beschriebene *Gehörgangsspülung mit der Ohrenspritze* ist die angemessene Maßnahme.

Eine Ausnahme bilden wiederum Kranke mit einer Trommelfellperforation. Hier oder falls eine Spülung ohne Erfolg bleibt, muß der Facharzt mit Instrumenten, in ganz seltenen Fällen auch einmal durch eine operative Eröffnung des Gehörgangs den Fremdkörper herausnehmen. Bei Kindern sollte die instrumentelle Fremdkörperentfernung immer in Narkose ausgeführt werden.

Gehörgangsverschluß und -verengung (Atresie und Stenose)

Zumeist handelt es sich um Mißbildungen, häufig verbunden mit einer Fehlentwicklung auch der Ohrmuschel und der Mittelohrknöchelchen. Verengungen können ferner Folge einer Verletzung, einer Operation oder einer Gehörgangsentzündung sein. Begreiflicherweise hat die Atresie durch die damit verbundene völlige Behinderung der Schallzufuhr eine beträchtliche Schwerhörigkeit zur Folge. Immer ist eine plastische Operation zur Bildung des Gehörgangs notwendig. Derartige Eingriffe pflegen schwierig zu sein, zumal wenn auch die Gehörknöchelchen fehlgebildet sind. Ist der Gehörgangsverschluß beidseitig, so muß schon im Vorschulalter operiert werden, um zu verhindern, daß durch die gestörte Hörfunktion die sprachliche und schulische Entwicklung beeinträchtigt wird. Bei einseitiger Atresie kann der Eingriff auf spätere Jahre verschoben werden.

Gehörgangsentzündung (Otitis externa)

Der Gehörgangsfurunkel, eine umschriebene Entzündung, entwickelt sich dadurch, daß Bakterien in die Haarbälge des Gehörganges eindringen. Es entsteht eine rötliche Vorwölbung, in deren Mitte sich ein Eiterpfropf bildet. Die Kranken leiden unter der im allgemeinen harmlosen Erkrankung sehr. Schon die Berührung des Ohres, insbesondere der Zug an der Ohrmuschel oder Druck auf den Tragus rufen heftigste Schmerzempfindungen hervor. Das Gehör ist nur dann beeinträchtigt, wenn der Gehörgangsfurunkel den Gehörgang gänzlich verlegt. Nicht selten treten Furunkel in der Mehrzahl oder nacheinander auf; sie können für den Kranken zu einem quälenden Leiden werden. Man behandelt mit der Einlage von salbengetränkten Mullstreifen in den Gehörgang und Wärmeanwendung; selten wird eine Inzision nötig.

Bei der den ganzen Gehörgang überziehenden *diffusen Entzündung* handelt es sich meist um Ekzeme, die durch Bakterien verschlimmert werden können. Auch hierbei kann ein Zuschwellen des Gehörgangs zur Hörstörung führen. Die Kranken klagen über brennende Schmerzen; manchmal herrscht ein Juckreiz vor; aus dem Gehörgang entleert sich übelriechendes, bräunliches Sekret. Das Leiden kann sehr hartnäckig sein und macht lange Behandlungen notwendig. Mitunter beruht die Gehörgangsentzündung auf einer Besiedelung mit Pilzen *(Mykose des Gehörgangs).*

Geschwülste des Gehörgangs

Neben Karzinomen, die wie an der Ohrmuschel so auch an der Gehörgangshaut entstehen können und infolge ihrer versteckten Lage spät erkannt werden, sind vor allem kugelige Verdickungen des Gehörgangsknochens, die *Gehörgangsexostosen,* zu erwähnen. Es handelt sich um perlenartige, harte Vorwölbungen direkt vor dem Trommelfell, die keinerlei Beschwerden hervorrufen, es sei denn, der Gehörgang wird so weit eingeengt, daß auch schon eine geringfügige Ohrschmalzbildung ihn verschließt. In eigenartiger Weise sieht man diese Exostosen vor allem bei Menschen, die viel Wassersport treiben, also bei Sportschwimmern und Tauchern. Das Leiden ist harmlos, bedarf aber der operativen Behandlung, wenn durch den Gehörgangsverschluß Hörstörungen hervorgerufen werden.

Krankheiten des Mittelohres

Tubenkatarrh, Tubenverschluß

Das Verbindungsrohr zwischen Paukenhöhlen und Rachen, die *Ohrtrompete* oder Tube (vgl. Abb. **1** und **2**), öffnet sich durch die Tätigkeit bestimmter Rachenmuskeln beim Schlucken. Dadurch ist gewährleistet, daß immer auf beiden Seiten des Trommelfells der gleiche Druck herrscht. Nur so kann dieses frei schwingen und die Schallwellen normal übertragen. Ist der Luftdurchtritt durch die Tube behindert, entwickelt sich ein Unterdruck in der Paukenhöhle. Dieser hat eine Einziehung und damit eine Schwingungsbehinderung des Trommelfells zur Folge. Es entsteht eine Schalleitungschwerhörigkeit, verbunden mit unangenehmen Druckempfindungen im Ohr.

Meist sind Schleimhautschwellungen in der Tube im Verlauf eines Schnupfens, bei Kindern vor allem eine vergrößerte und entzündete Rachenmandel (S. 14), die Ursache. Auch eine Geschwulst des Nasenrachens kann die Tube verschließen.

Aufgabe der Behandlung ist es, die Ursache zu beseitigen (Schleimhautabschwellung, Wärmeanwendung, Rachenmandelentfernung bei Kindern). Zugleich erzwingt man durch wiederholte *Lufteinblasungen* in die Tube den Luftdruckausgleich. Technik und Instrumentarium dieser Lufteinblasung wurden auf S. 24 besprochen *(Politzer-Luftdusche und Tubenkatheterismus)*.

Bei manchen Menschen ist die Tube teils durch narbige Verengung, teils durch eine chronisch verdickte Schleimhaut ständig unzureichend durchgängig. Dann kann zwar unter gewöhnlichen Bedingungen eine Störung ausbleiben. Wenn jedoch erhöhte Anforderungen an den Druckausgleich gestellt werden, etwa beim Fliegen und Tauchen mit raschem Wechsel des Außendruckes, macht sich das Leiden bemerkbar *(Tubeninsuffizienz)*.

Paukenhöhlenerguß (Mukoserotympanon)

Beim Tubenverschluß und bei begleitenden schwachen Entzündungen kann es zur Ansammlung von klarer Flüssigkeit oder Schleim in der Paukenhöhle kommen. Man spricht vom „Erguß" oder vom *Mukoserotympanon.* Auch der alte Ausdruck *„Mittelohrkatarrh"* wird gebraucht. Die Flüssigkeit behindert die Trommelfellschwingungen und hat eine Schwerhörigkeit zur Folge. Meist sind Kinder im Vorschulalter betroffen bei Beidseitigkeit des Ergusses. Bei langem Bestehen dieser Erkrankung kann es zu bleibenden Schäden am Trommelfell und damit zu bleibender Schwerhörigkeit kommen. Die Flüssigkeit muß daher, falls sie nicht von allein wieder aufgesaugt (resorbiert) wird, nach einer Punktion des Trommelfells – bei Erwachsenen in Oberflächenbetäubung, beim Kleinkind in Narkose – abgesaugt werden. In hartnäckigen Fällen legt man nach einem Einschnitt in das Trommelfell ein kleines Kunststoffröhrchen *(Paukenröhrchen)* ein, welches dort über Monate liegenbleibt, bis es von allein abgestoßen wird. Seine Aufgabe ist die Drainage und Belüftung der Paukenhöhle als Voraussetzung zur Heilung (Abb. **17a** u.**b**).

- **Bereitzuhalten** sind zur Trommelfellpunktion:
  kurz angeschliffene, lange Kanüle,
  dünner Verbindungsschlauch mit Kanülenkonus (Abb. **18**),
  Spritze (2 cm^3).

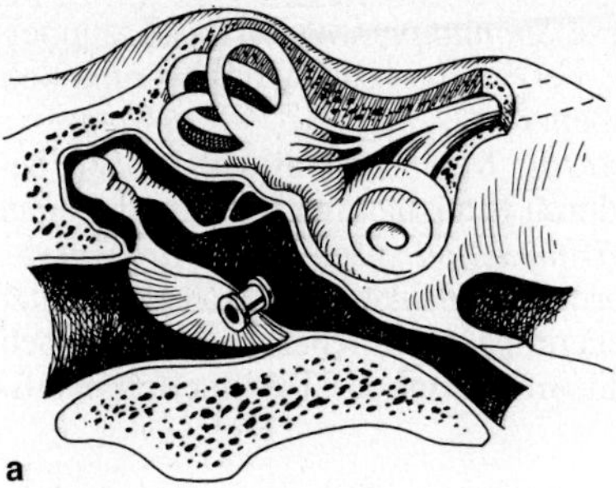

a

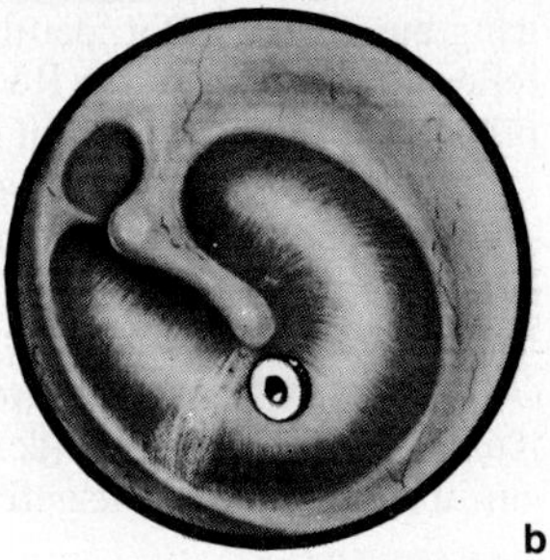

b

Abb. **17 a** u. **b** Paukenhöhlendrainage. **a** Die anatomischen Gegebenheiten sind die gleichen wie in Abb. **1**. Es handelt sich um einen Schnitt durch das Hörorgan, der das Trommelfell zwischen Paukenhöhle und Gehörgang halbiert. An dieser Stelle ist das Paukenröhrchen in das Trommelfell eingesetzt. **b** Linkes Trommelfell, wie man es beim Blick in den Gehörgang sieht. Der Hammergriff verläuft von der Mitte nach links oben. Unter dem Hammergriff sieht man im Trommelfell das Paukenröhrchen

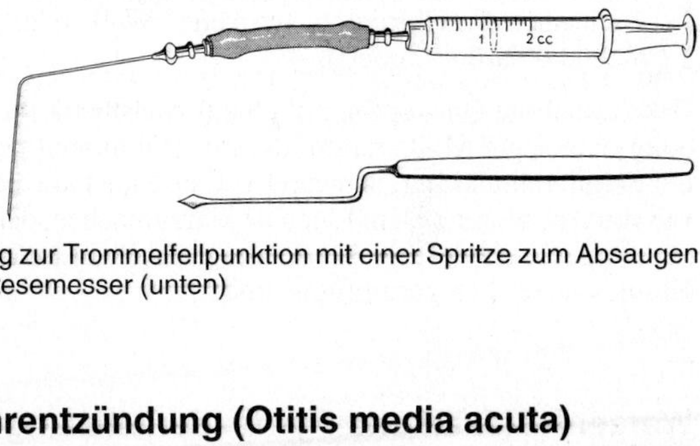

Abb. **18** Vorrichtung zur Trommelfellpunktion mit einer Spritze zum Absaugen (oben) und Parazentesemesser (unten)

Akute Mittelohrentzündung (Otitis media acuta)

Dringen Krankheitserreger im Verlauf einer *Nasen- und Rachenentzündung* über die Tube in das Mittelohr ein, entzündet sich die Mittelohrschleimhaut in der Paukenhöhle und den pneumatischen Räumen des Warzenfortsatzes. Es kommt meist zu einer Eiterabsonderung in diese Hohlräume hinein. Auch beim Baden können mit dem Wasser Keime durch die Tube in das Mittelohr eindringen *(Badeotitis)*. Die Kranken haben oft Fieber, leiden unter Ohrschmerzen und hören auf dem erkrankten Ohr schwer. Der Ohrenarzt kann aus dem Trommelfellbild die Diagnose sichern. Die Erkrankung erreicht schnell, oft schon im Laufe eines Tages, ihren Höhepunkt. Die Dauer der Erkrankung beträgt wenige Tage bis mehrere Wochen. Bei einer starken Eiteransammlung in der Paukenhöhle sucht sich das Sekret seinen Weg durch das Trommelfell. Es entsteht ein kleines Trommelfelloch, durch das dann Eiter in den Gehörgang austritt, das Ohr „läuft“. Diese *Spontanperforation* des Trommelfelles leitet meistens den Rückgang der Schmerzen ein, das Trommelfell pflegt sich später wieder zu schließen.

Trommelfellschnitt (Parazentese): Man kann diesen Prozeß beschleunigen und dem Kranken dadurch Erleichterung bringen, daß man einen kleinen *Einschnitt in das Trommelfell* macht, die *Parazentese.* Hierzu werden lanzenartig geformte schlanke Messerchen benutzt (Abb. **18**). Der Eingriff wird gelegentlich in örtlicher Betäubung nach Aufbringen anästhesierender Medikamente auf das Trommelfell, häufiger in einer Narkose ausgeführt.

- **Bereitzuhalten** sind: Oberflächenanästhetikum, Parazentesemesser, Ohrtrichter.

Die Behandlung der akuten Mittelohrentzündung richtet sich nach der Schwere der Erkrankung. Immer ist allgemeine Schonung angebracht, fieberhaft Kranken wird Bettruhe verordnet.

Feucht-warme Ohrumschläge – manchmal werden in der ersten Krankheitsphase auch kalte Kompressen bevorzugt – fördern die Heilung. Für die Umschläge empfiehlt sich der *Dunstverband* (feuchtes Tuch über die Ohrregion, trockenes Woll- oder Flanelltuch gut abdichtend darüber fixiert).

Alkoholhaltige Ohrtropfen mit einem Anästhetikum oder in den Gehörgang eingelegte Mullstreifen, die mit Boralkohol getränkt sind, dienen der Schmerzlinderung. Schwerer verlaufende Fälle bedürfen der Einnahme von Antibiotika. Dem Laien ist klarzumachen, daß eine Mittelohrentzündung, gleich welcher Art, immer gefährlich sein kann, auch wenn die Krankheitszeichen geringfügig sind.

Warzenfortsatz- und Pyramideneiterung (Mastoiditis und Petrositis)

Hierbei handelt es sich um Folgekrankheiten einer akuten Mittelohrentzündung, also um Komplikationen, die dann entstehen, wenn die Schleimhautentzündung nicht ausheilt, sondern *auf den Knochen übergreift*.

Als *Mastoiditis* bezeichnet man eine eitrige Knochenzerstörung des Warzenfortsatzes, die sich ausgehend von einzelnen der pneumatischen Hohlräume entwickelt. Manchmal läßt sich eine Mastoiditis schon äußerlich erkennen, wenn die Eiterung zur Oberfläche des Warzenfortsatzes durchbricht und hinter dem Ohr eine Rötung und eine Verdickung entstehen. Der Eiterherd kann sich aber auch in der Tiefe ausbreiten. Dann weisen anhaltende Ohrschmerzen, erneuter Fieberanstieg und eine fortbestehende Eiterabsonderung aus dem Gehörgang auf die

Komplikation hin. Die Röntgenaufnahme ist geeignet, Zerstörungen im Warzenfortsatz aufzuzeigen.

Die Mastoiditis ist eine ernste Erkrankung, da in der gleichen Weise, wie die Knochenzerstörung sich ihren Weg nach außen bahnen kann, sie auch in die Tiefe hinein sich auszubreiten vermag. So können *lebensbedrohliche* weitere *Komplikationen* durch ein Übergreifen auf das Gehirn, auf das Labyrinth und andere wichtige Gebiete entstehen. Davon ist weiter unten die Rede.

Die *Petrositis* oder *Pyramideneiterung* ist ebenso wie die Mastoiditis durch eine Knochenzerstörung gekennzeichnet, nur daß hierbei die Pyramide mit ihren pneumatischen Hohlräumen und nicht der Warzenfortsatz der Sitz der Erkrankung ist. Die Petrositis ist selten, aber besonders gefährlich, da sich die Pyramide tief in das Schädelinnere erstreckt (Abb. **22**) und Eiterungen leicht auf das Gehirn übergreifen können.

Die Behandlung der Mastoiditis besteht in der Regel in der chirurgischen Eröffnung des Warzenfortsatzes und der Ausräumung des Eiterherdes. Der Eingriff heißt daher *Mastoidektomie* (sinngemäß: vollständige Ausräumung des Warzenfortsatzes). Weil in der Tiefe des Zellsystems jene größte Warzenfortsatzzelle sich befindet, die Antrum mastoideum genannt wird, und weil der Eingriff erst dann beendet werden darf, wenn auch diese Zelle eröffnet ist, wird die Operation mancherorts auch *Antrotomie* (wörtlich: Eröffnung des Antrums) genannt. Meist wird der Eingriff mit einem Schnitt hinter der Ohrmuschel begonnen; der dann freigelegte Warzenfortsatz wird mit einem Knochenbohrer ausgehöhlt (Abb. **19**). Wesentlich ist dabei, daß die für das Hörvermögen wichtigen

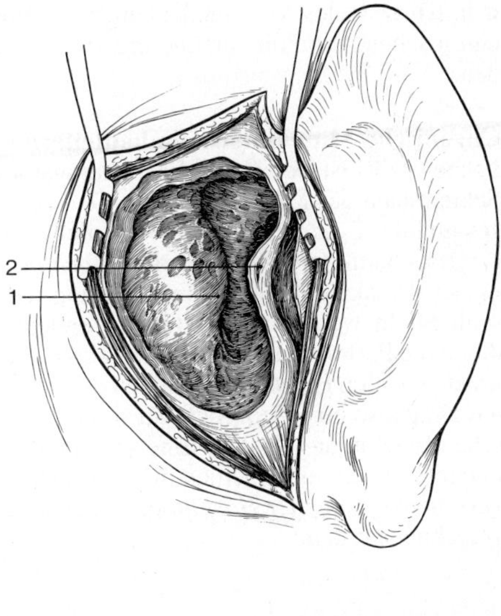

Abb. **19** Mastoidektomie. Der Warzenfortsatz ist von einem hinter der Ohrmuschel gelegten Schnitt (retroaurikulärer Zugang) freigelegt und eröffnet worden. Die erkrankten pneumatischen Kämmerchen im Knochen sind weitgehend ausgeräumt und zu einem einzigen Hohlraum verwandelt worden. 1 = Knochenschale über dem Blutleiter (Sinus), 2 = Knochen der hinteren Gehörgangswand

Gebilde unberührt bleiben und daher später die Funktion wieder normal werden kann.

Die Operationen zur Freilegung eines Eiterherds in der Pyramide sind sehr schwierig, da der Krankheitsprozeß außerordentlich tief gelegen ist und bei seiner Eröffnung eine Verletzung der Labyrinthhohlräume vermieden werden muß.

Chronische Mittelohrentzündung (Otitis media chronica)

Während eine akute Mittelohrentzündung im Ablauf einiger Wochen oder auch schon eher abklingt, sind die chronischen Mittelohrentzündungen dadurch ausgezeichnet, daß sie jahrelang oder auch lebenslang fortbestehen. Allgemeine Krankheitszeichen fehlen dabei; die Kranken leiden also nicht unter Fieber oder Schmerzen, wenn man von zwischenzeitlich stärkeren Entzündungsschüben (akute Verschlimmerung, *akute Exazerbation*) absieht.

Die chronische Mittelohrentzündung ist also nicht einfach eine in die Länge gezogene akute Mittelohrentzündung. Die Unfähigkeit zur Heilung und der eigentümliche Krankheitsablauf sprechen vielmehr dafür, daß eine anlagebedingte oder in der frühen Kindheit entstandene nachteilige Beschaffenheit der Mittelohrgewebe vorliegt. Die Krankheit ist bei Kindern wie bei Erwachsenen gleichermaßen sehr verbreitet und bedarf immer der fachärztlichen Behandlung, da in vielen Fällen Komplikationen drohen. Der Umstand, daß die Patienten oft viele Jahre beschwerdefrei sind, darf nicht dazu verleiten, diese Gefahren zu verkennen. Trotz vieler Verschiedenheiten im Einzelfall lassen sich bei der chronischen Mittelohrentzündung zwei Krankheitsgruppen unterscheiden.

Chronische Mittelohrschleimhauteiterung: Wie schon der Name erkennen läßt, ist bei dieser Erkrankungsform im wesentlichen nur die Schleimhaut des Mittelohres betroffen, der Knochen des Warzenfortsatzes und der Paukenhöhle hingegen nicht. Der Ohrenarzt findet stets ein großes, charakteristisch geformtes *Loch im Trommelfell,* das, anders als es bei der akuten Mittelohrentzündung der Fall ist, sich nicht wieder schließt. In wechselndem Umfang entleert sich aus der Paukenhöhle durch die Perforation *schleimiges Sekret.* Aus der Beschaffenheit des Sekrekts und den Eigentümlichkeiten des Trommelfelloches kann der Arzt die Diagnose einer lediglich auf die Schleimhaut beschränkten chronischen Entzündung stellen. Eine unmittelbare Gefahr für das Leben des Patienten ist im allgemeinen nicht vorhanden, wohl aber muß mit einer *Verschlechterung der Hörfähigkeit* durch den Schaden am Trommelfell gerechnet werden.

Behandlung: Einblasen von Medikamenten in Pulverform, Einträufeln entzündungshemmender und antibiotischer Ohrtropfen sowie Behandlung gleichzeitig bestehender Entzündungen der Nase, des Rachens und der Tube. Meist versiegt dann die Absonderung; man sagt: „Das Ohr wird trocken". Lediglich die Trommelfellperforation bleibt bestehen. Dringen dann allerdings durch diese Bakterien ein, beispielsweise beim Baden, setzt die Eiterung von neuem ein. Es wird also keine wirkliche Dauerheilung erreicht. Wie später noch zu schildern ist, ist es möglich, auch große Trommelfellöcher operativ zu verschließen.

Vor dem Einbringen von Ohrtropfen sollten diese auf Körperwärme gebracht werden, um Schwindel zu vermeiden.

Chronische Mittelohrknocheneiterung: Diese Erkrankungsform ist im Gegensatz zu den eben besprochenen immer gefährlich, da der Knochen an der Entzündung teilnimmt und langsam zerstört wird. Nicht nur die Gehörknöchelchenkette geht dabei zugrunde, sondern auch der Knochen in der Umgebung des Labyrinths, des Gesichtsnervs und der Hirnhaut. Häufig entwickelt sich an dem erkrankten Knochen am Rand des Trommelfells eine bei Berührung blutende Gewebswucherung (Granulationsgewebe), das vergleichbar dem „wilden Fleisch" einer Wunde als erbsgroßes, rotes Gebilde sichtbar ist. Man bezeichnet es als *„Ohrpolyp"*.

Es ist verständlich, daß die Zerstörungsprozesse am Trommelfell und an den Gehörknöchelchen eine Schwerhörigkeit hervorrufen, die sich im Laufe der Zeit bei zunehmendem Knochenabbau verstärkt. Schon deshalb ist eine frühzeitige Behandlung, zu einem Zeitpunkt, in dem die Schalleitungskette noch nicht unterbrochen ist, erforderlich. Darüber hinaus aber besteht für die Kranken stets die Gefahr, daß sich die Entzündung im Gefolge der Knochenzerstörung auf das Schädelinnere (s. Komplikationen) ausbreitet.

Mittelohrcholesteatom: Bei der eben besprochenen Mittelohrknocheneiterung findet sich fast immer eine besondere Krankheitsform, das Mittelohrcholesteatom. Wesentlich an dem im einzelnen sehr komplizierten Prozeß der Krankheitsentstehung ist, daß die Haut des Gehörganges unter bestimmten Bedingungen in ein krankes Mittelohr einwachsen kann. Diese Haut besteht, wie die ganze Oberhaut, aus Plattenepithellagen, deren oberste Zellschicht ständig in der Form von kleinen Schüppchen abgestoßen wird. Gelangt nun solche Haut in die Mittelohrräume, können sich diese Schüppchen nicht mehr nach außen entleeren. Sie ballen sich zu weißlichen, weichen, kugeligen Gebilden zusammen, die anfangs winzig klein sind. Das Ohrcholesteatom wird manchmal auch als „Perlgeschwulst" bezeichnet. Im Laufe von Monaten und Jahren vergrößern sich die Cholesteatomperlen dadurch, daß das Plattenepithel immer neue Oberzellen abstößt. Mit dem langsamen Wachstum dieser schließ-

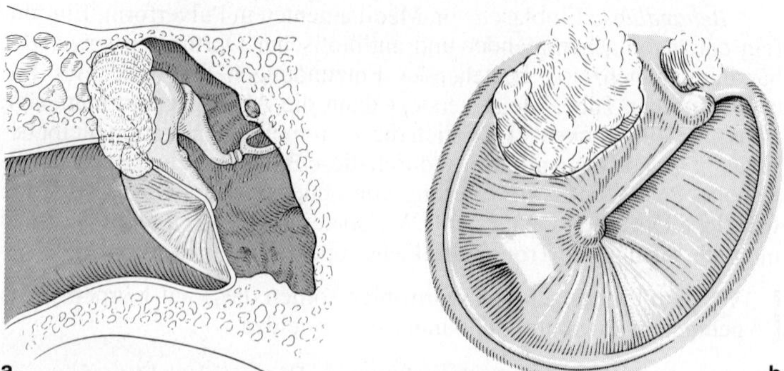

a b

Abb. **20a** u. **b** Cholesteatom des Mittelohres. Abb. **a** zeigt die gleichen Verhältnisse wie in der Abb. **1**. Man erkennt hier jedoch am oberen Rand des Trommelfells, hineinreichend in die oberen Abschnitte des Mittelohres, eine weiße Masse, das aus Epithelschuppen zusammengesetzte Cholesteatom, welches hier bereits einen Teil des Hammerkopfes zerstört hat. In Abb. **b** ist das gleiche beim Anblick des Trommelfells durch den Gehörgang hindurch zu erkennen. Hier ist es der links oben gelegene Trommelfellabschnitt, der von Cholesteatommassen durchsetzt ist

lich bohnen- bis nußgroßen Cholesteatome wird der umgebende Knochen im Mittelohr Schritt für Schritt zerstört (Abb. **20**), bis die lebenswichtigen Strukturen des Schläfenbeins erreicht sind. Dann sind die gleichen Komplikationen die Folge, die bei der Mastoiditis entstehen können und die später noch erörtert werden. Der Patient sitzt gewissermaßen auf „einem Pulverfaß".

Das Mittelohrcholesteatom ist an charakteristischen, anfangs noch sehr unscheinbaren Veränderungen am Trommelfell und einer *übelriechenden Absonderung* zu erkennen. Der Ohrenarzt achtet besonders auf Frühzeichen von Komplikationen, insbesondere auf Kopfschmerz, Schwindel, Fieber und Gesichtsnervenlähmung. Sehr wertvoll ist das Röntgenbild des Schläfenbeins, das die Knochenauflösung, wenn sie nicht sehr klein ist, aufzuzeigen vermag.

Das Cholesteatom ist seiner Natur nach nicht mit Medikamenten zu heilen; es bedarf der Operation. Bei dieser muß der Krankheitssitz, die Paukenhöhle, freigelegt werden. Anders als die oben besprochene Mastoidektomie bezieht die beim Cholesteatom erforderliche Operation unvermeidlich auch die Teile des Mittelohres ein, die für die Hörfunktion wichtig sind. Sie ist also radikaler. Man spricht deshalb von der *Radikaloperation* (Abb. **21**). Sie führt zu einer Umgestaltung des Ohres in seinen funktionswichtigen Teilen. Es entseht eine bleibende, zum Gehörgang offene Höhle im Knochen, die aber äußerlich nicht zu erkennen ist.

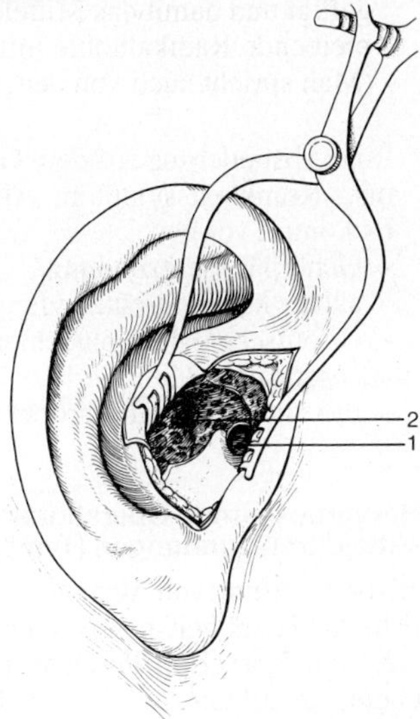

Abb. **21** Radikaloperation des Ohres. Im Vorgehen durch den Gehörgang (enaurale Operation) wurde der Warzenfortsatz eröffnet, kranker Knochen beseitigt und eine Höhle geschaffen, die mit dem Gehörgang in breiter Verbindung steht
1 = Gehörgang, 2 = Knochenhöhle

Diese Höhle, die zunächst eine Wundfläche darstellt, muß nach der Operation sich noch vollständig mit einer Narbenhaut auskleiden. Erst dann versiegt die Absonderung, und die Höhle wird „trocken". Oft gibt es Heilungsschwierigkeiten, und es bedarf nach der Entlassung der Kranken aus der Klinik einer intensiven Nachbehandlung in der Sprechstunde. Durch Tamponade der Höhle, Ätzen von Granulationen, Pinseln der Wundfläche mit Medikamenten und vielfältigen anderen Maßnahmen wird die Überhäutung *(Epithelisierung)* der Radikalhöhle schließlich erreicht. Auch eine letzten Endes trocken gewordene Operationshöhle kann sich gelegentlich wieder entzünden, wenn die natürlichen Abschilferungsprodukte der Haut in der Höhle sowie auch Ohrschmalz sich nicht nach außen entleeren. So müssen solche Patienten eine Infektion der Höhle beim Baden durch das Wasser vermeiden und regelmäßig einen Ohrenarzt zur Pflege des Ohres aufsuchen.

Es gibt zahlreiche Abwandlungen der Operationstechnik.

- Als *retroaurikuläres Vorgehen* bezeichnet man die Eröffnung des kranken Ohres vom Warzenfortsatz aus, also hinter der Ohrmuschel.
- Vom *enauralen Vorgehen* spricht man, wenn der Krankheitsherd durch den mit einem Schnitt erweiterten Gehörgang aufgesucht wird (vgl. Abb. **21**).
- *Osteoplastische Ohroperation:* Hierbei werden anfangs entnommene Knochenteile nach Beseitigung des Krankheitsherdes wieder ein-

gefügt und damit das Mittelohr wieder abgeschlossen. Ziel ist es, die bleibende Radikalhöhle mit ihrer Pflegebedürftigkeit zu vermeiden. (Man spricht auch von der „geschlossenen Technik".)

Eine Absonderung aus dem Gehörgang („Ohrenlaufen") ist ein wichtiges Krankheitssymptom. Abklärung immer erforderlich!
Es kommt vor bei:
- Gehörgangsentzündung,
- akuter Mittelohrentzündung,
- chronischer Mittelohrschleimhauteiterung,
- chronischer Mittelohrknocheneiterung und Cholesteatom,
- Entzündung einer Ohroperationshöhle.

Hörverbessernde Operationen bei chronischen Mittelohrentzündungen (Tympanoplastik)

Bisher war nur von Verfahren die Rede, deren Ziel es ist, zu sanieren, d. h. den Krankheitsprozeß zu beseitigen, Gefahren zu bannen und einen weiteren Hörverfall durch fortschreitenden Abbau der Gehörknöchelchenkette aufzuhalten. Vor 40 Jahren wurden Operationsmethoden entwickelt, die darüber hinaus auch die entstandenen Defekte am Trommelfell und an den Gehörknöchelchen ganz oder teilweise zu ersetzen erlauben. Sie tragen den Namen *Tympanoplastiken* und dienen der Hörverbesserung.

Man verfährt so, daß man entweder die sanierende Operation vorausschickt und die der Hörverbesserung dienende Operation nachholt. Meist wird aber beides miteinander kombiniert. Es gibt auch hier wieder viele Verfahren. Nur das Grundsätzliche soll zur Sprache gebracht werden.

Alle solche Operationen sind nur mit dem *Operationsmikroskop* möglich. Die Arbeit am Knochen wird mit *Bohrgeräten* und verschieden geformten Bohrern oder Bohrdiamanten ausgeführt. Für die überaus subtilen Maßnahmen an den Gehörknöchelchen, am Trommelfell und an der Mittelohrschleimhaut stehen nadel- und sichelförmige Instrumente verschiedener Konstruktion zur Verfügung, ebenso feinste Zängelchen und Scherchen (Abb. **111** und **112**). Die Operationen lassen sich sowohl in örtlicher Betäubung als auch in Narkose gut ausführen und bringen dem Patienten keine schwere Belastung, so daß man auch Kinder und ältere Menschen behandeln kann. Allerdings sind die Eingriffe manchmal sehr zeitraubend und erfordern gelegentlich Operationszeiten von mehreren Stunden.

Trommelfellöcher lassen sich dadurch schließen, daß die feine Oberschicht der noch erhaltenen Trommelfellpartie abgeschält wird und so eine Wundfläche entsteht, auf die dann ein Bindegewebsläppchen (Hüllgewebe eines Muskels: Faszie) aufgelegt wird. Das Läppchen verschließt die Perforation und bildet ein im günstigen Falle zartes und schwingungsfähiges Narbentrommelfell. Beschränkt sich das Verfahren allein auf diesen Verschluß, weil die übrigen Mittelohrstrukturen noch in Ordnung sind, spricht man von einer *Myringoplastik.*

Sind jedoch auch die Gehörknöchelchen zerstört, so werden diese durch Knorpel- oder Knochenstückchen, Draht oder Keramikteile ersetzt. Auch können bei Defekten an den Gehörknöchelchen diese so umgelagert werden, daß später die Schallschwingungen vom Trommelfell nicht mehr über eine Kette von drei Knöchelchen, sondern nur noch über eine solche, die aus zwei Teilen oder aus nur einem Glied besteht, übertragen werden.

Im einzelnen hat sich der Operateur bei diesen Operationen, für die bestimmte Typenbezeichnungen gebräuchlich sind, mit vielen Schwierigkeiten auseinanderzusetzen, so z. B. mit denen, die durch verbleibende Verengungen der Tube bedingt sind, oder mit der Möglichkeit, daß die eingefügten Gewebs- oder Kunststofftransplantate ungünstig einheilen und eine Narbenbildung die Schwingungsfähigkeit des neu geschaffenen Mittelohres stört. Liegt eine schwere, die ganze Paukenhöhle durchsetzende Narbenbildung vor, dies auch ohne vorausgegangene Operation, spricht man vom *Adhäsivprozeß.* Auch sind Heilungsstörungen durch eine Infektion und durch Abstoßung der verpflanzten Gewebe möglich.

Es ist einleuchtend, daß die Wiederherstellung eines funktionstüchtigen Mittelohrapparates um so schwerer wird, je mehr durch die Krankheit zerstört worden war. Daraus ergibt sich die Forderung nach einer frühzeitigen Operation bei den knochenzerstörenden chronischen Mittelohrerkrankungen.

Allerdings kann man nur die Schallübertragung verbessern, nicht aber eine Störung der Schallaufnahme, also eine – mitunter gleichzeitig bestehende – Innenohrschwerhörigkeit beeinflussen. Aus dem Audiogramm, das für die Entscheidung, ob eine hörverbessernde Operation möglich ist, herangezogen wird, lassen sich gewisse Voraussagen machen. Das schließlich Erreichte verzeichnet die verbesserte Schwellenkurve.

Die Nachbehandlung nach hörverbessernden Operationen ist manchmal schwierig. Es dauert of lange, bis die Transplantate sicher eingeheilt und überhäutet sind und bis das Operationsgebiet schließlich in einem günstigen Heilungszustand ist. Hier gilt das gleiche, was über die Nachbehandlung der Radikaloperationshöhle gesagt wurde.

Gelegentlich ist die Ursache einer Schalleitungsstörung bei der Untersuchung nicht zu klären. Dann wird die Paukenhöhle operativ geöffnet und überprüft. Man spricht von einer *Probetympanotomie.*

Die hörverbessernden Operationen können nur die Schallübertragung (Trommelfell, Gehörknöchelchen), also die Mittelohr-(Schall leitungs-)Schwerhörigkeit beeinflussen. Eine Innenohr-(Schallempfindungs-)Schwerhörigkeit ist durch eine Operation nicht zu korrigieren.

Komplikationen der Mittelohrentzündung

Von einer Mittelohreiterung können folgenschwere Verwicklungen ausgehen, wenn mit einer Knochenzerstörung (durch Mastoiditis oder Cholesteatom) Krankheitserreger zum Labyrinth oder zum Gehirn vordringen.

Labyrinthentzündung (Labyrinthitis)

Die harte Knochenschale, welche die Labyrinthhohlräume umgibt, bietet zwar einen gewissen Schutz, dennoch wird sie im Gebiet der Bogengänge nicht selten durch chronische Entzündungsprozesse, vornehmlich durch das Cholesteatom, angenagt. Es kommt zu einer Eröffnung der flüssigkeitserfüllten Kanäle. Die Folge sind Schwindelerscheinungen und Brechreiz. Der Ohrenarzt kann die Eröffnung eines Bogenganges – man spricht von einer *Bogengangsfistel* – dadurch nachweisen, daß er mit dem Politzer-Ballon einen Überdruck im Gehörgang erzeugt. Dieser verdrängt die Labyrinthflüssigkeit in dem durch die Fistel freigelegten Bogengang und führt damit eine Reizung der Sinneszellen herbei. Der Patient empfindet einen verstärkten Schwindel, die Beobachtung der Augen mit oder ohne Leuchtbrille läßt einen Nystagmus erkennen. Das ist das sog. *Fistelsymptom.*

Dringen Eitererreger in die sterile Labyrinthflüssigkeit ein, entsteht in kürzester Zeit eine Vereiterung des Labyrinths mit schwerstem *Schwindel, Erbrechen* und einem *Nystagmus,* zugleich aber auch, da der Höranteil des Labyrinthes fast immer einbezogen ist, eine völlige und bleibende *Ertaubung*. Das vereiterte und funktionslose Innenohr ist eine große Gefahrenquelle, da vom Labyrinth aus Bakterien über den inneren Gehörgang in das Gehirn eintreten können (s. Hirnabszeß, Meningitis).

Die Behandlung der Labyrinthfistel und der Labyrintheiterung besteht darin, daß man die Ursprungskrankheit mit einer Operation beseitigt. Droht die Gefahr, daß eine Labyrinthentzündung auf das Gehirn übergreift, muß sogar das gesamte Labyrinth operativ ausgeräumt werden *(Labyrinthektomie)*. Lediglich eine nur durch Bakteriengifte ausgelöste Labyrinthreizung kann allein mit Medikamenten behandelt werden. Immer muß ein Kranker mit einer Labyrinthkomplikation völlig ruhig liegen, um nicht durch Kopfbewegungen eine unerwünschte, die Ausbreitung der Erreger fördernde Strömung in der Labyrinthflüssigkeit entstehen zu lassen. Das Gebot *strengster Bettruhe* ist also besonders wichtig und sorgfältig zu überwachen.

Sinusthrombose

Erreicht eine Knochenzerstörung im Warzenfortsatz den dort verlaufenden *großen Hirnblutleiter,* den Sinus sigmoideus, bildet sich in dessen Innerem ein eitrig durchsetztes Blutgerinnsel, ein *Thrombus.* Mit dem Blutstrom werden von diesem Thrombus von Zeit zu Zeit bakterienhaltige Teilchen mitgerissen und gelangen über die Halsvene (V. jugularis) in die Lunge, mitunter auch in andere Organe. Das Krankheitsbild, das dadurch entsteht und das einer Blutvergiftung entspricht, nennt man eine Sepsis. Wenn sie wie hier geschildert, von einer Ohrerkrankung ausgeht, heißt sie *otogene Sepsis.* Die Patienten sind schwer krank. Von Zeit zu Zeit tritt ein Schüttelfrost auf; die Temperaturen haben septischen Charakter, sind also durch einen ständigen Wechsel zwischen hohem und geringem Fieber gekennzeichnet. Die *Sinusthrombose* muß gleichfalls operativ behandelt werden.

Hirnhautentzündung (Meningitis)

In der gleichen Weise wie der Sinus kann auch die Hirnhaut durch einen Zerstörungsprozeß des Knochens ergriffen werden. Es entsteht eine Hirnhautentzündung. Die Kranken werden plötzlich von schwersten Kopfschmerzen befallen; Erbrechen stellt sich ein; man beobachtet eine schmerzhafte Nackensteifigkeit, im weiteren Krankheitsverlauf eine Benommenheit und schließlich tiefe Bewußtlosigkeit. Das Hirnwasser *(Liquor cerebrospinalis),* das durch Lumbalpunktion oder Okzipitalpunktion gewonnen wird (S. 212), zeigt eine starke Vermehrung der zelligen Bestandteile und erscheint dadurch getrübt.

Man behandelt eine solche von einer Ohrenerkrankung herrührende Hirnhautentzündung *(otogene Meningitis)* in der Weise, daß man den ursächlichen Krankheitsprozeß operativ beseitigt. Hierdurch und durch die Wirkung der Antibiotika läßt sich heute eine Meningitis in den meisten Fällen heilen.

Hirnabszeß

Nicht immer macht eine Eiterung an der Hirnhaut halt; gelegentlich greift sie auf das Gehirn selbst über und erzeugt dort eine Entzündung und schließlich einen mehr oder weniger großen Eiterherd. Entsprechend der Lage des Schläfenbeins zum Gehirn kann sich ein Hirnabszeß entweder im *Großhirn,* speziell im *Schläfenlappen,* oder im *Kleinhirn* entwickeln. Durch den wachsenden Druck im Gehirn entstehen Kopfschmerzen, Erbrechen, Benommenheit und Bewußtlosigkeit. Je nach dem Sitz des Eiterherdes im Gehirn kommt es zu Schwindel und Nystagmus oder zu Wortfindungsstörungen, dies wenn das Sprachzentrum im linken Schläfenlappen betroffen ist *(amnestische Aphasie).*

Die Diagnose wird durch neurologische Untersuchungen gesichert. Ganz entscheidend ist der Befund im *Computertomogramm* (CT,

S. 77) und im Nuclear-Magnetic-Resonance-Verfahren (NMR) bei dem – ohne Anwendung der Röntgenstrahlen – mit Computerhilfe die durch mächtige Magneten beeinflußten elektrischen Eigenschaften der Körperzellen registriert und zum Bild verarbeitet werden. Kleinste Herde, die die elektrische Beschaffenheit des Hirngewebes ändern, werden klar sichtbar. Man nennt das aufwendige Verfahren auch *„Kernspintomographie"*. Weitere Untersuchungsmittel sind das EEG und die Kontrastfüllung der Hirngefäße *(Arteriographie)*.

Nicht selten sind die Symptome eines Hirnabszesses lange Zeit wenig auffällig. Der Pflegekraft fällt oft die für einen Hirnabszeß typische *Wesensveränderung* eines Patienten, der merkwürdig schläfrig und teilnahmslos erscheint, auf. Sie wird von ihrer Beobachtung sogleich Mitteilung machen.

Auch der Hirnabszeß bedarf der chirurgischen; meist der neurochirurgischen Behandlung. Immer ist ein Hirnabszeß eine ernste Erkrankung, der auch heute noch, trotz der wirksamen Antibiotika, viele Kranke erliegen.

Fazialislähmung

Die bei den genannten Ohrerkrankungen, ebenso wie die bei den nachfolgend noch zu besprechenden Ohrverletzungen mögliche Schädigung des durch das Schläfenbein ziehenden Gesichtsnervs (N. facialis) wird auf S. 51 besprochen.

Warnsymptome bei Mittelohrentzündungen, *Gefahr* der Komplikationen:
- Schwindel,
- Erbrechen,
- Benommenheit,
- Schüttelfrost,
- Gesichtsnervenlähmung.

Verletzungen des Mittelohres und Innenohres

Trommelfellzerreißungen entstehen durch eindringende Fremdkörper (Zweige, Instrumente zur Selbstreinigung des Ohres), ferner durch starke Luftdruckstöße, wie sie bei schweren Explosionen in Ohrnähe auftreten. Auch ein Schlag auf das Ohr kann infolge einer Kompression der Luft im Gehörgang zur Zerreißung des Trommelfells führen.

Vordringliche Aufgabe ist es, ein Einwandern von Bakterien des Gehörgangs durch die Trommelfellöffnung in das sterile Mittelohr zu verhindern. Blutansammlungen im Gehörgang dürfen also keinesfalls mit einer Ohrspülung beseitigt werden. Nur mit sterilen Instrumenten darf sich der Arzt das Trommelfell sichtbar machen. Ist die Zerreißung

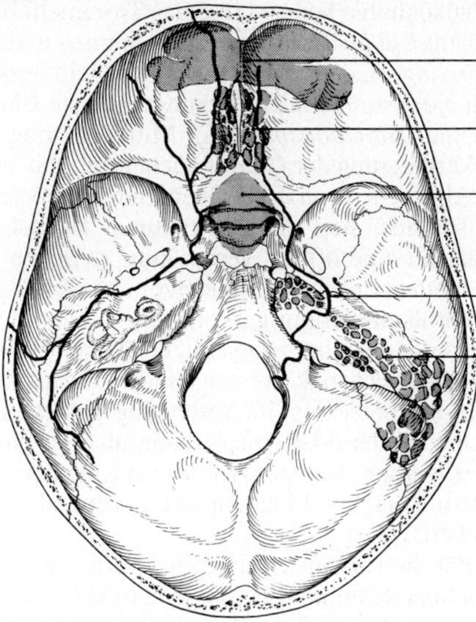

Abb. **22** Schädelbasis mit Bruchspalten. Man blickt nach Fortnahme des Schädeldaches und des Gehirns von oben auf die Schädelbasis. Oben sind dunkel durchscheinend die noch vom Knochen bedeckten Stirnhöhlen (1), die Siebbeinzellen (2), und die Keilbeinhöhlen (3) wiedergegeben. Rechts wurden gleichfalls durchscheinend die im Knochen des Schläfenbeines gelegenen pneumatischen Hohlräume in der Pyramide und im Warzenfortsatz (4) angedeutet. (Links ist die Lage der Labyrinthhohlräume mit Bogengang und Schnekke in der Pyramide skizziert.) Man sieht, daß Bruchspalten (5) das Labyrinth durchziehen können und ebenso die Hohlräume der Nebenhöhlen und der Warzenfortsatzzellen zu eröffnen vermögen

klein, besteht die berechtigte Hoffnung, daß sich das Trommelfell mit einer fast unsichtbaren Narbe wieder schließt. Eingerollte Trommelfellfetzen, die eine Selbstheilung verhindern, müssen alsbald unter dem Operationsmikroskop in ihre natürliche Lage gebracht werden. Auch dann kann mit einer raschen Heilung gerechnet werden, sofern es nicht zu einer Mittelohrinfektion kommt.

Schädelbrüche, die durch die mittlere oder hintere Schädelbasis verlaufen, beziehen das Schläfenbein mit der Pyramide ein (Abb. **22**). Zieht ein Bruchspalt durch das Labyrinth, sind eine sofortige, vollständige und bleibende *Ertaubung* des betroffenen Ohres sowie ein einseitiger Ausfall des Gleichgewichtsapparates mit *Schwindel, Nystagmus* und *Erbrechen* die Folge. Häufiger verläuft die Bruchlinie durch den Knochen, der die Paukenhöhle bedeckt und das Trommelfell umrahmt. Dann pflegt es zu einem *Riß im Trommelfell* zu kommen und zum *Blutaustritt aus dem Gehörgang*. Es entsteht eine Schalleitungsschwerhörigkeit, bedingt durch die Trommelfellverletzung und eine Blutansammlung in der Paukenhöhle *(Hämatotympanon)*. Mitunter bringt der Knochenbruch auch eine Verlagerung der Gehörknöchelchen mit sich.

Abgesehen von den Folgen für die Funktion des Hör- und Gleichgewichtsorgans, sind die Ohrfrakturen lebensbedrohend, weil mit dem Bruchspalt eine offene Verbindung zwischen der Außenwelt und dem Schädelinneren entsteht. Jederzeit können Bakterien einwandern und eine Hirnhauteiterung hervorrufen. Da eine Fraktur im Ohrgebiet sich nicht immer knöchern verschließen kann, ist auch noch nach Jahren eine über den Bruchspalt aufsteigende Hirnhautentzündung möglich. Auch der *Gesichtsnerv* liegt im Verletzungsgebiet und kann gequetscht, durch Knochensplitter oder einen Bluterguß eingeengt und in seiner Funktion gestört werden. Aus der Art der verschiedenen Funktionsausfälle sowie aus dem Röntgenbild lassen sich Form und Auswirkung der Fraktur erschließen.

Für die auf einen Schädelbasisbruch hinweisende Ohrblutung nach einem Schädelunfall gilt, daß jede Infektion des verletzten Gebietes vermieden werden muß. Spülungen sind also nicht erlaubt. Die Erstversorgung besteht lediglich darin, ein steriles Mulltuch vor das Ohr zu legen.

Meist befinden sich die Patienten in einem Schockzustand, der zunächst ohnehin keine Operation zuläßt. Hat sich der Kranke etwas erholt, manchmal erst nach mehreren Tagen, muß entschieden werden, ob die durch den Bruch heraufbeschworenen Gefahren oder Funktionsstörungen eine operative Revision notwendig machen. Diese besteht dann darin, den Verletzungsbereich aufzusuchen, von Knochensplittern zu befreien und eine etwaige Zerreißung der Hirnhaut zu verschließen. Die durch eine Verlagerung der Gehörknöchelchen zustande gekommene Schalleitungsschwerhörigkeit pflegt man im allgemeinen erst später mit tympanoplastischen Maßnahmen anzugehen, während eine Schädigung des Gesichtsnervs möglichst bald einen Eingriff erfordert.

Achtung bei Blutungen aus dem Ohr nach Verletzungen:
Nie das Blut ausspülen oder austupfen!
Nur Mull- oder Watteauflage und Verband.

Immer achten auf:
- Hirnwasseraustritt,
- Gesichtsnervenlähmung,
- Schwindel und Nystagmus.

Otosklerose

Diese Erkrankung, deren Ursache noch immer nicht befriedigend geklärt ist, ist überaus häufig. Man schätzt, daß von hundert Menschen einer durch eine Otosklerose schwerhörig wird und daß sechs weitere die offenbar erbliche Erkrankung ohne Symptome, also ohne schwerhörig zu sein, in sich tragen. Der Name Otosklerose soll zum Ausdruck bringen, daß eine Verfestigung der Gehörknöchelchenkette, genauer gesagt des Steigbügels, vorliegt. (Mit einer Arteriosklerose hat die Krankheit nichts zu tun, wie manchmal der Laie wegen der Namensähnlichkeit annimmt. Sie befällt meist Menschen im mittleren Lebensalter.)

Es entwickeln sich in den Knochen, der das Labyrinth schützend umgibt, stecknadel- bis linsengroße *wuchernde Umformungen des Knochens;* man spricht von *Otoskleroseherden.* Nur wenn ein solcher Herd so gelegen ist, daß er die Funktion stören kann, treten Krankheitssymptome auf. Lieblingssitz ist das ovale Fenster zwischen Paukenhöhle und Labyrinth, jene Stelle also, an der der Steigbügel beweglich eingelassen ist (Abb. **23**). Die Knochenwucherung bewirkt dort, daß zwischen Fensterrand und Steigbügelfußplatte Knochenspangen auftreten, welche die Fußplatte einmauern. Diese sog. *Steigbügelfixation* (Stapesfixation) führt allmählich zu einer Hörverschlechterung, die sich bei der Hörprüfung als Schalleitungsschwerhörigkeit erweist. In drei Viertel der Fälle vollzieht sich der Prozeß beidseits. Frauen bemerken eine besonders rasche Verschlechterung während einer Schwangerschaft. Zumeist klagen die Patienten über Ohrgeräusche. In seltenen Fällen beginnt die Krankheit atypisch mit einer Hörstörung, die sich als Innenohrschwerhörigkeit erweist. Das ist dann der Fall, wenn die Herde die Sinneszellen im Innenohr oder den Hörnerv selbst beeinträchtigen. Häufig kommt beides zusammen, so daß zur Schwerhörigkeit durch eine Steigbügelfixation eine durch die Innenohrschädigung hinzutritt.

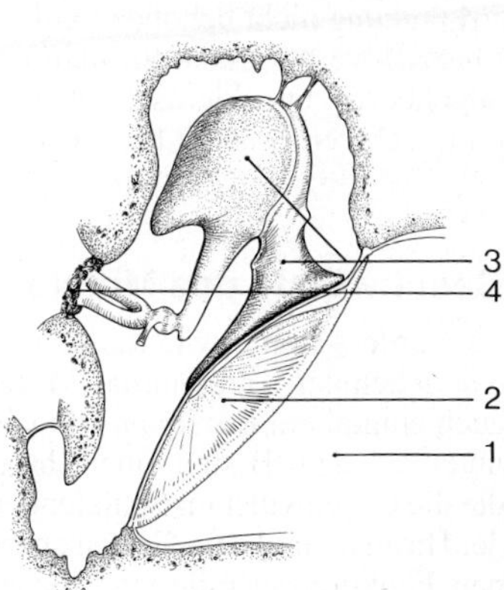

Abb. **23** Schnitt durch die Gehörknöchelchenkette, Otoskleroseherd mit Steigbügelfixation
1 = Gehörgang, 2 = Trommelfell, 3 = Hammer und Amboß, 4 = Steigbügel, durch kranzförmig angeordnete Knochenherde um die Fußplatte herum im Labyrinthfenster festgemauert

Behandlung: Früher gab es keine Hilfe für die Kranken. Alle medikamentösen Behandlungsversuche waren und sind auch heute noch ohne deutlichen Erfolg. Erst mit den Fortschritten der Ohroperationstechnik gelang es, Hilfe zu bringen. Ein in der Anfangszeit der operativen Otoksleroseb ehandlung beschrittener Weg bestand darin, daß man den Schallwellen, denen der Weg zum Innenohr durch das vermauerte ovale Fenster verschlossen war, durch Anlage einer kleinen Öffnung im seitlichen Bogengang einen neuen Zutritt schuf. Das war die sog. *Fensterungsoperation.* Man hat dieses Verfahren heute zugunsten eines direkten Vorgehens gegen den Krankheitsherd verlassen.

Man geht jetzt so vor, daß man den Steigbügel ganz oder teilweise entfernt und die knöcherne Fußplatte im ovalen Fenster herauslöst. Sie wird durch ein Bindegewebsläppchen ersetzt, das dann das Labyrinth wieder abschließt. Auf dieses Läppchen setzt man ein Knorpelstückchen, auch ein entsprechend geformtes Draht- oder Kunststoffteilchen, das mit dem Amboß in Verbindung gebracht wird und somit die Gehörknöchelchenkette wieder vervollständigt. Eine Wiederverknöcherung des ovalen Fensters ist bei dieser sog. *Stapesplastik* kaum zu erwarten. Die Eröffnung des Innenohres ist allerdings eine heikle Operationsphase, in der große Vorsicht geboten ist. Sie hat zwangsläufig für einige Zeit Schwindelerscheinungen zur Folge. Wenn man von der Gefahr einer Schädigung des Innenohres absieht, ist der Eingriff nicht schwer und birgt kein weiteres Risiko in sich. Wie ersichtlich ist, handelt es sich um eine Korrektur der gestörten Schalleitungsfunktion. Demgemäß kann mit der Operation nur eine Schalleitungsschwerhörigkeit behoben werden, nicht aber eine etwa schon hinzugekommene Innenohrhörstörung. Ist diese in erheblichem Grade bereits vorhanden, wird die Hörverbesserung zwangsläufig nur gering sein können.

So segensreich die Steigbügeloperationen bei der Otosklerose auch sind, man kann nicht darüber hinwegsehen, daß damit die Ursache der Erkrankung nicht behoben wird, sondern nur ihr Symptom, die Schalleitungsschwerhörigkeit. So steht man auch heute noch den operativ nicht angehbaren Otoskleroseherden am Innenohr, die eine Schallempfindungsschwerhörigkeit hervorrufen, machtlos gegenüber.

Geschwülste des Mittelohres

Es wurde schon erwähnt, daß ein an Ohrmuschel und Gehörgang sich entwickelnder Krebs in das Mittelohr einbrechen kann. Selten entsteht auch einmal ein *Karzinom* von vornherein in den Mittelohrräumen, mitunter auf dem Boden einer chronischen Entzündung. Die Zerstörung, die die Geschwulst im Schläfenbein anrichtet, macht vor dem Labyrinth, der Hirnhaut und dem Gesichtsnerv nicht halt. Die dadurch hervorgerufenen Funktionsausfälle sind meist die ersten Zeichen der Erkrankung.

Nur mit sehr großen Eingriffen ist dieser besonders schweren Form einer Krebserkrankung noch beizukommen.

Seltener beobachtet man eine nicht ganz so bösartige, für das Mittelohr typische, sich langsam ausbreitende Geschwulst, die sich durch ihren Blutreichtum auszeichnet und wie ein Blutschwamm beschaffen ist. Es ist dies die sog. *Glomusgeschwulst,* die in der Paukenhöhle entsteht. Sie muß baldmöglichst operativ entfernt werden.

Fazialislähmung

Der *Gesichtsnerv (N. facialis)* tritt, vom Gehirn kommend, in den inneren Gehörgang ein, durchzieht die Paukenhöhle und den Warzenfortsatz (vgl. Abb. **2**), um dann nach seinem Austritt aus dem Knochen sich in den Weichteilen vor dem Ohr aufzuteilen und die Gesichtsmuskeln zu versorgen. Sein Verlauf im Knochen macht ihn anfällig gegen die verschiedensten Erkrankungen, die sich dort abspielen. Erwähnt wurden bereits die Mastoiditis, die chronische Mittelohrknochenentzündung mit dem Cholesteatom, ferner die Bruchverletzung des Schläfenbeins und die Geschwulsterkrankungen des Mittelohres. Auch bei Ohroperationen ist eine Verletzung des Gesichtsnervs möglich.

Das Vollbild eines Ausfalls der Gesichtsnervenfunktion ist, wie schon oben (S. 27) angeführt, unverkennbar: Das Auge kann nicht geschlossen und die Stirn nicht gerunzelt werden; auch der Mund ist auf der befallenen Seite nicht beweglich; Pfeifen und Spitzen des Mundes sind unmöglich.

Die Lähmung kann zu einer *Schädigung der Hornhaut* des schlußunfähigen Auges führen. Um das Auge vor Austrocknung und Staub zu schützen, pflegt man ein gewölbtes Glas über den Lidern mit Pflaster anzubringen, den

- Uhrglasverband,

oder Borwasserumschläge machen zu lassen. Die Lähmung erschwert weiterhin das Essen und Sprechen und bedingt, vor allem wenn die gelähmten Muskeln erschlaffen und der Mundwinkel herabhängt, eine schwere Entstellung. Neben der vollständigen Lähmung gibt es leichtere Formen der Schädigung, die weniger auffällig sind oder nur einzelne Gesichtsmuskeln betreffen.

Zu den schon erwähnten Ursachen, die man insgesamt als *otogen* (vom Ohr ausgehend) kennzeichnet, kommen noch weitere hinzu.

Eine durch Zecken übertragene Infektion, ferner eine Viruserkrankung, der *Zoster oticus,* führen gelegentlich zur Gesichtsnervenlähmung. Häufig entsteht eine Schädigung des Nervs infolge einer Durchblutungsstörung im Nerv *(ischämische* Fazialislähmung, auch *Bell-Lähmung* genannt). Sie führt zu einer Schwellung des Nervs. Da die Ausdehnungsfähigkeit des Gesichtsnervs in dem engen Knochenkanal begrenzt ist, wird er eingeklemmt; seine Funktion versagt. Außerhalb des Schädels, in der Ohrspeicheldrüse, ist der Nerv ebenfalls durch Erkrankungen oder Verletzungen gefährdet (S. 137).

Behandlung: Schäden durch knochenzerstörende Entzündungen, Verletzungen und Geschwülste behandelt man, indem man operativ die Ursache beseitigt und den bedrohten Nerv von den Krankheitsherden befreit. Bei Schädelbrüchen gilt es, eingespießte oder den Nerv quetschende Knochenteile herauszulösen. Gelegentlich ist der Nerv vollständig durchtrennt oder zerstört. Es ist dann möglich, durch Aneinanderlegen der angefrischten Nervenenden, hin und wieder auch durch Einfügen eines Hautnervs in den Defekt, die Fazialisfunktion, wenn auch nicht vollkommen, so doch aber ausreichend wiederherzustellen. Man spricht von der *Fazialisplastik.*

Die Bell-Lähmung bildet sich in drei Viertel der Fälle bei geeigneter medikamentöser Behandlung zurück. Bleibt die Heilung aus, entschließt man sich manchmal, den Warzenfortsatz und den darin gelegenen Fazialiskanal zu öffnen und den geschwollenen Nerv zu entlasten. Man nennt diesen Eingriff die *Fazialisdekompression.*

Bei allen Gesichtsnervenlähmungen ist die Entscheidung schwierig, ob mit einer Wiederherstellung ohne Eingriff zu rechnen ist oder ob nur eine Operation Erfolg verspricht. Sie wird erleichtert durch das Ergebnis der elektrischen Prüfung der Gesichtsmuskulatur, der *Elektromyographie* (EMG), die anzeigt, ob der gelähmte Muskel noch in Verbindung mit seinem Nerv steht und eine Wiederherstellung zu erwarten ist. Unter weiteren Prüfmethoden wird der NET (*N*erv-*E*rregbarkeits-*T*est) viel angewandt. Bei ihm werden auf der kranken und der gesunden Seite die Stromstärken verglichen, mit denen man durch die Haut hindurch gerade noch den Nerv erregen und eine Gesichtszuckung herbeiführen kann.

Da im Verlauf der besprochenen Ohrerkrankungen, ebenso auch nach Ohroperationen, Schäden am Nerv deutlich werden können, ist bei der Pflege der Patienten immer auch auf Gesichtslähmungen zu achten.

Krankheiten des Innenohres

Sie wirken sich teilweise nur am Schneckenanteil des Labyrinthes oder am Hörnerv aus und haben dann mehr oder weniger schwere Hörstörungen zur Folge. Teilweise befallen sie nur den Gleichgewichtsapparat und seine Nerven, wodurch Schwindel und Gleichgewichtsstörungen hervorgerufen werden. Da beide Labyrinthanteile miteinander in Verbindung stehen, sind oft beide Funktionsstörungen kombiniert.

Infektiöse und toxische Schäden

Krankheitserreger (Bakterien, Viren) vermögen ebenso wie manche unbelebte Stoffe am Innenohr Schäden zu setzen. Die nach einer Mittelohrentzündung durch Eindringen von Bakterien in das Innenohr entstehende *Labyrinthitis* wurde bereits erwähnt. Sie zerstört den Hör- und Gleichgewichtsapparat fast immer vollständig.

Die Krankheitserreger können nicht nur vom Mittelohr in das Labyrinth gelangen, sondern auch von einer vereiterten Hirnhaut *(meningogene Labyrinthitis).* Besonders die vornehmlich bei Kindern auftretende Meningokokkenmeningitis wird auf diese Weise hin und wieder zur Ursache einer beidseitigen und nicht mehr rückbildungsfähigen Taubheit oder Schwerhörigkeit. Ferner können bei *Scharlach, Masern, Mumps und Typhus* Innenohrschäden entstehen. Unter den unbelebten Stoffen, die eine Schwerhörigkeit herbeiführen können, ist neben dem *Chinin* und *Arsen* vor allem das *Streptomyzin* und die ihm verwandten Antibiotika (Neomyzin, Gentamyzin) zu erwähnen. Letztere rufen eine Vergiftung der Sinneszellen der Schnecke oder des Gleichgewichtsapparates hervor. Auch manche entwässernde Medikamente können ohrschädlich *(ototoxisch)* sein. Ist man gezwungen, solche Pharmaka zu verordnen, sind laufende Kontrollen der Hör- und Gleichgewichtsfunktion unerläßlich.

Schallschäden

Menschen, die ständig und über Jahre starkem Lärm ausgesetzt sind, werden allmählich schwerhörig, wie man schon seit langem weiß. Arbeiter in Lärmbetrieben oder Menschen, die anderweitig andauernd einem Schall von über 90 dB ausgesetzt sind (Flughafenpersonal usw.), sind besonders gefährdet, wenn es nicht gelingt, sie durch schallabschirmende Vorrichtungen zu schützen oder die Lärmbelastung zeitlich begrenzt zu halten. Durch Vorsorge- und Überwachungsuntersuchungen des Gehörs muß in den sog. Lärmbetrieben eine *berufliche Lärmschädigung* frühzeitig erkannt und ihr Fortschreiten durch verstärkten Schallschutz oder Berufswechsel verhütet werden. Eine Schädigung bestimmten Grades ist dann auch entschädigungspflichtig.

Der Lärmschaden offenbart sich anfangs in einer für den Betroffenen kaum merkbaren und sein Sprachverstehen nicht beeinträchtigenden Minderung der Hörfähigkeit für hohe Töne. Charakteristisch ist, daß im Tongebiet bei 4000 Hz, musikalisch ausgedrückt bei c^5, sich die ersten Einbußen bemerkbar machen. Im Audiogramm ist dann eine Verschlechterung des Schwellenwertes für den 4000-Hz-Ton zu ermitteln. Man spricht von einer *„c^5-Senke"*. Sie ist ein wichtiges Frühsymptom, das man in Reihenuntersuchungen bei lärmgefährdeten Menschen aufzudecken versucht. Wirkt sich die Lärmschädigung weiter aus, so werden dann auch die übrigen Frequenzgebiete in die Hörminderung einbezogen, bis es zu einer hochgradigen, nicht besserungsfähigen Innenohrschwerhörigkeit kommt.

Ähnlich wie der Lärm in längeren Zeiträumen wirkt sich auch eine große *kurzzeitige Schallbelastung,* beispielsweise durch eine *Explosion* und den *Knall* von Schußwaffen, aus. Hier ist die Hochtoneinschränkung, die ebenfalls als eine ausgeprägte „c^5-Senke" in Erscheinung tritt und die der Betroffene subjektiv als eine „Vertäubung" empfindet, meist rückbildungsfähig. Schwere Schäden entstehen nur bei sehr starken oder wiederholten Knalleinwirkungen. Schließlich lassen sich auch gelegentlich nach *Schädelverletzungen,* nach *Sturz oder Schlag auf den Kopf* gleichartige Hörstörungen beobachten. Wie beim Schallschaden ist es auch hier die die Innenohrflüssigkeit im Moment der Schädelerschütterung durchlaufende Druckwelle, die an den Sinneszellen des Hörorgans zerstörende Wirkungen entfaltet.

Altersschwerhörigkeit, Innenohrdegeneration

Im höheren Lebensalter läßt bekanntlich die Hörfähigkeit nach. Diese sog. *Altersschwerhörigkeit (Presbyakusis),* die sich in einem schlechteren Hörvermögen vor allem für hohe Töne und zugleich auch in einem erschwerten Verständnis für Sprache äußert, insbesondere dann, wenn in Gegenwart eines Geräusches die Sprache verstanden werden muß oder wenn mehrere auf einmal sprechen, ist individuell unterschiedlich stark ausgeprägt. Ihr liegt ein Untergang von Sinnes- und Nervenzellen im Innenohr, im Hörnerv und in den Hörbahnen des Gehirns zugrunde.

Die Grenze zwischen dieser physiologischen Altersschwerhörigkeit und einer gleichartigen, aber schon im mittleren Lebensalter und in stärkerem Grade in Erscheinung tretenden *degenerativen Innenohrschwerhörigkeit* läßt sich nur schwer ziehen. Mitunter sind erbliche Einflüsse zu erkennen.

Leider gibt es keine durchweg wirksamen Behandlungsmaßnahmen bei solchen Kranken. Es bleibt die Möglichkeit der Hörverstärkung durch ein Hörgerät.

Ménière-Erkrankung

Vor 130 Jahren beschrieb der französische Ohrenarzt Ménière zum ersten Male eine eigentümliche Erkrankung, die seither seinen Namen trägt. Sie ist durch eine Kombination von Schwindel und Schwerhörigkeit gekennzeichnet. Erscheinungen also, die deutlich auf eine Störung im Labyrinth hinweisen. Typisch ist dabei vor allem, daß die Kranken *anfallsartig von Drehschwindelempfindungen,* einhergehend mit Übelkeit oder Erbrechen, heimgesucht werden. Solche Schwindelanfälle, die stets aus voller Gesundheit und ohne Vorboten plötzlich einsetzen, können Minuten oder Stunden anhalten, um dann wieder vollständig für längere Zeit zu verschwinden, ehe sich die nächste Attacke einstellt. In dieser Weise können sich die Erscheinungen über viele Jahre in unregelmäßigen Abständen fortsetzen. Gleichzeitig mit dem Schwindelanfall wird über ein quälendes *Ohrgeräusch* geklagt, und schließlich stellt man fest, daß Schritt für Schritt, gefördert durch die Schwindelattacken, die *Hörfähigkeit eines Ohres nachläßt.* Sieht man die Kranken in einer schwindelfreien Periode, sind außer der Schwerhörigkeit bei ihnen keine Veränderungen festzustellen.

Im Anfall allerdings ist ein Nystagmus als charakteristisches Zeichen einer Reizung des Gleichgewichtsapparates vorhanden. Auf diesen sollte dann die herbeigerufene Pflegekraft achten.

Man weiß heute, daß die fast immer einseitige Krankheit in einer Drucksteigerung der Innenohrflüssigkeit besteht und daß immer dann ein Schwindelanfall eintritt, wenn es zu einem Riß in den gespannten feinen Innenohrmembranen kommt. Die Erkrankung ist nicht lebensgefährlich, aber in ihrer Auswirkung für den Betroffenen ein ernstes Schicksal. In vielen Berufen (z. B. Kraftfahrer) sind Menschen mit unvermittelt eintretenden schweren Schwindelerscheinungen nicht einsatzfähig.

Man behandelt die Kranken mit entwässernden und durchblutungsfördernden Mitteln, bemüht sich, den Schwindel durch Medikamente zu mildern und das Nervensystem zu dämpfen. Zum Schutze der gefährdeten Sinneszellen werden Vitamine verabreicht.

Führen diese Maßnahmen nicht zum Ziel und wiederholen sich immer wieder die Anfälle, müssen operative Verfahren angewandt werden. Ist bereits das Hörvermögen nahezu vollständig erloschen, hat man keine Bedenken, das Labyrinth operativ zu öffnen. Mit der Zerstörung der Sinneszellen im Vorhofbogengangsapparat verschwinden dann auch die Schwindelerscheinungen. Ist noch ein brauchbares Hörvermögen vorhanden, kann in einer schwierigen Operation der Gleichgewichtsnerv aufgesucht und durchtrennt werden, wonach dann die Schwindelanfälle verschwinden. Mehr und mehr setzt sich eine Operation durch, bei der nach einer Eröffnung des Warzenfortsatzes ein feiner, sackartiger Ausläufer der Innenohrhohlräume, der *Endolymphsack,* eröffnet und so der Innenohrflüssigkeit Entlastung geschaffen wird (Dekompression des Endolymphsackes oder *Sakkotomie*). Ein anderes Verfahren besteht darin, daß eine genau bemessene Menge eines ototoxischen Medikamentes (S. 53) in das Mittelohr eingebracht wird, wodurch nur die schwindelerzeugenden Elemente des Labyrinthes, also der Vestibularapparat, geschädigt werden soll.

Akuter Hörverlust, „Hörsturz", akuter Vestibularausfall

Während bei der Ménière-Erkrankung beide Labyrinthanteile einer Seite betroffen sind, beobachtet man ähnliche plötzlich einsetzende Funktionsstörungen, die nur den Gleichgewichtsapparat oder nur das Innenohr betreffen.

Beim *akuten Hörverlust, auch „Hörsturz"* genannt, tritt aus voller Gesundheit ohne ersichtliche andere krankhafte Veränderungen eine hochgradige Innenohrschwerhörigkeit oder Taubheit auf einer Seite ein. Häufig wird über klingende Ohrgeräusche geklagt, Schwindelerscheinungen fehlen meist. Der plötzliche Verlust eines Sinnesorgans beunruhigt merkwürdigerweise die Kranken anfangs oft nicht sonderlich; sie denken an eine Gehörgangsverstopfung durch Ohrschmalz und suchen deshalb verspätet des Arzt auf. Es ist noch ungeklärt, welche krankhaften Vorgänge den Hörsturz hervorrufen. Man denkt dabei an eine plötzliche Drosselung der Blutzufuhr und damit an eine Ernährungsstörung der Sinneszellen; möglich ist aber auch, daß eine Virusinfektion mit einer Schädigung des Hörnervs vorliegt.

Man kennt auch isolierte Ausfälle des Vorhofbogengangsapparates, die mit plötzlich eintretenden Schwindelzuständen bei normaler Hörfunktion einhergehen. Auch bei diesen *akuten Vestibularausfall* ist noch ungeklärt, welche Ursachen zugrunde liegen; möglich ist eine Virusinfektion *(Vestibularisneuronitis)*.

Der Verlust einer Sinnesfunktion, insbesondere die des Hörens, muß sehr ernst genommen werden. Die Kranken sollten unverzüglich einer Behandlung, möglichst stationär, zugeführt werden. Sie besteht im wesentlichen in einer Verbesserung der Durchblutungsverhältnisse des Innenohres durch eine Infusionsbehandlung. Manchmal wendet man dazu die *Stellatumblockade* an.

Stellatumblockade

Seitlich beiderseits am Hals verlaufen vor der Wirbelsäule eine Reihe von *Nervenknoten des Sympathikus,* welche Nervenfasern zu den Blutgefäßen des Kopfes entsenden. Werden diese Nervenknoten (Ganglien) mit Novocain vorübergehend gelähmt (blockiert), erweitern sich die Blutadern des Kopfes und bedingen eine bessere Durchblutung, vermutlich auch des Labyrinthes. Der größte dieser Knoten ist das Ganglion cervicothoracicum, auch *Ganglion stellatum* genannt.
Vorgehen bei der Stellatumblockade:

> Die Kranken werden auf einer Liege oder auf einem Operationstisch gelagert mit überstrecktem Hals (Kissen unter die Schultern).

Mit einer langen Kanüle geht der Arzt seitlich des Kehlkopfes gegen das in 5 cm Tiefe gelegene Ganglion cervicothoracicum vor und spritzt durch diese Kanüle dann Novocain 1%ig (ohne Adrenalin) ein. Wenn der Nervenknoten genau getroffen und durch das Novocain vorübergehend ausgeschaltet ist, erkennt man eine Rötung der gleichseitigen Kopfhälfte, eine Verengung der Lidspalte und der Pupille bei etwas zurückgelagertem Augapfel (Horner-Symptomenkomplex).

Gelegentlich gehen virusbedingte Nervenschäden, die nicht nur am Gleichgewichtsnerv, sondern dann auch an anderen Hirn- und Rückenmarksnerven in Erscheinung treten können, mit der Ausbildung von Bläschen in zugehörigen Hautabschnitten, bei einer Ohrerkrankung also an der Ohrmuschel und am Gehörgang, einher. In gleicher Weise wie bei der Gürtelrose, die man auch als Zostererkrankung bezeichnet und bei der sich Bläschen über Rücken und Brust entlang den Rückenmarksnerven ausbreiten, spricht man bei den mit Bläschenbildung am Gehörgang und an der Ohrmuschel einhergehenden Funktionsausfällen der zum Innenohr gehörenden Nerven (Hörnerv, Gleichgewichtsnerv, Gesichtsnerv) vom *Zoster oticus.*

Kleinhirnbrückenwinkelgeschwulst

Hörnerv und Gleichgewichtsnerv verlassen zusammen mit dem Gesichtsnerv das Felsenbein durch den inneren Gehörgang und treten in einen Hirnabschnitt ein, welcher Brücke genannt wird und dem Kleinhirn benachbart liegt. In diesem sog. *Kleinhirnbrückenwinkel* können sich Geschwülste entwickeln, unter ihnen vor allem eine Geschwulst, die vom Hüllgewebe des Gleichgewichts- und Hörnervs ausgeht, das *Akustikusneurinom.* Der Tumor wächst langsam und vernichtet allmählich im Verlauf von Jahren die Hör- und Gleichgewichtsfunktion der befallenen Seite. Durch seinen Druck auf das Gehirn führt er schließlich zum Tode. Nur eine schwierige und umfangreiche Opertion, die teils vom Ohrchirurgen, teils vom Neurochirurgen vorgenommen wird, vermag das Leben zu retten, vor allem wenn frühzeitig bei noch geringer Geschwulstgröße eingegriffen werden kann. Für die Diagnose ist die Computertomographie (S. 77) oder die NMR-Untersuchung (S. 46) unerläßlich.

Ohrgeräusche (Tinnitus)

Bei vielen Erkrankungen des mittleren und inneren Ohres, insbesondere bei der Otosklerose, der Schallschädigung, bei toxischen und degenerativen Innenohrveränderungen, bei der Ménière-Krankheit und beim Tumor des Hörnervs (s. oben) empfinden die Patienten rauschende, klingende oder pfeifende Geräusche in dem erkrankten Ohr. Sie entstehen durch eine Schädigung der Sinneszellen und Nervenbahnen. Es sind sog. subjektive Geräusche, solche also, die nur der Kranke selbst wahrnimmt. Selten sind Patienten mit objektiven Geräuschen. Diese vermag auch der Untersucher zu hören. Sie treten vor allem bei Erkrankungen der großen, durch das Schläfenbein ziehenden Arterien auf und haben einen rauschenden Charakter mit rhythmischer, dem Pulsschlag entsprechender Betonung. Weiterhin gibt es noch knackende Geräusche, die von den sich krankhaft zusammenziehenden Tubenmuskeln ausgelöst werden.

Eine Behandlung ist leider zumeist nicht erfolgreich, sofern nicht eine behandelbare Ursache, wie z. B. eine Hörnervengeschwulst, beseitigt werden kann. Man versucht, dem Tinnitus, der manche Menschen bis zum Lebensüberdruß bringen kann, mit Medikamenten, welche den Stoffwechsel des Innenohres beeinflussen sollen, beizukommen. Ein Verfahren, dessen Wirksamkeit noch umstritten ist, ist die *Iontophorese.* Ein Medikament, ein Lokalanästhetikum, wird in den Gehörgang eingefüllt und nun ein schwacher elektrischer Strom an die Ohrregion angelegt. Das Medikament soll so bis zu den kranken Elementen des Innenohres vordringen können.

Bewegungskrankheit (Kinetose)

Am bekanntesten ist die *Seekrankheit* als Beispiel der hier angeführten Störung, die durch Übelkeit, Erbrechen und kollapsartige Zustände gekennzeichnet ist. Ursache ist die übermäßige Reizung der beiden Vestibularapparate im Innenohr durch das Schlingern, Stampfen und Schaukeln des Schiffes. Betroffen sind vornehmlich Personen mit einer erhöhten Empfindlichkeit ihrer vestibulären Regulation. Menschen mit erloschener Labyrinthfunktion, z. B. manche Taubstumme, sind beschwerdefrei. Da auch die beim Fliegen und Autofahren entstehenden Labyrinthreize bei empfindlichen Menschen sich in gleicher Weise auswirken können, wird heute besser die Bezeichnung *Reise- oder Bewegungskrankheit (Kinetose)* gebraucht. Genaugenommen liegt allerdings keine Krankheit vor; die Betroffenen sind stets schnell beschwerdefrei, sobald sie wieder auf festem Boden stehen. Medikamente, die die Vestibularisreaktion dämpfen, erweisen sich als nützlich zur Vorbeugung. Sie haben allerdings oft den Nachteil, müde zu machen.

Zentrale Hör- und Gleichgewichtsstörungen

Erkrankungen des Gehirns berühren häufig die im Gehirn verlaufenden Bahnen des Hör- und Gleichgewichtssystems. Unter bestimmten Bedingungen kann eine Hirnerkrankung somit auch eine Hörstörung hervorrufen. Diese ist allerdings schwer faßbar, da sich die von beiden Ohren kommenden Hörbahnen im Gehirn verteilen und teilweise zur Gegenseite ziehen. Ein einseitiger Erkrankungsprozeß im Gehirn wird daher nicht eine einseitige Schwerhörigkeit hervorrufen können. Gewisse Hörfunktionen, z. B. das *Richtungshören,* beruhen auf einem Zusammenwirken beider Hörorgane im Gehirn. Abweichungen in dieser Funktion bemüht man sich als diagnostisches Kennzeichen für zentrale Schäden zu erfassen.

Die vielfältigen, oben kurz erwähnten Verzweigungen der Hirnbahnen des Gleichgewichtsorgans bedingen, daß Hirnerkrankungen (Geschwülste, Hirnentzündungen, Durchblutungsstörungen des Gehirns und vieles andere) mit Schwindelerscheinungen einhergehen und einen krankhaften Nystagmus zur Folge haben können. Aus der Nystagmusart, der Schlagrichtung und aus dem Auftreten eines Nystagmus bei bestimmten Änderungen der Körperlage lassen sich Schlüsse auf solche *zentralen Vestibularisstörungen* ziehen. In vielen Kliniken werden diese schwierigen und aufwendigen diagnostischen Verfahren in einer Spezialabteilung vorgenommen. Es entwickelte sich als neues Arbeitsgebiet innerhalb der HNO-Heilkunde die *Neurootologie*.

Schwerhörigkeit und Taubheit beim Kind

Man kann, geordnet nach dem Zeitpunkt der Entstehung, vier Ursachengruppen unterscheiden:

- *Erbliche Schwerhörigkeit und Taubheit:* Fehlentwicklungen der embryonalen Innenohranlage, die kein Hören erlauben, und eine schon in der Jugend auftretende hochgradige und rasch fortschreitende Innenohrschwerhörigkeit können erblich sein.
- Im Mutterleib (intrauterin) entstehen *Mißbildungen des Ohres,* wenn die Mutter während der Schwangerschaft an Viruskrankheiten (z. B. Röteln) sowie an einer Syphilis erkrankt, ebenso wenn sie mißbildungsfördernde Stoffe zu sich nimmt (Medikamente).
- Weiterhin ist das Ohr in der Geburtsperiode gefährdet durch einen langanhaltenden *Sauerstoffmangel* des Kindes beim Geburtsakt sowie durch eine *Blutgruppenunverträglichkeit* zwischen Mutter und Kind (Rh-Inkompatibilität).
  Die durch die genannten Ursachen bedingten beidseitigen Ertaubungen oder hochgradigen Schwerhörigkeiten faßt man als „angeboren“ zusammen.
- Wichtige Ursachen einer nach der Geburt beim Kleinkind entstehenden Taubheit oder Schwerhörigkeit sind die schon erwähnten *Labyrinthentzündungen* als Folge einer *Meningitis* sowie Schäden nach *Mumps, Scharlach und Masern.*

Folgen der Schwerhörigkeit und Taubheit beim Kind: Gleichviel, aus welchen der genannten Ursachen eine Hörstörung entsteht, immer hat sie, sofern sie beidseits auftritt und erhebliche Grade erreicht, schwere Folgen. Bekanntlich erlernt das Kleinkind das Sprechen durch Nachahmung und dadurch, daß es die eigene Sprachproduktion ständig mit der des Vorbildes vergleicht und sie danach korrigiert. Nachahmung und Kontrolle aber sind nur bei intaktem Hörvermögen in normaler Weise möglich.

Nimmt ein Kind infolge einer mittelgradigen Schwerhörigkeit einzelne Laute nicht vollständig wahr, wird es diese auch unvollkommen und fehlerhaft nachsprechen, ohne selbst den Fehler zu bemerken. So hat manchmal eine gestörte Sprachbildung, vor allem eine solche der Zischlaute (Lispeln), ihre Ursache in einer Hörstörung. Viel schwerwiegender ist es, wenn ein Kind zur Zeit des Spracherwerbs aus einer der angeführten Ursachen hochgradig schwerhörig ist. Es vernimmt nur Bruchstücke der Sprachlaute seiner Umgebung und kommt so nicht zu einer geordneten Sprachbildung. Beim vollständig gehörlosen Kind schließlich bleibt jede Sprachproduktion aus.

Aus dem Gesagten geht hervor, wie wenig genau die Bezeichnung *„Taubstummheit"* der Situation gerecht wird. Viele Kinder ohne eine geordnete Sprachbildung sind nicht taub, sondern weisen noch *Hörreste* auf, und die Kinder, die wirklich vollständig taub sind, sind im Wortsinn nicht stumm, da sie ja Laute hervorbringen können, nur eben keine geordneten Sprachlaute. Andererseits kennzeichnet die Bezeichnung „gehörlos" auch nicht das Ausmaß des Defektes. Den Betroffenen fehlt mehr als nur das Gehör, ihnen fehlt mit dem Unvermögen, sich sprachlich auszudrücken und ohne besondere Schulung Geschriebenes oder Gesprochenes aufzunehmen, die entscheidende Voraussetzung für den Lern- und Bildungsprozeß. Nicht nur, wie man auf den ersten Blick meint, die Verständigung mit dem Mitmenschen ist erschwert, viel schlimmer noch, die an Wort und Schrift unlösbar gebundene Welt des Geistes bleibt solchen Menschen, sofern sie nicht eine ausgiebige Schulung erfahren, weitgehend verschlossen. Verliert ein ursprünglich normal hörendes Kind vor seinem 6.–8. Lebensjahr das Gehör, zu einer Zeit also, in der der Sprachbesitz noch nicht gefestigt ist, kann dieser wieder verlorengehen.

Das gehörlose Kind: Der somit ersichtlichen fundamentalen Bedeutung des Sprachbesitzes für jede Erziehung, Bildung und Einordnung in die Gemeinschaft (Rehabilitation) wird man dadurch gerecht, daß die Ausbildung des gehörlosen Kindes über ein Ablesen und Erlernen der Sprache erfolgt. Das ist ein sehr mühevoller Prozeß, der zwangsläufig nur einen bescheidenen Wortschatz zu erwerben gestattet. Er muß, da das Hörorgan für den Lernprozeß ausfällt, über Auge und Tastsinn vor sich gehen. Jeder einzelne Sprachlaut, jedes Wort muß mit ständigem Üben erlernt werden. Die gleichen Schwierigkeiten bereitet dann auch das Lesen und Schreiben. Ziel des Unterrichts ist also mehr als nur das Lernen des Ablesens vom Munde.

Das hochgradig schwerhörige Kind: Sind dagegen bei einem Kind noch verwertbare Hörreste vorhanden, gilt es, diese für den Lernprozeß nutzbar zu machen, der dann nicht mehr nur über das Auge und den Tastsinn erfolgen muß. Hier sind nun die modernen Möglichkeiten der elektronischen Verstärkung eine unschätzbare Hilfe. Mit ihrer Hilfe werden Hörreste, die früher bedeutungslos waren, für die Unterrichtung genutzt.

Der normale Spracherwerb vollzieht sich bekanntlich in den ersten Lebensjahren. Diese Zeitspanne, in der ein angeborener Trieb zum Sprechen vorhanden ist, muß genutzt werden. So soll schon in sehr frühem Alter über Lautsprecher oder Kopfhörer dem hörgeschädigten Kind eine akustische Umwelt zur Verfügung gestellt werden, es soll, wie man sagt, „akustisch gefüttert" werden. Das verlangt, daß bereits lange vor Schuleintritt, möglichst schon im 1. Lebensjahr, eine systematische Erziehung mit verstärkten akustischen Einflüssen stattfindet, nicht nur in den Schulen oder Kindergärten, sondern auch im Elternhaus. Man nennt den ganzen Prozeß *„Hörerziehung"*. Wird sie planvoll und fachgerecht durchgeführt, läßt sich in sehr vielen Fällen ein recht guter Spracherwerb erreichen mit allen entscheidenden Vorteilen für Erziehung und Bildung.

Voraussetzung hierfür ist natürlich, daß man schon im 1. Lebensjahr ein klares Bild von Art und Ausmaß eines Hörschadens gewinnt. So sind die oben (S. 15) besprochenen, teilweise sehr schwierigen und mühevollen Hörprüfungsverfahren (ERA und OAE) nach diesen Erkenntnissen besonders wichtig geworden. Eine wichtige Aufgabe ist es, im Rahmen einer *systematischen Vorsorgeuntersuchung* alle Kinder mit Hörschäden rechtzeitig zu erfassen.

Folgen einer beidseitigen Schwerhörigkeit beim Kleinkind:
- Geringgradige Schwerhörigkeit: keine Sprachstörung, in der Schule erhöhte Ermüdbarkeit und nachlassende Aufmerksamkeit.
- Mittelgradige Schwerhörigkeit: Lautbildungsstörungen, Sprachfehler.
- Hochgradige Schwerhörigkeit: keine Sprachentwicklung, diese nur möglich mit Verstärkeranwendung.
- Völlige Taubheit: keine Sprachentwicklung, Gehörlosensprache.

Spätertaubte

Anders als der mit einer Schwerhörigkeit oder Taubheit Aufgewachsene und an seinem Zustand Angepaßte, muß der erst im späteren Leben oder im Alter schwerhörig oder taub Gewordene eine ungeheure Umstellung durchmachen. Mit dem Verlust des Hörvermögens wird nicht nur die Verständigung mit den Mitmenschen erschwert. Die Unfähigkeit, die mit dem sprachlichen Kontakt vermittelten Empfindungen und Gefühle des Mitmenschen zu erfassen, führt bei vielen Patienten zu einer schwerwiegenden seelischen Vereinsamung, zu Mißtrauen und Isolierung. Leider wird vom Laien das harte Los der Spätertaubten zumeist nicht im vollen Umfang erkannt. Anders als der Blinde, dem das uneingeschränkte Mitgefühl gilt, ist der Schwerhörige oder Taube eine beliebte Witzfigur.

Hörgeräte

Die modernen Hörgeräte, im Prinzip *Verstärker mit Mikrophon und Lautsprecher im Kleinstformat,* haben eine unschätzbare Verbesserung der Situation des Schwerhörigen gebracht. Allerdings kann mit einem Hörgerät nicht jedem Patienten geholfen werden, obwohl eine Vielzahl von Modellen in höchster technischer Vollendung zur Verfügung steht. Die Verordnung von Hörgeräten ist eine wichtige Aufgabe des Ohrenarztes. Er prüft die Notwendigkeit anhand eines Ton- und Sprachaudiogramms nach gründlicher Untersuchung und klärt, ob einem Schwerhörigen nicht besser durch eine Operation oder durch eine andere Behandlung zu helfen ist.

Die Anpassung des Gerätes selbst wird dann von Hörgeräteakustikern vorgenommen. Wiederum mit Hilfe von Sprachaudiogrammen wird geprüft, welches Modell für die jeweilige Art und Stärke der Schwerhörigkeit am geeignetsten ist. Zugleich wird ein *Ohrpaßstück* angefertigt, das den kleinen Schallsender im Gehörgang festhält. Im einzelnen stehen Taschengeräte, ferner hinter dem Ohr oder im Ohr zu tragende Hörapparate und Hörbrillen zur Verfügung. Auch Hörgeräte, die den Schall über Knochenleitung vermitteln, können verordnet werden. Eine besondere Hörverbesserung läßt sich erreichen, wenn beide Ohren eine gleichmäßige Verstärkung des Hörvermögens erfahren und dann das Raum- und Richtungshören möglich wird *(binaurale* Versorgung).

Sprache und Umgebungslaute, die über ein Hörgerät dem Ohr verstärkt zugeführt werden haben zwangsläufig einen anfangs ungewohnten Klangcharakter. Hinzu kommt, daß der Schwerhörige durch die unvermeidlichen Nebengeräusche, die er vorher nicht wahrnahm, bei der Aufnahme der Sprache gestört ist. So wird es notwendig – das gilt vor allem für alte Menschen –, das Hören mit dem Hörgerät erst noch zu erlernen. Das kann systematisch geübt werden *(Hörtraining).*

„Cochlear-Implant“

Bei beidseits vollständig ertaubten Menschen, die also auch keine Hörreste mehr haben und sich mit Hörgeräten nicht versorgen lassen, geht man so vor, daß operativ feine Elektroden in das Innenohr eingebracht werden, um den in vielen Fällen noch vorhandenen Hörnerv nach Umwandlung der dem Ohr zugeführten Schallwellen in elektrische Energie zu erregen. Die akustischen Eindrücke, die der Ertaubte dann erhält, erlauben es ihm nach einer langen Schulung, ein Wortverstehen zu erreichen. Dabei sind solche Patienten, die schon einmal gehört und die Sprache erworben hatten *(postlingual Ertaubte),* im Vorteil gegenüber taub Geborenen *(prälingual Ertaubte).* Heute geht man dazu über diese *Elektrodenimplantationen in die Kochlea* (lateinisch Cochlea, daher der Name), die einen hohen technischen Aufwand erfordert, auch bereits beim Kind vorzunehmen.

Nase und Nasennebenhöhlen

Anatomie

Äußere und innere Nase: Das Gerüst, welches die äußere Form der Nase bestimmt, besteht aus einem knöchernen und einem knorpeligen Teil. Im knöchernen Teil vereinigen sich die beiden *Nasenbeine* dachartig in der Mitte zum *Nasenrücken.* Als *Nasenwurzel* bezeichnet man den Übergang zum Stirnbein. Seitlich der Nasenbeine schließen sich die *Tränenbeine* an, welche den Übergang zur inneren Augenhöhlenwand bilden. Der knorpelige Teil der Nase setzt sich aus den beiden seitlich gelegenen *Dreiecksknorpeln* sowie den beiderseits die Nasenlöcher umschließenden *Flügelknorpeln* zusammen. Sie formen Nasenspitze und Nasenflügel und den sich an die Mitte der Oberlippe anschließenden *Nasensteg.*

Im Inneren wird die Nase durch die *Nasenscheidewand* (Septum nasi) in zwei normalerweise gleich große *Nasenhaupthöhlen* unterteilt. Das Septum ist ein teils knorpeliges, teils knöchernes schmales, langgestelltes Blatt, das beiderseits wie die ganze innere Nasenhöhle von einer blutreichen Schleimhaut überzogen ist. Das *Gaumenbein* bildet den *Nasenboden.* Als *Nasenvorhof* bezeichnet man den Raum, der sich beiderseits an die äußere Nasenöffnung anschließt. Hier geht die äußere Haut in die Schleimhaut der Nase über. Am hinteren Ende der Nasenhaupthöhle finden sich zwei daumennagelgroße Öffnungen, die *Choanen,* die zum *Nasenrachenraum* (Epipharynx) überleiten.

Die seitlichen Wände der Nasenhaupthöhlen sind durch je drei untereinander angeordnete, längliche und schleimhautüberzogene Knochenwülste gegliedert. Es sind dies die obere, die mittlere und die untere *Nasenmuschel* (Koncha). Die Spalträume unter diesen Muscheln bezeichnet man als *Nasengänge.* In sie hinein münden die *Verbindungskanäle zu den Nasennebenhöhlen* (Abb. **24** und **25**).

Die Muschelschleimhaut ist schwammartig mit bluthaltigen Hohlräumen durchsetzt. Gesteuert vom vegetativen Nervensystem können diese sich füllen und entleeren und dadurch die Muscheln an- oder abschwellen lassen. Die gesamte Nasenschleimhaut ist mit Flimmerzellen überzogen und durch Schleimdrüsen ständig befeuchtet. Ein kleiner, im Gebiet der oberen Nasenmuschel gelegener Schleimhautbezirk trägt *Riechzellen,* die Sinneszellen für die Geruchswahrnehmung. Die dort entspringenden feinen Nervenfasern verlaufen durch eine siebartig durchlöcherte Knochenpartie in der vorderen Schädelbasis, die *Siebplattel* (Lamina cribrosa), in das Schädelinnere und formieren sich dort zum Riechnerv, um dann in das Gehirn einzutreten.

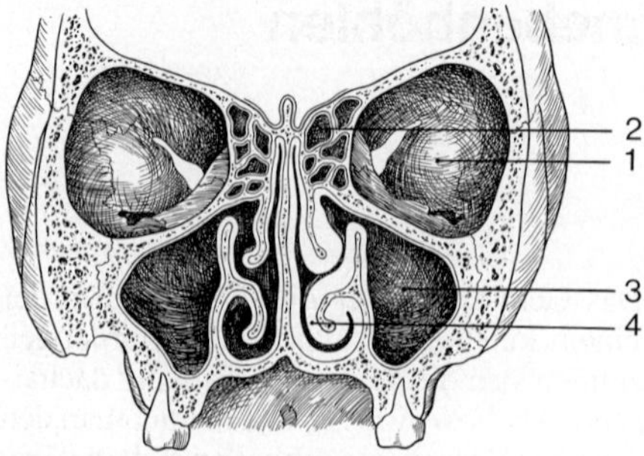

Abb. **24** Schnitt durch den Gesichtsschädel. 1 = Augenhöhle, 2 = Siebbeinzellen, 3 = Kieferhöhle; links sind die Muscheln in der Nasenhöhle (4) im Schwellungszustand, rechts abgeschwollen gezeichnet, dazwischen die Nasenscheidewand. Die Kieferhöhle hat ihren Abfluß zur Nase im oberen Anteil, die Wurzeln der seitlichen Zähne grenzen an den Kieferhöhlenboden

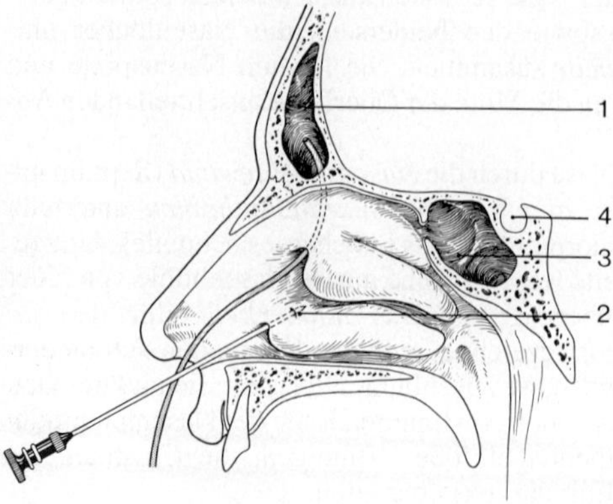

Abb. **25** Seitliche Wand der Nase. Man erkennt die drei Nasenmuscheln. In die Stirnhöhle (1) wurde durch den Stirnhöhlen-Nasen-Kanal ein gebogenes Röhrchen eingeführt. Eine Spülnadel ist durch den Knochen im unteren Nasengang in die Kieferhöhle gestoßen worden (2). 3 = Keilbeinhöhle, dahinter der Hypophysensattel (4)

Nasennebenhöhlen: Die Nasennebenhöhlen sind paarig angelegte Hohlräume in den Knochenmassiven des Oberkiefers, des Stirn- und des Keilbeins. Sie sind mit einer zarten Schleimhaut ausgekleidet, lufthaltig und stehen durch Öffnungen mit der Nasenhaupthöhle und damit der Außenwelt in Verbindung (Abb. **24–26**).

Kieferhöhle (Sinus maxillaris): Seitlich der Nasenhaupthöhle im Oberkiefer gelegen, grenzt sie oben an die Augenhöhle (Orbita) an, von der sie durch eine Knochenwand getrennt ist. Die Wurzeln der seitlichen Oberkieferzähne erstrecken sich bis nahe an die Innenauskleidung der Höhle; Zahnerkrankungen können also auf die Kieferhöhle übergreifen (Abb. **24**). Die Öffnung der Kieferhöhle befindet sich im oberen Anteil der Nase; beim aufrecht Stehenden ist dadurch der völlige Abfluß einer eitrigen Flüssigkeit aus der Höhle nicht möglich. Schließlich ist noch zu erwähnen, daß der mittlere Ast des Drillingsnervs (N. trigeminus), der

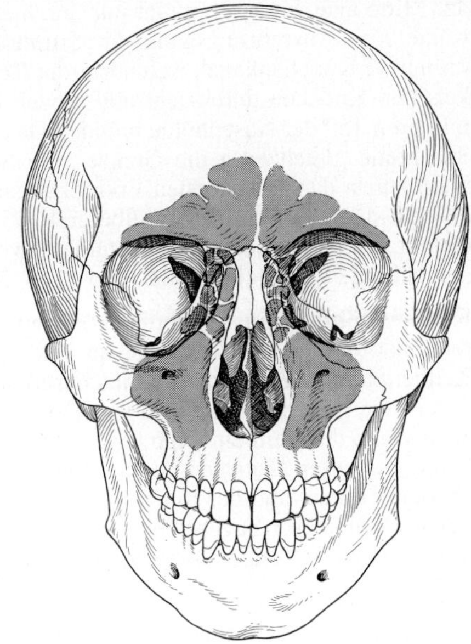

Abb. **26** Gesichtsschädel und Nebenhöhlen. Die Lage von Kieferhöhlen, Stirnhöhlen und Siebbeinzellen beiderseits ist durch dunkle Färbung angedeutet. Die Abb. zeigt die engen Lagebeziehungen zwischen den Nebenhöhlen und der Augenhöhle

der Empfindung dient und dessen Reizung Schmerzzustände in der Wange und in den Oberkieferzähnen hervorruft, mit seinen Verzweigungen die Kieferhöhlenwand durchzieht.

Siebbeinzellen (Sinus ethmoidalis): Beiderseits seitlich in dem Knochen zwischen Nasen- und Augenhöhle befinden sich zahlreiche linsen- bis erbsengroße, durch dünne Knochenwände getrennte Kämmerchen, die miteinander in Verbindung stehen und Öffnungen zum mittleren Nasengang haben. Diese Siebbeinzellen, die man zusammen auch als *Siebbeinlabyrinth* bezeichnet, sind von der Augenhöhle nur durch eine sehr dünne Knochenplatte getrennt, die Lamina orbitalis (Lamina papyracea) (Abb. **24**). Dadurch wird das Eindringen einer Eiterung aus den Siebbeinzellen in die Augenhöhle begünstigt. Oben grenzen die Siebbeinzellen an den Knochen der Schädelbasis an (Abb. **22**).

Stirnhöhle (Sinus frontalis): Während die übrigen Nebenhöhlen bei der Geburt schon angelegt sind und sich mit dem Schädelwachstum ausdehnen, entwickeln sich die Stirnhöhlen erst im Laufe der späteren Kindheit. Form und Größe wechseln von Mensch zu Mensch. Die Höhle liegt im Stirnbein über dem Augenbrauenwulst und der Nasenwurzel. Sie kann in extremen Fällen oben bis an die Höhe der Haargrenze und seitlich bis nahe an die Schläfe reichen. Die Höhlen beider Seiten grenzen in der Mitte aneinander, getrennt nur durch eine dünne knöcherne Trennwand. Der Ausführungsgang der Stirnhöhle ist ein 2 cm langer gekrümmter Knochenkanal, welcher in der Gegend des inneren Augenwinkels den Knochen durchzieht und unweit der Kieferhöhlenöffnung im mittleren Teil der Nasenhöhle mündet. Da die hintere Knochenwand der Stirnhöhle gleichzeitig die Grenze zum Schädelinneren mit Hirnhaut und Gehirn darstellt, können Erkrankungen, die diese Knochenschicht durchdringen, auf das Gehirn übergreifen. Auch die Augenhöhle ist in Gefahr, wenn der Boden der Stirnhöhle, welcher zugleich das Dach der Augenhöhle ist, durchbrochen wird (Abb. **26**).

Keilbeinhöhle (Sinus sphenoidalis): Weit in der Tiefe, über dem hinteren Ende der Nasenhaupthöhle im Keilbein befinden sich die beiden Keilbeinhöhlen. Sie sind etwa kirschgroß und ebenso wie die Stirnhöhle durch eine Knochentrennwand voneinander geschieden. Nahe der seitlichen Wand der Keilbeinhöhle liegt der Sehnerv. Das Dach der Keilbeinhöhle wird vom Knochen der Schädelbasis gebildet; jenseits der knöchernen Hinterwand der Keilbeinhöhle liegt im Türkensattel die *Hypophyse.* Dank dieser Lagebeziehungen ist es möglich, diese Hirnanhangsdrüse durch die Keilbeinhöhle hindurch operativ zu erreichen (Abb. **25**).

Funktion und Funktionsprüfung

Nasenatmung

Die Atemluft durchströmt die Nasenhaupthöhlen und zieht dabei an den blutgefüllten Nasenmuscheln vorbei. Sie erwärmt sich dadurch beim Einatmen und nimmt zugleich die Feuchtigkeit des Schleimhautsekretes auf. Der Schleimfilm, der die gesamte Schleimhaut überzieht und mit Hilfe der Flimmerzellen, einem Fließband vergleichbar, zum Rachen transportiert wird, bindet den Staub der Luft. Er kann auch Krankheitserreger vernichten, dient also auch der Infektionsabwehr. So hat die Nase die wichtige Funktion, die Atemluft vor dem Eintritt in die tieferen Luftdfwege zu erwärmen, zu befeuchten und von Staubteilchen und Keimen zu befreien. Eine überaus fein abgestimmte Nerventätigkeit regelt dabei Blutfüllung und Sekretion und damit Erwärmung und Befeuchtung je nach den Erfordernissen.

Dieser Sachverhalt macht deutlich, daß nur die Nasenatmung normal sein kann, eine Mundatmung dagegen auf die Dauer schädliche Auswirkungen zu haben vermag. Es bestehen enge reflektorische Beziehungen zwischen der Nase und den tieferen Luftwegen. Ein Beispiel hierfür ist der *Niesreflex,* der bei stärkeren Reizungen der Nasenschleimhaut ausgelöst wird und den Zweck hat, die Nase durch einen starken Luftstoß zu reinigen.

Prüfung der Luftdurchgängigkeit (Rhinomanometrie): Die Luftdurchgängigkeit der Nase läßt sich messen durch Bestimmung der in einer Zeiteinheit durchströmenden Luftmenge oder durch Ermittlung des Strömungswiderstandes in der Nase. Hierfür sind Meßapparaturen entwickelt worden, die mehr und mehr auch Eingang in die Praxis gefunden haben. Die dabei vorgenommene Messung heißt *Rhinomanometrie*. Der Meßbefund, der in einer Kurve niedergelegt werden kann, gibt Auskunft über den Grad der Atmungsbehinderung und über den Erfolg einer medikamentösen oder operativen Behandlung. Eine alte, sehr wenig exakte Untersuchungsmethode besteht darin, daß man den Patienten auf eine abgekühlte Metallplatte durch die Nase ausatmen läßt. Bei dieser *Hauchprobe* entstehen durch den Niederschlag der feuchtigkeitsgesättigten Ausatemluft auf dem Metall zwei Hauchflecke, deren Größe und Symmetrie einen allerdings nur sehr groben Hinweis geben.

Geruchsvermögen, Riechprüfung

Der Geruchssinn des Menschen ist im Vergleich zu dem vieler Tiere nur gering entwickelt; immerhin vermittelt er außerordentlich differenzierte Wahrnehmungen. Die Zahl der unterscheidbaren Gerüche ist außerordentlich groß. Wie im einzelnen der zur Reizung der Riechnerven führende Vorgang abläuft, ist in vielen Punkten noch unklar. Die den Geruch einer Substanz bestimmenden chemischen Bestandteile treten in Gasform beim Einatmen an die Riechschleimhaut heran und rufen dort eine chemische Reaktion hervor. Diese wiederum führt, spezifisch für jeden Duftstoff und abgestuft, zur Erregung der Sinneszellen, die über Nervenbahnen dem Gehirn zugeleitet wird.

Auch beim Schmecken tritt der Geruchssinn in Funktion. Die Geschmacksnerven der Zunge erlauben nur grobe Unterscheidungen in süß, sauer, bitter und salzig. Die Vielfalt der darüber hinausgehenden Geschmacksempfindungen, das Aroma eines Kaffees, die „Blume" eines Weines usw. entsteht dadurch, daß beim Schlucken die zur Speise gehörenden Duftstoffe vom Rachen her über die hinteren Abschnitte der Nase zur Geruchsregion gelangen *(gustatorisches Riechen)*. Gewisse stechende oder brennende Empfindungen beim Einatmen entstehen nicht in der Riechregion, sondern durch eine Reizung der Empfindungsnerven in der Nase, die zum N. trigeminus gehören.

Prüfung des Riechvermögens (Olfaktometrie): Die Möglichkeiten, eine hinreichend genaue Aussage über die Leistungsfähigkeit des Geruchssinnes zu machen, insbesondere über das Ausmaß einer Leistungsminderung (quantitative Prüfung), sind sehr beschränkt. In der Praxis begnügt man sich zumeist mit einer grob qualitativen *Riechprobe*. Hierbei werden dem Patienten nacheinander eine Reihe von Fläschchen mit verschiedenen bekannten Riechstoffen vor eine Nasenöffnung gehalten. Er muß nach tiefem Einatmen angeben, ob ein Riecheindruck entsteht und um welche Substanz es sich handelt.

- **Bereitzuhalten** sind für die Riechprüfung in Fläschchen zu 50 ml mit eingeschliffenem Glasstöpsel folgende Stoffe, jeweils in einer Menge von 20 ml:
  Vanillin, Kaffeepulver,
  Lavendelöl, Asa foetida,
  Holzteer, Essigsäure,
  Terpentinöl, Salmiak.

Aufgabe der Pflegekraft oder der Helferin ist es, dafür zu sorgen, daß die Geruchsstoffe in regelmäßigen Abständen erneuert werden, insbesondere solche, die rasch ihren typischen Geruch verlieren.

Die beiden zuletzt genannten Prüfstoffe üben einen Reiz aus auf den Empfindungsnerv der Nase (N. trigeminus) und rufen dabei eine stechende Empfindung hervor. Diese muß also auch derjenige Patient wahrnehmen, der sein Geruchsvermögen verloren hat. Es ergibt sich dadurch für den Arzt eine Möglichkeit zu prüfen, ob der Untersuchte korrekte Angaben macht und einen Verlust des Geruchssinnes nicht nur simuliert. Davon abgesehen jedoch ist man bei Aussagen über Riechstörungen auf die Angaben des Untersuchten angewiesen.

Das Riechprüfverfahren kann mit Hilfe komplizierter Apparaturen, die einen duftstofftragenden Luftstrom durch beigemischte geruchsfreie Luft zu „verdünnen" gestatten, verfeinert werden und durch Bestimmung der Verdünnungsstufe, die gerade noch eine Wahrnehmung zuläßt, zu einer quantitativen *Schwellenmessung* erweitert werden. Derartige Vorrichtungen sind aber nur in großen Fachkliniken vorhanden.

Objektive Methoden der Riechprüfungen, solche also, die auch ohne den guten Willen des Patienten zu einer Aussage führen, sind mit großem technischem Aufwand verbunden. Man beobachtet und registriert bestimmte Reaktionen auf den Geruchsreiz, so z. B. eine Änderung der Pupillenweite, der Hautdurchblutung und -feuchtigkeit, der Atemtiefe sowie Veränderungen im Hirnstrombild beim Riechvorgang, ähnlich der ERA (S. 15).

Nasenraum und Lautbildung

Die Nasenhöhle bildet einen Resonanzraum, welcher bestimmten Sprachlauten ihren charakteristischen Klang gibt. Durch die Tätigkeit der Gaumenmuskulatur kann ein Abschluß des Rachens gegen die Nase erreicht und dieser Resonanzraum sodann für andere Laute ausgeschaltet werden. Bei Verstopfung der Nase, etwa durch einen stärkeren Schnupfen, entsteht durch Verlust der Resonanz ein typischer Sprachklang, das *geschlossene Näseln.* Umgekehrt führt die Unfähigkeit der Gaumenmuskulatur, die Nase gegen den Rachenraum abzuschließen, wie sie beispielsweise bei einer Gaumenspalte vorliegt, zu einer charakteristischen Lautbildungsstörung, die man das *offene Näseln* nennt.

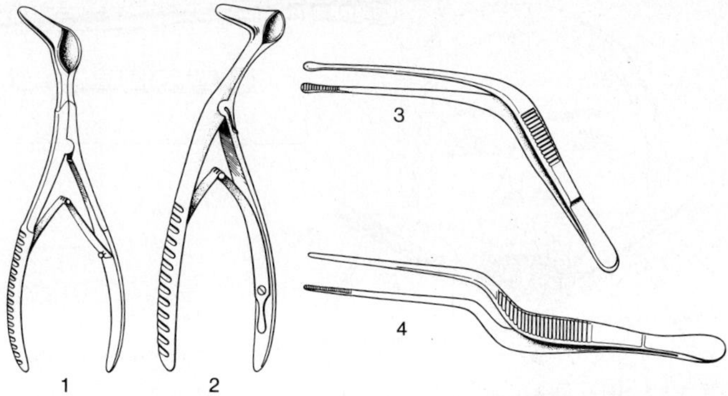

Abb. **27** Instrumente zur Nasenuntersuchung. 1 = Nasenspekulum nach Hartmann (gerade), 2 = nach Beckmann (gebogen), 3 = Kniepinzette, 4 = Bajonettpinzette. (Man benutzt die Kniepinzette vorwiegend bei der Behandlung der Ohren, die Bajonettpinzette zur Nasenbehandlung)

Untersuchungsmethoden der Nase und der Nasennebenhöhlen

Vorderer Naseneinblick (Rhinoscopia anterior)

Unter Verwendung des Stirnreflektors oder einer Stirnlampe (S. 198) wird Licht in das Naseninnere gebracht und nach Abspreizen des Nasenflügels mit einem

- Nasenspekulum (Abb. **27**)

Einblick in die Nasenhaupthöhle gewonnen. Zum Betasten krankhafter Gebilde im Inneren der Nase dienen feine Sonden. Sekret, Blut und Schleim werden mit einem Sauger oder mit einem Watteträger, wie er zur Ohruntersuchung benötigt wird, entfernt. Da die Schwellung der Nasenschleimhaut den Überblick über manche Bezirke in der Tiefe der Nase erschwert, pflegt man häufig abschwellende Mittel (als Spray, Tropfen oder Pinselung) bei der Untersuchung einzubringen, z. B. eine Adrenalinlösung.

Hinterer Naseneinblick (Rhinoscopia posterior, Postrhinoskopie)

Untersuchungsziel sind der *Nasenrachen* mit den *Choanen,* den hinteren Öffnungen der Nasenhöhlen, sowie die *Tubenöffnungen.* Man benötigt hierzu einen kleinen, an einem langen Griff befestigten Spiegel, der um 90–100 Grad zum Griff abgewinkelt ist. Er wird vor der Untersu-

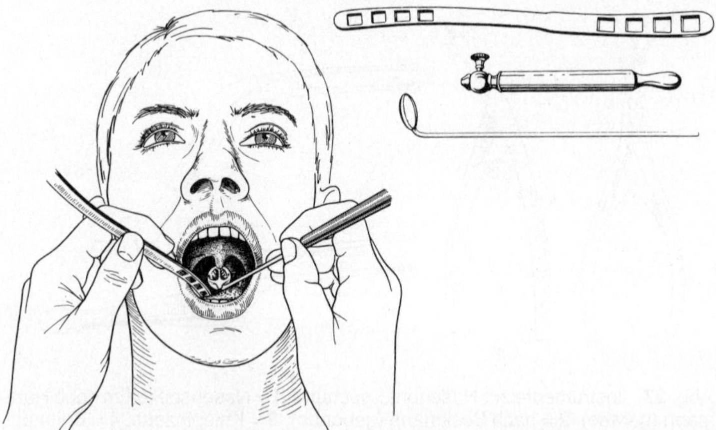

Abb. **28** Hinterer Naseneinblick und Nasenrachenuntersuchung (Postrhinoskopie). Im Spiegel werden die Rückseite des Zäpfchens und die beiden hinteren Nasenöffnungen (Choanen) sichtbar. Daneben Instrumente: Zungenspatel nach Brünings, Nasenrachenspiegel mit aufschraubbarem Handgriff

chung über einer Flamme, einer Glühschlinge oder im heißen Wasser angewärmt, um zu verhindern, daß sich an ihm die Atemfeuchtigkeit niederschlägt. Auch ein Antibeschlagmittel ist nützlich. Der Arzt läßt den Mund öffnen, drückt die Zunge mit einem Zungenspatel herab und führt dann den Spiegel bis an die Rachenhinterwand, also hinter das Zäpfchen ein (Abb. **28**). Im Spiegel erkennt er dann die oberhalb des Gaumensegels gelegenen Hohlräume, den Nasenrachen und die beiden Choanen, in denen die hinteren Enden der Nasenmuscheln sichtbar werden. Behindert ein übermäßig starker Würgreflex die Untersuchung, muß dieser durch eine Oberflächenbetäubung der Schleimhaut (Pinseln oder Einsprühen von Pantocain in 1%iger Lösung) ausgeschaltet werden.

DiePostrhinoskopie kann dann besonders schwierig werden, wenn der Spalt zwischen Gaumensegel bzw. Zäpfchen und Rachenhinterwand sehr eng ist. In solchen Fällen wird nach vorheriger Schleimhautbetäubung das Gaumensegel nach vorn gezogen. Hierzu kann man einen

- Gaumensegelhalter (Velotraktor)

benutzen. Statt dieses Instrumentes sind auch zwei dünne Gummischläuche geeignet, die in die Nase eingeführt werden, bis sie im Rachen erscheinen und dort mit einer Pinzette zu fassen sind. Die dann sowohl aus der Nasenöffnung als auch aus dem Mund herausragenden Schlauchenden werden gefaßt und über der Oberlippe mit einer Gefäßklemme zusammengeklemmt. Der elastische Zug der Gummischläuche zieht das Gaumensegel nach vorn und erleichtert so die Untersuchung.

- **Bereitzuhalten** für die vordere und hintere Rhinoskopie sind:
  Nasenspekulum nach Hartmann oder Beckmann, für die Untersuchung von Kindern in kleinerer Ausführung,
  Pinzette (Bajonettpinzette oder Kniepinzette, Abb. **27**),
  Watteträger und Watte,
  Sonde,
  Saugröhrchen,
  Zungenspatel,
  Nasenrachenspiegel verschiedener Größe mit Griff,
  Spiritusbrenner oder heißes Wasser zum Erwärmen des Spiegels, Antibeschlagmittel,
  Adrenalinlösung 1 : 1000,
  ggf. Pantocain in 1%iger Lösung.

Nasen- und Nasenrachenendoskopie

DieUntersuchung der Nase wird auch mit Endoskopen durchgeführt, wobei verschiedene Ausblickwinkel notwendig sind. Zur Besichtigung des Nasenrachens kann gleichfalls ein Endoskop herangezogen werden (Abb. **29**). Mit einem ähnlichen, mit einer Winkeloptik versehenen Instrument kann der Nasenrachen auch vom Munde aus besichtigt werden. Die Untersuchung verlangt die vorherige Betäubung der Nase bzw. der Rachenschleimhaut und soll im abgedunkelten Raum vorgenommen werden.

Die Optiken müssen vor Beginn der Untersuchung auf Körperwärme gebracht werden, um ein Beschlagen zur verhindern (Auflage auf ein Heizkissen, sofern nicht ein heizbarer Aufbewahrungsschrank ver-

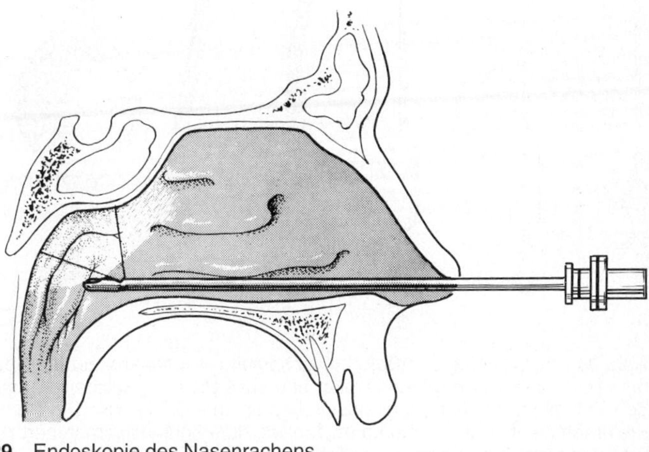

Abb. **29** Endoskopie des Nasenrachens

fügbar ist). Den erforderlichen Schwachstrom liefert ein Transformator. Auch das Kaltlicht findet Verwendung. Es ist darauf zu achten, daß die Birnen nicht durch eine zu große Spannung überlastet werden. Ersatzbirnen müssen bereitliegen.

(Pflege und Desinfektion der Endoskope: S. 199 und S. 242.)

Kieferhöhlenspülung

Wenn festgestellt werden soll, ob eine Kieferhöhle von krankhaftem Inhalt erfüllt ist – normalerweise enthält sie Luft –, wie dieser beschaffen ist und ob die Verbindungsöffnung zur Nase durchgängig ist, nimmt man die *Probespülung der Kieferhöhle* vor. Dieser Untersuchung wird eine Röntgenaufnahme vorausgeschickt, um einen Anhalt über die Größe der Höhle und ihren Luftgehalt zu haben. Die Kieferhöhle, die beim Einblick in die Nase selbst nicht sichtbar ist, kann mit einem stumpfen abgebogenen Spülröhrchen (Abb. **30**) durch ihre natürliche Öffnung im mittleren Nasengang aufgesucht werden. Das Verfahren ist wenig gebräuchlich. Häufiger wird die Höhle dadurch erreicht, daß man vom unteren Nasengang aus eine gerade spitze Hohlnadel durch die dünne Knochenwand zwischen Nase und Kieferhöhle hindurchsticht (vgl. Abb. **25**).

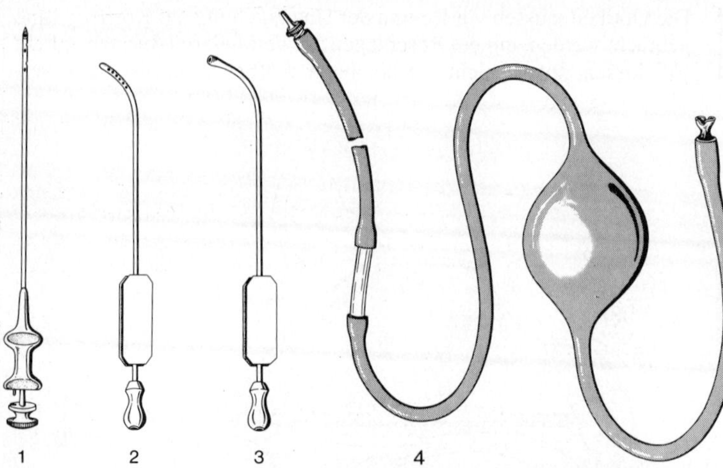

Abb. **30** Instrumente zur Kieferhöhlenspülung: 1 = scharfe gerade Spülnadel mit etwas herausgezogenem Trokar und zusätzlichen seitlichen Nadelöffnungen, 2 = stumpfes Kieferhöhlenspülröhrchen zum Spülen durch die natürliche Kieferhöhlenöffnung, 3 = stumpfes, breites Kieferhöhlenspülröhrchen zur Spülung operierter Kieferhöhlen, 4 = Schlauchpumpe (Klysopumpe)

Beim Einstich ist die Nadel durch einen Trokar verschlossen, der dann herausgezogen wird (Abb. **30**).

Immer wird vor der Punktion die Nasenschleimhaut an der Einstichstelle durch Aufpinseln von Pantocain oder Xylocain unempfindlich gemacht. Liegt die Nadelöffnung in der Kieferhöhle, schließt man an sie einen mit einem Aufsteckkonus versehenen Schlauch an, durch den die Spülflüssigkeit in die Höhle gebracht wird. Es wird zumeist körperwarmes Wasser, gelegentlich mit Zusätzen versehen, benutzt. Normalerweise fließt das Spülwasser klar und widerstandslos sogleich zur Nase durch die natürliche Öffnung wieder heraus. Befindet sich in der Kieferhöhle Eiter oder Schleim, entleert sich dieser mit der Spülflüssigkeit und kann untersucht werden. Wenn die natürliche Öffnung durch eine Gewebsschwellung verschlossen ist, ergibt sich ein Spülwiderstand.

Zum Einbringen der Spülflüssigkeit dient entweder eine große Spritze oder eine spezielle

- Schlauchpumpe (Klysopumpe) (Abb. **30**),

die auf Ballondruck aus einem Gefäß die Flüssigkeit durch den Schlauch in die Kanüle drückt. Auch Druckflaschen mit Spülflüssigkeit stehen zur Verfügung. An den ohrenärztlichen Behandlungsgeräten finden sich eingebaute Spülvorrichtungen.

- ▶ Damit bei einem Spülhindernis der Wasserdruck keinen Schaden anrichten kann, schaltet man zwischen Nadel und Handstück der Spülvorrichtung einen dünnen, nachgiebigen Schlauch ein, der sich bei erhöhtem Druck aufbläht (Überdruckballon).
- ▶ Vor Beginn der Spülung muß die Luft aus dem Schlauch entfernt sein. Luft, die in ein bei der Punktion angestochenes Blutgefäß gelangt, kann zum Tode führen (Luftembolie).

Während der Spülung hält der Patient seinen Kopf nach vorn geneigt über eine Schale. Diese sollte dunkel sein, um etwaige geringe Schleimflocken in der Spülflüssigkeit besser sichtbar zu machen. Meist muß die Helferin bei der Punktion und bei der Spülung den Kopf des Patienten halten (Abb. **31**). Zweckmäßig ist es, dem Kranken ein Gummituch oder einen vorbereiteten Gummilatz über Brust und Schultern zu legen, um zu verhindern, daß seine Kleidung durch die Spülflüssigkeit befleckt wird.

Die Kieferhöhlenspülung ist nicht nur eine Untersuchungsmethode, sondern gleichzeitig auch ein Behandlungsverfahren. Sie dient bei eitrigen Kieferhöhlenentzündungen der Entleerung des Eiters. Durch die Nadel können dann auch Medikamente in die Höhle eingebracht werden. Man kann auch unter Verzicht auf eine Spülung den krankhaften Inhalt durch die Punktionsnadel absaugen.

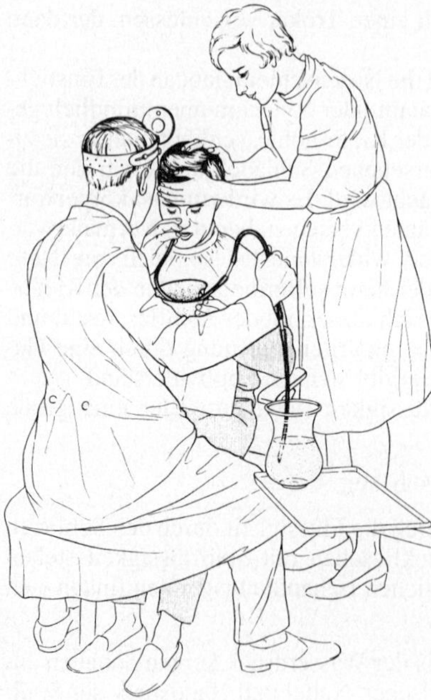

Abb. **31** Kieferhöhlenspülung mit Schlauchpumpe

- **Bereitzuhalten** für die Kieferhöhlenspülung sind:
  Nasenspekulum,
  sterile Spülnadel (scharf/gerade oder stumpf/abgebogen),
  Watteträger, Watte,
  Oberflächenbetäubungsmittel,
  Gummituch,
  schwarze Nierenschale,
  Klysopumpe,
  Glasbehälter mit ca. 1 Liter körperwarmem Spülwasser.

Kieferhöhlenendoskopie (Sinuskopie, Antroskopie)

Ein Einblick in die Kieferhöhle wird möglich durch Einführen eines Endoskops, wie es schon bei der Beschreibung der Nasenuntersuchung erwähnt wurde. Man benutzt an Stelle der üblichen Kieferhöhlenpunktionsnadel ein dickeres Punktionsinstrument, einen *Trokar.* Durch die Hülse des Trokars wird dann die Optik eingeführt (Abb. **32**). Es lassen sich in der Kieferhöhle Schleimhautveränderungen der verschiedensten Art, insbesondere auch Geschwulstbildungen, erkennen. Da die Kieferhöhle manchmal auch als Antrum (= Höhle), richtiger Antrum maxilla-

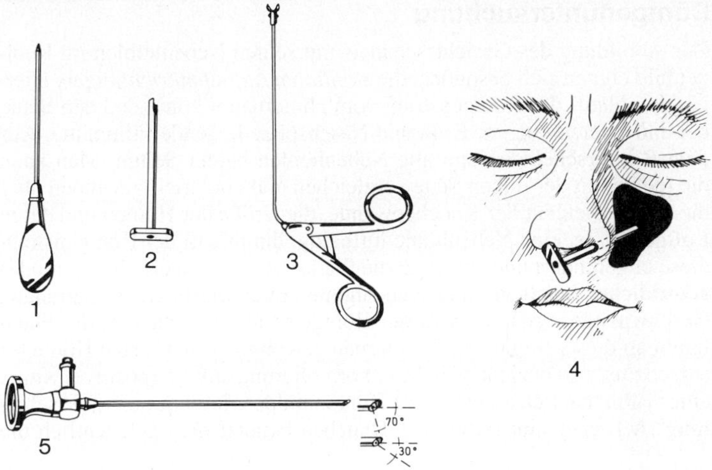

Abb. **32** Sinuskopie: 1 = Trokar, der zusammen mit der daneben abgebildeten Hülse (2) in die Kieferhöhle eingestochen wird. Ganz rechts (4) erkennt man die Lage der Hülse im Nasenloch und in der Kieferhöhle nach Entfernung des Trokars. 3 = Zängelchen für die Probeexzision, 4 = Optik zur Sinuskopie mit unterschiedlichen Ausblickswinkeln

re, bezeichnet wird, heißt das Verfahren vielerorts auch *Antroskopie*. Über die Vorbereitung und Pflege des Endoskops gilt das gleiche, was auf S. 199 und S. 242 gesagt wird.

Spülungen anderer Nebenhöhlen

Grundsätzlich lassen sich auch die Keilbeinhöhle und die Stirnhöhle spülen. Für die Spülung der Keilbeinhöhle, die allerdings nur selten erkrankt, verwendet man eine lange, gerade Spülnadel, die nach Oberflächenbetäubung der Nasenschleimhaut in die Keilbeinhöhlenöffnung eingebracht wird. Eine Spülung der Stirnhöhle ist schwieriger, da der Ausführungsgang dieser Höhle gekrümmt und für ein starres Spülrohr nicht passierbar ist. Es besteht die Gefahr, daß die Schleimhaut des Kanals beschädigt wird und nachfolgend narbige Verengungen entstehen. Viele HNO-Ärzte verzichten deshalb auf die Spülung der Stirnhöhle von der Nase aus *(endonasale Stirnhöhlenspülung)* (Abb. **25**), um in besonderen Fällen die Stirnhöhle durch ein feines Bohrloch in der Stirnhöhlenvorderwand im Gebiet der Augenbraue aufzusuchen (S. 100, Abb. **46**).

Röntgenuntersuchung

Zur Abbildung des Gesichtsschädels mit seinen Nebenhöhlen im Röntgenbild eignen sich besonders die *sagittalen Aufnahmerichtungen.* Hierbei durchläuft der Röntgenstrahl vom Hinterhaupt kommend den Schädel und erreicht die vor Kinn und Nasenspitze liegende Filmplatte. Auf dem Bild erscheinen dann alle Nebenhöhlen beider Seiten. Man kann die rechte mit der linken Seite vergleichen und ein Urteil gewinnen über die Beschaffenheit der Knochenwände, die Größe der Höhlen und deren Luftgehalt. Ist eine Nebenhöhle lufthaltig, durchläuft der Röntgenstrahl diese ungehindert und schwärzt die Platte. Ist dagegen ein flüssiger oder geweblicher Inhalt in einer Nebenhöhle (Eiter, verdickte Schleimhaut, Geschwulstgewebe), so wird der Röntgenstrahl aufgehalten; die Platte bleibt an dieser Stelle hell. Wenn man gewöhnlich sagt, „eine Höhle sei verschattet", so bezieht sich diese Formulierung auf die (positive) Kopie eines (üblicherweise negativen) Röntgenbildes, in dem eine „Verschattung" hell erscheint (Abb. **33**). Daneben benutzt man gelegentlich die

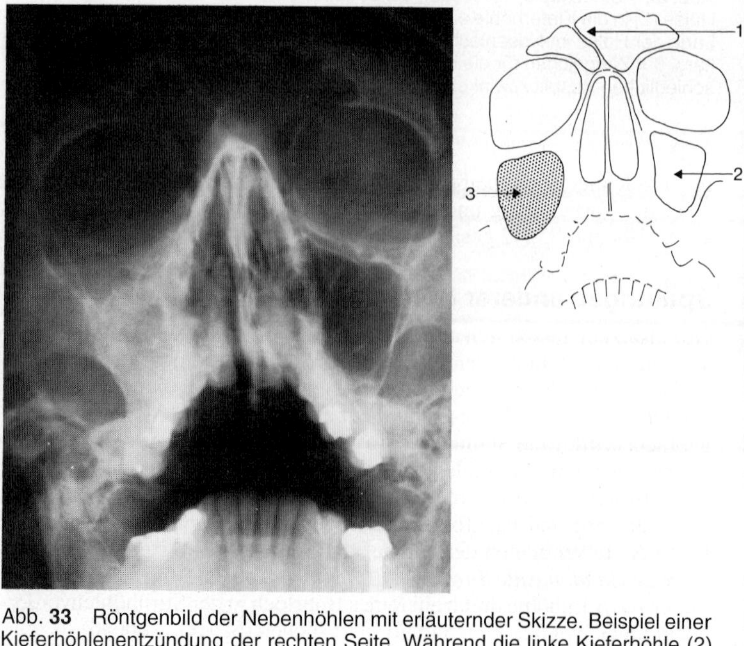

Abb. **33** Röntgenbild der Nebenhöhlen mit erläuternder Skizze. Beispiel einer Kieferhöhlenentzündung der rechten Seite. Während die linke Kieferhöhle (2) ebenso wie die Stirnhöhlen (1) dunkel, also lufthaltig ist, ist die rechte Kieferhöhle (3) nicht strahlendurchlässig und erscheint daher „verschattet"

axiale Aufnahme. Bei ihr trifft der vom Scheitel kommende Röntgenstrahl die unter dem vorgestreckten Kinn liegende Platte. Hiermit lassen sich besonders die hinteren Nebenhöhlen, speziell die Keilbeinhöhlen darstellen. Die *seitliche Aufnahme* mit einem Verlauf des Röntgenstrahles von einer Schläfenpartie zur anderen ist von geringerem Nutzen für eine Diagnose von Nebenhöhlenerkrankungen, da immer die Nebenhöhlen beider Seiten übereinander gelagert abgebildet werden. Statt der Röntgenaufnahme ist auch die *Röntgendurchleuchtung* geeignet, den Luftgehalt der Nebenhöhlen zu beurteilen.

Die *Röntgenschichtuntersuchung (Tomographie)* ist zur Darstellung feiner Veränderungen an den Nebenhöhlenwänden bei Verletzungen und Tumoren besonders geeignet. In noch weit größerem Maße gilt das für die *Computertomographie (CT),* bei der durch rechnergestützte Auswertung der Röntgenmeßwerte überaus deutlich die wichtigsten Einzelheiten in der Tiefe des Schädels, wie auch anderer Körperregionen zu erkennen sind.

Sonographie

Ein bildgebendes Untersuchungsverfahren der Nebenhöhlen ohne Einsatz von Röntgenstrahlen ist die *Sonographie (Ultraschallechographie).* Hierbei werden unhörbare Schallwellen hoher Frequenz mit einem an die Wange angelegten Schallkopf in die normalerweise lufthaltige Kieferhöhle geschickt und das zurückgeworfene Schallecho in Form einer Kurve registriert. Diese verlagert sich bei einem krankhaften Inhalt. Das für die Nebenhöhlendiagnostik geeignete Verfahren wird auch als *A-Scan-Sonographie* bezeichnet. Bei der Untersuchung von Weichteilen (Hals, Speicheldrüsen) finden die aus der Gynäkologie (Schwangerschaftsuntersuchung) und der inneren Medizin geläufigen Verfahren mit dem Einsatz besonderer Schallköpfe und höherer Frequenzen Anwendung, die auch als *B-Scan-Sonographie* bezeichnet werden. Dabei entsteht durch die reflektierten Schallwellen auf einem Monitor ein aus unterschiedlichen Grauwerten zusammengesetztes Schnittbild des untersuchten Organs.

Diaphanoskopie (Transillumination) der Nebenhöhlen

Dieses mißverständlich manchmal auch als „Durchleuchtung“ bezeichnete Verfahren hat mit der Röntgenuntersuchung nichts zu tun. Benutzt wird eine helle elektrische Birne, die in den Mund eingebracht wird. Beurteilt wird in einem abgedunkelten Raum der durch die Kieferhöhlen hindurchdringende, über den Wangen sichtbar werdende Lichtschein (Abb. **34**). Helligkeitsunterschiede zwischen rechts und links können dann durch einen krankhaften Inhalt in der Kieferhöhle bedingt sein. Auch die Lichtdurchlässigkeit der Stirnhöhlen kann geprüft werden,

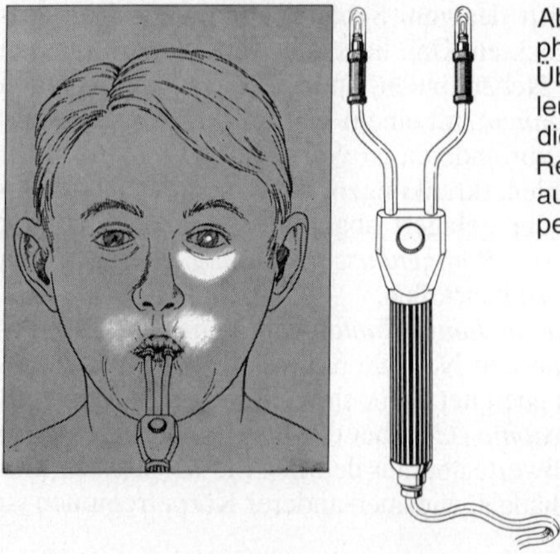

Abb. **34** Transillumination (Diaphanoskopie) der Kieferhöhlen. Über der rechten Kieferhöhle leuchtet die Wange nicht auf: die Höhle ist nicht lufthaltig. Rechts das Instrument mit den auswechselbaren Aufsatzkappen über den Birnchen

wenn man den Lichtschein beobachtet, der bei Ansetzen der Lampe am inneren Augenwinkel über der Stirn deutlich wird. Auch hier ist der Seitenvergleich notwendig. Natürlich kann die einfache Lichtuntersuchung der Kiefer- und Stirnhöhlen geringe Veränderungen nicht erfassen; sie ist daher in ihrer Aussagekraft begrenzt.

Zur Transillumination der Kieferhöhlen benutzt man spezielle Lampenträger mit einer schlanken und hellen Birne, die vor der Einführung in den Mund mit einer sterilisierbaren und bei jeder Untersuchung neu bereitzulegenden Glaskappe bedeckt wird (Abb. **34**).

Krankheiten der äußeren Nase

Formvarianten, Fehlstellungen, Defekte, Mißbildungen

In der Vielfalt der Nasenformen gibt es Varianten, die weit außerhalb der Normen liegen und eine Verunstaltung darstellen. Man unterscheidet die *Höcker-*, die *Lang-* und die *Breitnase.* Als Verletzungsfolge sind die *Schiefnase* sowie die *Sattel-* und *Plattnase* geläufig. Auch manche Knochen- und Knorpelerkrankungen, die das Nasengerüst zerstören oder seine Entwicklung hemmen, können Deformitäten hervorrufen.

Alle solche Fehlformen können durch Operationen korrigiert werden. Dabei muß nicht allein die Form, sondern immer auch die Funktion normalisiert werden. Durch diese Zielsetzung ist die *korrektive und plastische Nasenchirurgie* gekennzeichnet. Man bedient sich dabei sehr spezieller und technisch schwieriger Operationsverfahren. Da äußerlich sichtbare Narben vermieden werden müssen, wird vom Naseninneren aus vorgegangen. Man löst nach Schnitten im Nasenvorhof die Haut der

Nase taschenartig vom Nasengerüst ab, bis dieses isoliert ist und mit Hilfe von Säge, Bohrer oder Meißel zerlegt und umgeformt werden kann. Höcker können abgetragen und die Nasenbeine beiderseits aus ihren knöchernen Verbindungen gelöst werden, um dann dachartig so zusammengefügt zu werden, daß eine gerade und schmale Nase entsteht. Durch Einschnitte und Verkleinerungen der knorpeligen Anteile lassen sich weitere Verbesserungen an Nasenspitze und Nasenflügeln erreichen. Am Schluß solcher Operationen muß durch eine innere Tamponade sowie durch fixierende äußere Heftpflaster- und Gipsverbände (Abb. **36**), welche 8–10 Tage verbleiben, Sorge getragen werden, daß das Nasengerüst in der gewünschten Stellung wieder zusammenwächst. Eine anfangs beträchtliche Schwellung der lockeren Gewebe im Gebiet der Augenlider und der Wange geht im Verlauf einer Woche zurück.

Läßt sich bei einer Sattelnase der Nasenrücken nicht wieder aufrichten, wird er durch *Einpflanzen von Knorpel oder Knochen,* gelegentlich auch von *Kunststoff,* neu gebildet. Man führt passend geformte Späne vom Nasenvorhof aus in eine vorbereitete Tasche zwischen Haut und Knochen des Nasenrückens ein. Bei Verlust von Teilen der Nase oder der ganzen Nase nach Verletzungen oder Geschwulstoperationen müssen teilweise sehr umfangreiche Hautverlagerungen aus der Stirn oder aus dem Arm vorgenommen werden. Solche *Aufbauplastiken der Nase* erfordern meist mehrere Einzeloperationen und stellen hohe Anforderungen an die Geduld des Patienten und ebenso an die Pflege.

Mißbildungen an der Nase (Defekte, Spaltbildungen und Doppelungen) sind selten. Häufiger findet man die *Nasenfistel.* Man erkennt kleine, sekretabsondernde Öffnungen in der Haut des Nasenrückens, die sich unter das Knochengerüst der Nase als feine Gänge und Zysten fortsetzen. Diese müssen mit der Fistelöffnung zusammen entfernt werden.

Entzündungen der äußeren Nase

Nasenfurunkel: Dringen Eitererreger in die Wurzeln und Talgdrüsen der Haare des Naseneingangs ein, können Entzündungen und Eiterungen entstehen, die man als Furunkel bezeichnet. Es kommt zu einer schmerzhaften Anschwellung und Rötung der Nasenspitze oder des Nasenflügels und bei weiterer Ausbreitung der Entzündung zu einer ödematösen, rüsselförmigen Verdickung der Oberlippe. Naseneingangs- und Oberlippenfurunkel sind besonders gefährlich. Über die in der Nasen-Wangen-Falte gelegene Vene können die Eitererreger aus solchen Furunkeln zum Gehirn hin verschleppt werden und in dem Blutleiter der Schädelbasis, dem Sinus cavernosus, eitrige Gerinnsel bilden. Diese *Kavernosusthrombose* ist eine oft tödliche Komplikation. Bedrohliche Zeichen sind Fieber, Schüttelfrost, Augenlidschwellung und Erbrechen.

Ein Nasenfurunkel sollte wegen dieser Gefahren niemals leichtgenommen werden. Man behandelt mit Antibiotika, wendet Wärme und feuchte Umschläge oder Salbenauflagen an und verbietet jede Berührung. In schweren Fällen ist Bettruhe geboten. Um jede mechanische Beeinträchtigung des Erkrankungsgebietes zu verhindern, wird das Kauen vermieden durch die Verabreichung flüssiger Kost. Laufende Temperaturkontrollen und eine strenge Überwachung sind immer erforderlich.

Die **Gesichtsrose** *(Erysipel)* breitet sich als scharf begrenzte Hautrötung mit Vorliebe über Nase und Wangen aus. Die fieberhafte, bakteriell bedingte Erkrankung ist übertragbar, vor allem auf offene Wunden. Jede Berührung mit den Händen muß vermieden werden.

Gefahr beim Nasenfurunkel:
- Hirnhautentzündung,
- Blutvergiftung (Sepsis),

Komplikationszeichen:
- Fieber,
- Schüttelfrost,
- Augenlidschwellung,
- Kopfschmerz,
- Erbrechen.

Verletzungen der äußeren Nase

Weichteilverletzungen der Nase, *Riß-, Schnitt- oder Platzwunden* sollen baldmöglichst durch Naht und Verband versorgt werden. Die gut durchblutete Haut der Nase begünstigt eine Heilung mit nur geringen narbigen Rückständen auch in Fällen, die zunächst eine stärkere bleibende Entstellung befürchten lassen.

Wichtig sind die *Nasenbeinbrüche.* Hierbei muß mit der Möglichkeit gerechnet werden, daß nicht nur das Knochengerüst der Nase gebrochen ist, sondern daß die Verletzung zugleich die Knochenwände der Stirnhöhlen und der Siebeinzellen erfaßt hat. Auf die Gefahren solcher Frakturen für Auge und Schädelinneres *(Orbitafrakturen, frontobasale Frakturen)* wird weiter unten noch eingegangen.

Sind nur die Knochen und Knorpel der äußeren Nase betroffen, muß man die gebrochenen und verlagerten Teile wieder in ihre normale Stellung bringen, insbesondere eingesunkene Abschnitte der Nasenpyramide wieder aufrichten. Die *Reposition* – man spricht auch vom *Redressement* – nimmt man in einer kurzen Narkose vor. Löffelstielartige Instrumente,

- Nasenelevatorien,

dienen dazu, vom Naseninneren aus eingesunkene Knochenteile anzuheben (Abb. **35**). Abschließend ist eine Tamponade der Nasenhöhlen erforderlich, um ein erneutes Einsinken zu verhindern, sowie eine Fixation des Nasengerüstes von außen (Abb. **36**). Begleiterscheinungen dieser

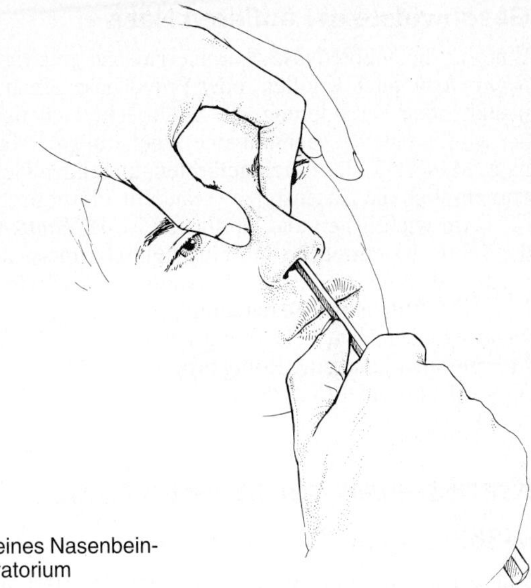

Abb. **35** Aufrichten eines Nasenbeinbruches mit dem Elevatorium

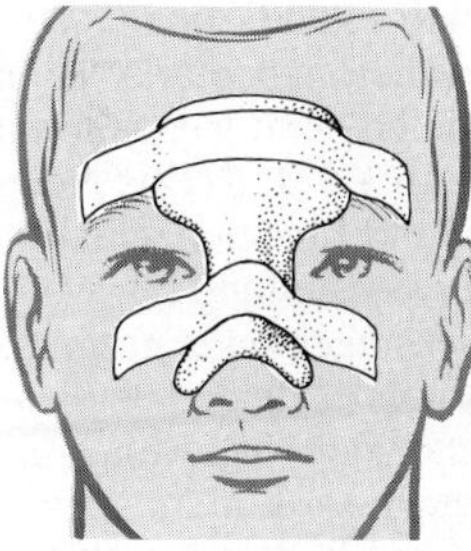

Abb. **36** Fixierung einer reponierten Nasenfraktur durch eine Gipsschale

Verletzung sind meist ein Bluterguß, der sich im lockeren Gewebe um eines oder um beide Augen ausbreitet *(Monokel-* oder *Brillenhämatom),* sowie ein mehr oder weniger starkes Nasenbluten, hervorgerufen durch Schleimhautzerreißungen. Sammelt sich das Blut zwischen der Schleimhaut und dem Knorpel der Nasenscheidewand, entsteht dort ein Bluterguß, das *Septumhämatom.* Man ist bestrebt, durch die schon erwähnte Nasentamponade, deren Einzelheiten weiter unten geschildert werden, die Blutung zu stillen und die durch den Bluterguß sich abhebende Schleimhaut fest an den Knorpel der Nasenscheidewand anzulagern.

Geschwülste der äußeren Nase

Eine für die äußere Nase charakteristische gutartige Geschwulst ist das *Rhinophym,* auch Knollen- oder Pfundsnase genannt. Bei der stark verunstaltenden Veränderung, die zu Unrecht auch als Säufernase bezeichnet wird, handelt es sich um eine Wucherung der Talgdrüsen der Nasenhaut. Man trägt die rötlich gefärbten, kugeligen Geschwulstmassen, die vornehmlich die Nasenspitze verändern, chirurgisch ab.

Am wichtigsten und häufigsten ist der *Hautkrebs,* der ähnlich wie der schon beschriebene Ohrmuschelkrebs meist als ein sehr langsam wachsends Knötchen oder schmerzloses Geschwür in Erscheinung tritt. Nur eine frühzeitige Behandlung, tunlichst durch Umschneidung mit nachfolgender Hautverlagerung zur Deckung der Wunde, kann helfen. In Frühfällen kann eine Röntgenbestahlung wirksam sein. Auch der Laser wird eingesetzt (S. 238).

Krankheiten der inneren Nase

Mißbildungen, Choanalatresie

Unter den Mißbildungen des Naseninneren sind die *angeborenen Verschlüsse,* die *Atresien,* von Bedeutung. Fast immer finden sie sich am Übergang von der Nasenhaupthöhle zum Rachen, an den Choanen. Ist eine solche *Choanalatresie* nur auf einer Seite vorhanden, bleibt sie lange Zeit unbemerkt. Hingegen ruft eine doppelseitige Choanalatresie sogleich beim Neugeborenen ernste Störungen hervor und kann lebensbedrohend sein. Das Neugeborene ist zunächst nicht befähigt, durch den Mund zu atmen. Die bei einer dopppelseitigen Choanalatresie notwendige Umstellung zur Mundatmung vollzieht sich daher in den ersten Lebenstagen unter großen Schwierigkeiten und ist von bedrohlichen Erstikkungszuständen begleitet.

Der Nachweis einer Choanalatresie ist, wenn erst einmal daran gedacht wird, nicht schwer. Läßt sich Luft mit einem Ballon in die Nase ohne Hindernis einblasen oder erscheint ein in die Nase eingebrachter Farbstoff im Rachen, ist eine Atresie auszuschließen. Zur Beseitigung des Hindernisses – meist einer Knochenplatte – ist eine Operation erforderlich, deren Art und Ausmaß sich nach dem Lebensalter und dem Kräftezustand des Kindes richtet.

Fremdkörper der Nase, Nasenstein (Rhinolith)

Fast immer sind es Kinder, die sich Fremdkörper, z. B. Perlen, Kerne, Schrauben und dergleichen, in die Nase stecken. Bleibt das Ereignis unbemerkt und wird der Fremdkörper nicht alsbald entfernt, ruft er in der betreffenden Nasenseite eine Entzündungsreaktion hervor, die zu einer eitrigen, einseitigen Absonderung führt. Manchmal verbleibt ein solcher Fremdkörper über viele Jahre unerkannt in der Nase. Dann lagern sich mit der Zeit schalenartig Kalksalze an, und es entsteht der *Nasenstein (Rhinolith),* der die betroffene Nasenhöhle nahezu vollständig ausfüllen kann. Ein Nasenfremdkörper sollte baldmöglichst entfernt werden. Das darf jedoch nicht ohne Vorbereitungen geschehen, da durch unvorhersehbare Abwehrbewegungen des Kindes Schleimhautverletzungen und Blutungen entstehen können. Zweckmäßig ist daher die Fremdkörperentfernung in Narkose.

Nasenbluten (Epistaxis)

Die Nasenschleimhaut enthält viele oberflächlich gelegene Blutgefäße. Besonders in den vorderen Abschnitten der Nasenscheidewand, an einer Stelle, die man den „Kiesselbach-Ort" *(Locus Kiesselbachii)* nennt, findet sich ein ganzes Netz feinster Äderchen. Hier besonders entstehen häufig Blutungen. Blutungsursachen sind: vermehrte Blutgefäßfüllung bei Infektionskrankheiten (Scharlach, Masern, grippaler Infekt), erhöhter Blutdruck, Nieren- und Herzkrankheiten, Arteriosklerose, Blutungsleiden, oberflächliche Verletzungen der Schleimhaut und Geschwülste.

Eine anhaltende Blutung aus der Nase versucht man zunächst dadurch zum Stehen zu bringen, daß man den Kranken in eine sitzende Stellung mit tief gelagerten Beinen bringt. Dadurch wird eine gewisse Senkung des Blutdrucks im Kopf erreicht. Gleichzeitig kann eine kalte Kompresse auf den Nacken aufgelegt werden. Sie soll reflektorisch eine Kontraktion der Schleimhautgefäße herbeiführen.
Schließlich ist der Kranke aufzufordern, selbst den Nasenflügel der blutenden Seite fest an die Nasenscheidewand zu pressen und damit bei einer Blutung aus dem Locus Kiesselbachii die Gefäße zu komprimieren. Wichtig ist vor allem, Ruhe zu bewahren und diese Ruhe auf die Umgebung des Kranken und den Kranken selbst zu übertragen, jede Aufregung, Hast und Angst, ist geeignet, den Blutdruck des Kranken zu erhöhen und die Blutung zu verschlimmern. Bei einem sonst gesunden Menschen ist eine Epistaxis kaum jemals ein lebensbedrohendes Ereignis. Kommt es wirklich zu einem stärkeren Blutverlust, steht die Blutung in der Regel mit absinkendem Blutdruck. Nur ohnehin schon sehr geschwächte und alte Menschen geraten durch eine Blutung in Gefahr.

Die Maßnahmen beim anhaltenden Nasenbluten bestehen im Aufbringen *blutstillender Medikamente* oder *Ätzmittel* auf die blutende Schleimhaut und, wenn keine Wirkung eintritt, in einer *Tamponade.*

Für die Ätzung eines blutenden Gefäßes in der Nase sitzt der Patient im Behandlungsstuhl. Zum Schutz seiner Kleidung wird er mit einem Gummiüberwurf abgedeckt. Eine Nierenschale hält er sich selbst unter das Kinn.

Unter guter Beleuchtung säubert der Arzt die blutende Nasenseite mit dem Sauger oder mit Wattetupfern. Sodann bringt er einen Mullstreifen oder ein Wattestück, das mit Adrenalin oder einem anderen blutstillenden Medikament getränkt ist, auf die blutende Stelle auf. Reicht das nicht aus, wird nach Oberflächenbetäubung der Nasenschleimhaut das blutende Gefäß geätzt oder mit der Glühschlinge oder einer Diathermienadel (S. 237) zerstört *(Kauterisation)*. Als Ätzmittel werden benützt:

▶ Argentum nitricum 10%ig oder
Trichloressigsäure 30%ig oder
Chromsäure 5%ig.

Man bringt es mit einem dünnen Watteträger an die Blutungsquelle. Die Chromsäure kann statt als Lösung auch in Substanz benutzt werden. Hierzu fertigt man eine *Chromsäureperle* an (Abb. **37**).

Man taucht eine befeuchtete Sonde in das Glasfläschchen mit Chromsäurekristallen und hält die Sonde mit den anhaftenden Kristallen in 2 cm Abstand über eine Flamme (nicht *in* die Flamme, da sonst die Wirkung verlorengeht), bis die Kristalle schmelzen und am Sondenende einen rotbraunen Tropfen bilden. Diesen läßt man an der Luft erstarren. Mit der Perle lassen sich dann punktförmige Ätzungen vornehmen. Vorsicht: wegen der starken Ätzwirkung sollte die Sonde mit der Perle nicht herumliegen, sondern nach Gebrauch in der Flamme unwirksam gemacht und dann jeweils wieder neu zubereitet werden.

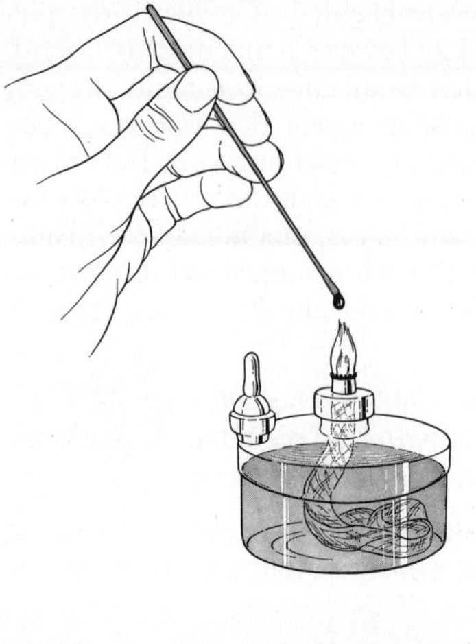

Abb. **37** Zubereitung der Chromsäureperle

Bei der Anwendung von Ätzmitteln ist besonders darauf zu achten, daß diese nicht auf die Haut des Naseneingangs geraten können und mit der Hand verschmiert werden (Gefahr für die Augen). Man muß vor allem bei Kindern den Kopf gut fixieren und die Hände festhalten (Haltung s. S. 196). Borsalbe zur Abdeckung der Haut des Naseneinganges und zur Neutralisation überschüssigen Ätzmittels ist bereitzuhalten.

Wenn die Ätzung nicht punktförmig gelingt, wird die Schleimhaut in der Umgebung des blutenden Gefäßes geschädigt. Als schonenderes Verfahren hat sich neuerdings der Einsatz der

- bipolaren Koagulationspinzette

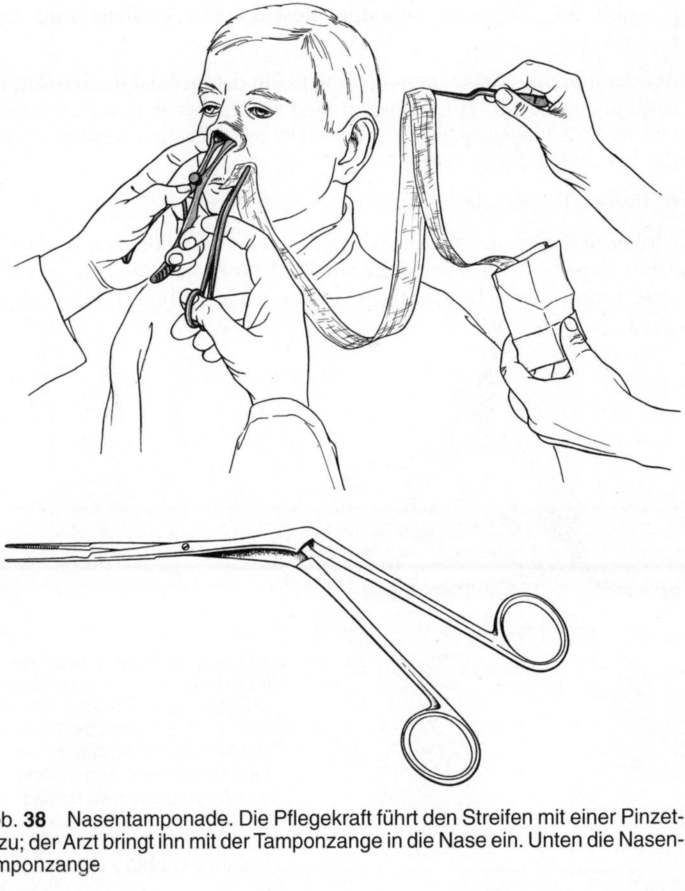

Abb. **38** Nasentamponade. Die Pflegekraft führt den Streifen mit einer Pinzette zu; der Arzt bringt ihn mit der Tamponzange in die Nase ein. Unten die Nasentamponzange

erwiesen, bei der das von den feinen Enden der Pinzette gefaßte Gefäß durch elektrischen Strom zerstört wird.

Tamponade: Blutungen, die auf diese Weise nicht zu beherrschen sind, müssen durch eine Tamponade gestillt werden. Man wendet im allgemeinen die vordere Nasentamponade an und ergänzt diese, falls bei einer Blutung im hinteren Nasenabschnitt weiterhin Blut in den Rachen abfließt, durch die hintere Nasentamponade.

Zur *vorderen Tamponade* reicht man einen 1–2 cm breiten, etwa 50 cm langen trockenen oder mit Salbe oder einem blutstillenden Mittel getränkten Mullstreifen zu. Man führt ihn mit einer Pinzette dem Arzt von der rechten Seite zu, der selbst dann mit Hilfe einer Pinzette oder einer Nasentamponadezange die Nasenhöhle austamponiert (Abb. **38**). Der nicht benötigte Rest des Mullstreifens wird abgeschnitten.

Bei der *hinteren Nasentamponade* wird ein daumenendgliedgroßer, fest zusammengeschnürter Mullballen vom Munde her in den Nasenrachen und in die Choanen gepreßt. Auch Schaumstoffballen werden benutzt. Zur Vornahme dieser sog.

- Bellocq-Tamponade

wird nach Schleimhautanästhesie in die leere Nasenhöhle ein Gummikatheter eingeführt, bis dessen Ende im Rachen erscheint und mit einer Pinzette zum Mund herausgezogen werden kann (Abb. **39**). Das Bellocq-

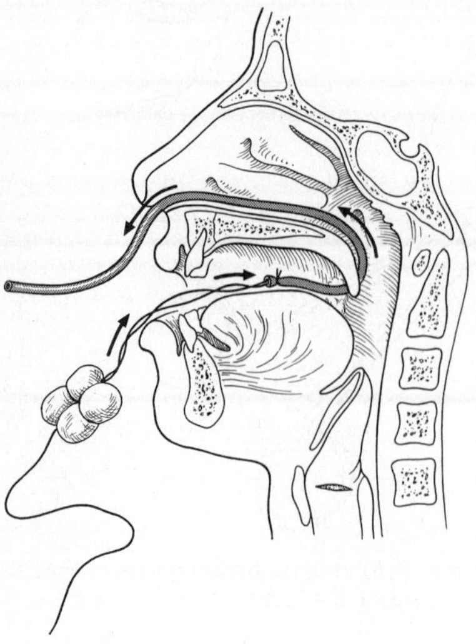

Abb. **39** Einführen des Bellocq-Tampons. Der warenballenartig gepackte Tampon, der an einen vorher durch die Nase in die Mundhöhle eingeführten Gummischlauch angeknotet wurde, wird mit Hilfe dieses Schlauches (in Pfeilrichtung) durch den Mund in den Nasenrachen gezogen

Röhrchen mit einer vorschiebbaren Metallfeder erfüllt den gleichen Zweck. Der vorbereitete Tampon ist mit drei langen, kräftigen Seidenfäden versehen. Zwei dieser Fäden werden an das Katheterende angebunden und mit dem Katheter zur Nase herausgeführt. Durch Zug an diesen beiden Fäden und gleichzeitigen Druck des Fingers gegen den von der Mundhöhle in den Nasenrachen hineingezogenen Tampon wird dieser fest in die Choane gepreßt. Der noch freie Faden, der zum Munde heraushängt, wird locker mit einem Heftpflaster an der Wange befestigt. Er dient der leichteren Entfernung des Tampons. Die beiden anderen Fäden werden, nachdem ggf. noch die vordere Nasentamponade ausgeführt wurde, mit einem Mulltupfer vor der Nase verknotet, so daß der Bellocq-Tampon nicht mehr in den Rachen zurückrutschen kann. Abschließend legt man als Schutzverband eine sog. *Nasenschleuder* vor die Nase (S. 219, Abb. **89**).

Die Nasentamponade sollte nicht länger als 24–36 Std. liegenbleiben, da sonst die Schleimhaut geschädigt und dem Wachstum von Bakterien und damit einer Nebenhöhlen- oder einer Mittelohrentzündung Vorschub geleistet wird. Gelegentlich muß dann erneut eine Tamponade vorgenommen werden. An vielen Kliniken ist das *Seiffert-Röhrchen* in Gebrauch. Es besteht aus einem Gummifingerling, der über einem Metallröhrchen aufgebunden ist und durch dieses Metallröhrchen aufgeblasen werden kann. Die so entstandene Gummiblase preßt sich in der Nase an das blutende Gefäß und bringt die Blutung zum Stehen. Ein ähnliches Blutstillungsverfahren besteht darin, daß ein Gummischlauch mit aufblasbaren Manschetten in die Nase eingeführt wird, der *Ballonkatheter.* Durch den Gummischlauch kann der Patient atmen (Abb. **40**).

- **Bereitzuhalten** sind beim Nasenbluten:
  Gummituch und Nierenschale,
  Zellstoff, Watte, Mulltupfer,
  Nasenspekulum nach Hartmann und Killian,
  Bajonettpinzette, Tamponadezange,

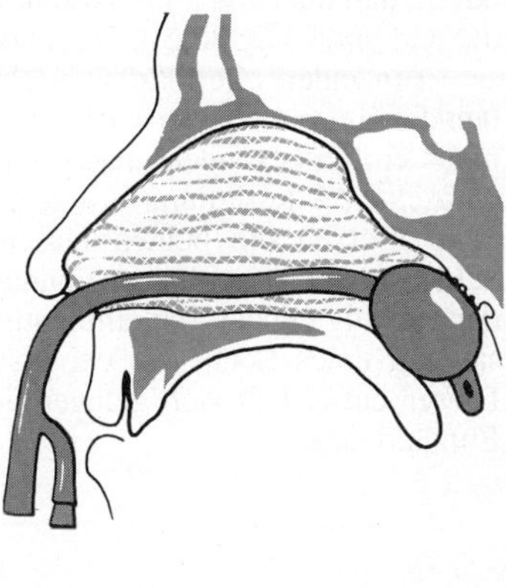

Abb. **40** Hintere Nasentamponade mittels Ballonkatheters

Tamponadestreifen,
Bellocq-Tampon,
Bellocq-Röhrchen oder Gummikatheter,
ggf. Ballonkatheter,
Pantocain 1%ig, Adrenalin, 10%iges Argentum nitricum, Chromsäureperle,
Nasenschleuder,
Sauger.

Maßnahmen beim Nasenbluten, bevor der Arzt kommt:
- Oberkörper aufrichten,
- Eisschlauch oder kalte Kompresse in den Nacken,
- Andrücken des Nasenflügels,
- Ruhe bewahren.

Ärztliche Maßnahmen:
- Blutstillung mittels Ätzung oder Koagulation,
- vordere Tamponade,
- hintere Tamponade (Bellocq).

Nasenscheidewandverbiegung (Septumdeviation)

Verbiegungen der Nasenscheidewand entstehen teils bei Verletzungen, teils auch durch die Auswirkungen des Schädelwachstums. Die Folge ist eine Beeinträchtigung der Luftdurchgängigkeit und der Filterfunktion einer oder beider Nasenseiten und dadurch bedingt wiederum eine erhöhte Neigung zu Entzündungen der Nase, des Rachens und des Kehlkopfes.

Eine Nasenscheidewandverbiegung wird operativ korrigiert. Bei dem in örtlicher Betäubung oder in Narkose, zumeist in einem 2- bis 3tägigen Klinikaufenthalt auszuführenden Eingriff wird unter Schonung der die beiden Seiten der Nasenscheidewand auskleidenden Schleimhaut der verlagerte Knorpel oder Knochen entfernt *(submuköse Septumresektion* nach Killian). Man gewinnt den Zugang zum Knorpel dadurch, daß man von einer Nasenöffnung aus die Schleimhaut einschneidet und vorsichtig ablöst. Das andere Schleimhautblatt bleibt unberührt.

Ein anderes Verfahren besteht darin, daß man bei ähnlichem Vorgehen die knorpelige oder knöcherne Mittelschicht der Nasenscheidewand nicht entfernt, sondern nach entsprechenden Einschnitten in die gewünschte Mittelstellung bringt (*Septumplastik* nach Cottle). Abschließend müssen die beiden Nasenhöhlen tamponiert werden, um die Schleimhautblätter fest aneinanderzulegen. Eine unerwünschte Folge der Schädigung des Schleimhautüberzuges auf beiden Seiten ist die Entstehung eines Loches in der Nasenscheidewand *(Septumperforation).* Dieses entwickelt sich gelegentlich auch ohne Operation allein durch Entzündungen.

Nasenscheidewandabszeß (Septumabszeß)

Wie schon erwähnt, kann nach Verletzungen, ebenso aber auch nach Septumoperationen, ein Bluterguß zwischen Septumschleimhaut und Knorpel entstehen, das *Septumhämatom.* Bei Vereiterung eines solchen Blutergusses entwickelt sich der *Septumabszeß.* Hämatom und Abszeß müssen durch einen Einschnitt in die Schleimhaut entleert werden, wenn vermieden werden soll, daß eine bleibende Verbreiterung der Nasenscheidewand zurückbleibt oder der von der ernährenden Schleimhaut abgelöste Nasenknorpel zugrunde geht. Häufig entstehen dann häßliche Einsenkungen des Nasenrückens im knorpeligen Teil.

Akute Nasenschleimhautentzündung (akute Rhinitis, Virusschnupfen)

Eine akute, in wenigen Stunden entstehende, einige Tage anhaltende Entzündung der Nasenschleimhaut mit Behinderung der Nasenatmung durch Schwellung sowie mit Sekretion und Niesreiz ist fast immer Folge einer Virusinfektion. Man kennt heute zahlreiche für den Schnupfen verantwortliche Virusarten. Durch andere Krankheitserreger hervorgerufene akute Entzündungszustände sind selten, so der *syphilitische* und *gonorrhoische Schnupfen* des Säuglings, ferner die *Nasendiphtherie.*

Das Bild des banalen Schnupfens ist jedermann geläufig. Umstritten ist noch die Rolle der *„Erkältung“,* die oft mit einem Virusinfekt, wie der Schnupfen einer ist, in Zusammenhang gebracht wird. Offenbar ändert sich durch Abkühlung (Zug, Nässe) reflektorisch die Durchblutung der Schleimhäute in den oberen Luftwegen und ebenso die Tätigkeit der Flimmerzellen. Dadurch wird das Angehen einer Infektion mit Krankheitserregern, die auch beim gesunden Menschen häufig zu finden sind, gefördert. Eine Abkühlung ohne Krankheitserreger zieht, wie experimentell nachgewiesen worden ist, noch keine Entzündung nach sich.

Die akute Rhinitis ist beim Erwachsenen und älteren Kind im allgemeinen eine harmlose Erkrankung. Sie wird manchmal von einer Nebenhöhlenentzündung und einer Mittelohrentzündung gefolgt. Gefährlicher kann sie beim *Säugling* werden, für den die Behinderung der Nasenatmung aus den schon geschilderten Gründen (S. 82) eine erhebliche Belastung sein kann. Zur Linderung der lästigen Symptome, der Schwellung und der Sekretion der Nasenschleimhaut, verwendet man seit langem Medikamente, die die Schleimhaut der Nase unverzüglich abschwellen. Sie werden zumeist in Form von Tropfen oder Sprays, aber auch in Tablettenform verabreicht. Daneben sind Wärmeanwendung (Kopflichtbad), Schwitzprozeduren, Vitamingaben usw. nützlich.

▶ Zu beachten ist, daß die abschwellenden Nasentropfen in der für den Erwachsenen üblichen Dosis nicht bei Säuglingen und Kleinkindern angewandt werden dürfen, da dann Vergiftungserscheinungen möglich sind.

Vasomotorischer und allergischer Schnupfen

Auch ohne Einwirkung von Krankheitserregern entstehen bei manchen Menschen schnupfenähnliche Zustände mit Niesreiz, Sekretion und Verstopfung der Nase. Sie können sehr flüchtig sein – man spricht dann vom „Stundenschnupfen" – und ohne ersichtlichen Anlaß auftreten. Die Störung, die man als *vasomotorische Rhinitis* bezeichnet, beruht auf einer nervalen Fehlregulation der Nasenschleimhaut. Mitunter liegt auch eine Gewöhnung an abschwellende Nasentropfen vor, die auf die Dauer geeignet sind, das feine, vom vegetativen Nervensystem gesteuerte Spiel der An- und Abschwellungsvorgänge in der Nasenschleimhaut nachhaltig durcheinanderzubringen *(medikamentöse Rhinitis).* Auch Medikamente, die zur Blutdrucksenkung verordnet werden, können durch eine Erweiterung der kleinen Blutgefäße in der Schleimhaut gleichartige Auswirkungen haben.

Bei der *allergischen Rhinitis* dagegen ist die schnupfenähnliche Reaktion der Nasenschleimhaut die Antwort auf einen Fremdstoff, gegen den eine Überempfindlichkeit (Allergie) besteht. Die bekannteste Form einer allergischen Rhinitis ist der *Heuschnupfen.* Hier sind es die Blütenbestandteile verschiedener Pflanzen, gegen die manche Menschen mit einer solchen Überempfindlichkeit reagieren (Pollenallergie). Auch sehr viele andere Substanzen können sich in gleicher Weise auswirken, z. B. Tierhaare, Schimmelpilze, Farbstoffe, Kosmetika, Mehl, manche Speisen u. a.

Eine vasomotorische Rhinitis ist mit abschwellenden Nasentropfen nicht zu beheben. Vielmehr muß versucht werden, eine Umstellung der allgemeinen vegetativen Regulationen durch Änderungen der Lebensweise, durch Sport, kalte Duschen, Bürstenbäder usw. zu erreichen. Manchmal kann auch die Beseitigung von mechanischen Strömungshindernissen in der Nase, wie sie durch eine Septumdeviation gegeben sind, nützlich sein.

Einer Allergie dagegen ist am wirksamsten durch die Vermeidung des die Reaktion auslösenden Fremdstoffes zu begegnen. Wenn das nicht möglich ist, kann man den Organismus künstlich unempfindlich machen. Bei dieser sog. *Desensibilisierung* wird der schuldige Fremdstoff, der vorher durch Testungen exakt ermittelt sein muß, für lange Zeit in kleinsten, noch keine Reaktion auslösenden und dann langsam gesteigerten Dosen gegeben. Wirksam sind fernerhin Nebennierenrindenhormone (Kortison) und bestimmte, die allergische Reaktion dämpfende Medikamente.

Chronische Nasenschleimhautentzündung (Rhinitis chronica)

Die chronischen Entzündungen der Nasenschleimhaut treten mit sehr unterschiedlichen Befunden in Erscheinung. Charakteristisch ist sowohl das eine Extrem, eine *Verdickung der Schleimhaut (Hyperplasie),* als auch ihr Gegenstück, die *Schrumpfung und Austrocknung (Atrophie).* Die Ursachen sind im Einzelfall schwer zu übersehen. Teils liegen erbliche, in der Anlage begründete krankhafte Reaktionsweisen der Schleimhaut vor, teils sind Schädigungen anzuschuldigen, die die Schleimhäute befallen, hierzu gehören wiederholte, schwere entzündliche Erkrankungen, insbesondere solche der Nebenhöhlen, ferner auch Stoffwechselkrankheiten und übermäßige Reize durch äußere Einwirkungen, wie sie manche Berufe mit sich bringen (Rauch, Staub, Hitze).

Die **Hyperplasie der Nasenschleimhaut** wirkt sich vor allem an den Muscheln aus. Ihre normalerweise glatte, stromlinienförmige Beschaffenheit ändert sich, und es entwickeln sich himbeerartige Verdikkungen, die vor allem am vorderen Anteil der Muscheln, am Muschelkopf, und an ihren hinteren Enden im Gebiet der Choane in Erscheinung treten. (Über Nasenpolypen, die Ausdruck einer Nebenhöhlenerkrankung sind, wird weiter unten berichtet.)

Behandlung: Man bemüht sich, Ursachen der Erkrankung auszuschalten und eine verdickte Schleimhaut durch Medikamente zum Schrumpfen zu bringen (Spülungen mit Salzlösungen, Aufblasen von puderförmigen Medikamenten, Verabreichung von Gerbstoffen).

Operative Maßnahmen haben das Ziel, die Muschelauswüchse zu beseitigen. Hierhin gehört auch die *Ätzung* oder die *Kaustik der Muscheln.* Man führt nach Schleimhautanästhesie strichförmig mit einem Ätzmittel, der Glühschlinge (Glühkaustik) oder der elektrischen Nadel (Kaltkaustik) eine Verbrennung an der Muscheloberfläche herbei, die nachfolgend in eine narbige Schrumpfung übergeht. Immer ist man dabei bemüht, die Muscheln sowenig wie möglich zu zerstören und ihre Funktion für die Atmung zu erhalten.

Die erwähnten Verdickungen am Kopf der Muscheln trägt man mit einem stanzenden Instrument, dem *Konchotom,* ab. Zur Beseitigung der *verdickten hinteren Muschelenden* dient eine Drahtschlinge, die sich in einem Röhrchen zusammenzieht und die die Auswüchse abschneidet (Abb. **41,** s. auch Polypenschnürer S. 98, Abb. **44**). Nach allen solchen Eingriffen reagiert die Nasenschleimhaut zunächst mit einer heftigen entzündlichen Schwellung, der mit abschwellenden Medikamenten und geeigneten Salben begegnet wird.

Die **Atrophie der Nasenschleimhaut** *(Rhinitis atrophicans oder sicca)* dagegen ist durch ihr Dünnerwerden gekennzeichnet. Die Muscheln verwandeln sich in unscheinbare Leisten. Auch die Schleimhaut der Nasenscheidewand wird dünn. Gleichzeitig dickt das von den verän-

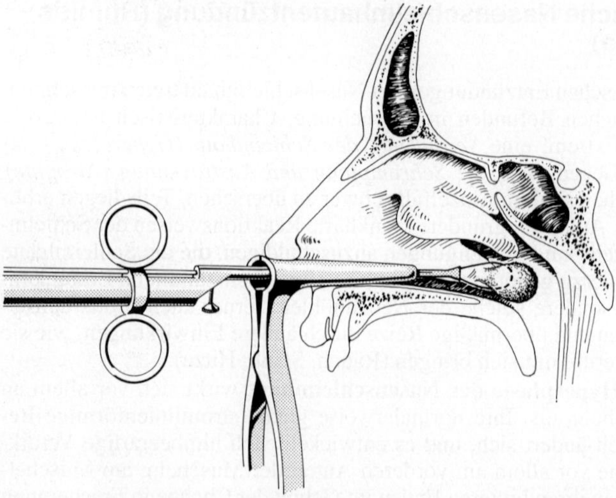

Abb. **41** Abtragung eines vergrößerten hinteren Muschelendes bei chronischer Rhinitis. An der in der Abb. gezeigten seitlichen Nasenwand erkennt man an der unteren Muschel hinten eine kugelige Verdickung. Um diese ist die Drahtschlinge eines Polypenschnürers gelegt, die dann zusammengezogen wird (s. auch Abb. **44**)

derten Schleimhäuten gebildete Sekret ein, und mit zunehmender Trokkenheit der Nase entstehen flächenhaft auf den Schleimhäuten bräunliche Krusten. Als *Ozäna* (Stinknase) bezeichnet man eine besonders schwere Form der atrophischen Rhinitis, bei der die Borken einen widerlichen Geruch annehmen. Vermutlich ist diese seltene Form der atrophischen Rhinitis eine Krankheit eigener Prägung auf erblicher Grundlage, möglicherweise auch durch eine Stoffwechselstörung bedingt.

Behandlung: Bei der atrophischen Rhinitis und insbesondere bei der Ozäna müssen die Borken entfernt werden. Mit ihnen verliert sich auch der Geruch. Da die Borken sich immer wieder bilden und eine ständige Behandlung durch den Arzt, der sie mit einer Pinzette entfernen kann, nicht möglich ist, müssen die Patienten lernen, ihre Nase selbst zu reinigen.

Das läßt sich durch eine Spülbehandlung erreichen. Den Kranken werden *Nasenspülkännchen* verschrieben, mit deren Hilfe sie Flüssigkeit in die Nase einlaufen lassen und diese dann mit den Borken zusammen ausschnauben. Auch ein Irrigator läßt sich verwenden. Wirksamer als diese lediglich der Entfernung der Borken dienenden Maßnahmen sind verschiedene Operationsverfahren. Ihr Hauptziel ist es, eine *Veren-*

gung der Nase herbeizuführen und so die durch die abnorme Weite der Nasenhöhle begünstigten Austrocknungserscheinungen zu bekämpfen. Dies geschieht meist in der Weise, daß unter die Nasenschleimhaut kleine Knochenstückchen oder Kunststoffplättchen geschoben werden.

Tuberkulose, Lues, Rhinosklerom. Unter den eigenen (spezifischen) chronischen Entzündungszuständen der Nase war die Tuberkulose früher am häufigsten. Sie äußert sich in der Entwicklung kleiner blutender Knötchen in der Schleimhaut und der Haut des Naseneingangs. Es kommt allmählich im Verlaufe von Jahren zu einem Untergang von Teilen der knorpeligen Nase, vorwiegend der Nasenflügel und der Nasenspitze. Die schweren Verstümmelungen dieser *Haut-Nasenschleimhaut-Tuberkulose,* die man als *Lupus* bezeichnet, sind heute dank der Wirkung der modernen Tuberkuloseheilmittel nur noch selten zu sehen.

Die gleichfalls nicht mehr häufige Syphilis der Nase zerstört mitunter die knöchernen Anteile und kann die bereits erwähnte Einsenkung des Nasenrückens, die *Sattelnase,* zur Folge haben.

Das *Rhinosklerom* schließlich ist eine in Mitteleuropa seltene Infektionskrankheit, die die Nasenschleimhaut, darüber hinaus aber auch die tieferen Abschnitte der Atemwege befallen und zu narbigen Verengungen führen kann.

Krankheiten der Nasennebenhöhlen

Nebenhöhlenentzündung (Sinusitis)

Allgemeines über Entstehung und Behandlung

Bei einer Nebenhöhlenentzündung erkrankt die Schleimhaut, welche die Höhle auskleidet. Sie wird dick und sondert Sekret ab, oft ist dann Eiter in der Höhle. Wird in seltenen Fällen auch der Knochen angegriffen, entwickeln sich gefährliche Komplikationen. Die Krankheitserreger, welche die Sinusitis hervorrufen, gelangen fast immer von der Nase aus auf dem Wege über die natürlichen Verbindungskanäle in die Höhle. Ursprungskrankheit ist dann also eine Rhinitis. Kommen die Krankheitskeime beim Baden oder Tauchen zusammen mit dem Wasser in die Nebenhöhlen, spricht man von einer *Badesinusitis.* Die Kieferhöhle kann auch durch eine Erkrankung an den Zahnwurzeln des Oberkiefers infiziert werden *(dentogene Kieferhöhlenentzündung).* Befällt eine Entzündung gleichzeitig alle Nebenhöhlen, liegt eine *Pansinusitis* vor.

Man unterscheidet die *akute Sinusitis,* bei der sich die Entzündung mit heftigen Symptomen (Schnupfen, Eiterabsonderung, Kopfschmerzen, gelegentlich Fieber) rasch entwickelt und der mitunter schon bald Komplikationen folgen können, von der *chronischen Sinusitis.* Bei ihr bieten sich die Symptome gemildert dar, die Krankheit kann Wochen und Monate andauern. Nicht selten sind die Schleimhäute so stark verändert, daß eine völlige Rückbildung nicht mehr möglich ist. Sie verwandeln sich vielfach in eigenartiger Weise um: durch Einlagerung von Flüssigkeit nehmen sie eine quallig-gallertige Beschaffenheit an und quellen derartig auf, daß schließlich eine ganze Höhle ausgefüllt sein kann *(polypös-hyperplastische Entzündung).*

Die Behandlung einer Sinusitis ist je nach Art der Entzündung sowie nach dem Ort, d. h. der jeweils betroffenen Höhle, verschieden. Immer ist ihr Ziel, den Abfluß aus der Höhle sicherzustellen und für ihre Belüftung zu sorgen. Dazu dient die Anwendung von abschwellenden Nasentropfen oder Sprays oder die Einlage von entsprechend vorbereiteten Mullstreifen. Mit dem Abschwelleffekt soll erreicht werden, daß sich die zugeschwollenen Nebenhöhlenkanäle öffnen. Gleichzeitig bemüht man sich, durch Wärmeanwendung (Kopflichtkasten, Kurzwelle, Mikrowelle) die Durchblutung der erkrankten Schleimhaut zu verbessern und damit die Heilung zu unterstützen. Zur Bekämpfung der Krankheitserreger, insbesondere bei Nebenhöhleneiterungen, verordnet man mitunter Antibiotika.

Entleert sich krankhaftes Sekret nicht und bleibt deshalb die Heilung aus, nimmt der Arzt eine *Nebenhöhlenspülung* vor, der sich dann auch eine Füllung der Höhle mit einem Medikament, meist einem Antibiotikum, anschließen kann. Auf die Spülung der Kieferhöhle wurde bereits oben eingegangen (S. 72). Die für andere Nebenhöhlen geeigneten Spülmethoden werden im folgenden noch angeführt.

Nebenhöhlenentzündung bei Kindern, Sinubronchitis

Kinder erkranken sehr häufig an einer Sinusitis; fast immer sind Kieferhöhlen und Siebbeinzellen befallen. Die Stirnhöhlen sind im Kindesalter noch sehr klein und daher kaum jemals nennenswert betroffen. Auffällig ist, daß Kinder nur selten Kopfschmerzen haben. Hingegen machen sich bei ihnen neben der Absonderung von Schleim und Eiter aus der Nase hartnäckige Entzündungen an den Bronchien bemerkbar. Die Gemeinsamkeit der Erkrankung an den oberen und unteren Luftwegen wird durch die Bezeichnung *Sinubronchitis* gekennzeichnet. Zur Ausheilung der Bronchitis ist die erfolgreiche Behandlung der erkrankten Nebenhöhlen eine unerläßliche Vorbedingung.

Bei Kindern ist fast ausnahmslos die *Rachenmandel* der Ort, an dem sich Bakterien hartnäckig halten. Von hier aus infizieren sich immer wieder die Nasenschleimhaut und die der Nebenhöhlen. Aus diesem Grunde behandelt man die Nebenhöhlenentzündung im Kindesalter in erster Linie mit einer Entfernung der Rachenmandel (Adenotomie, S. 114). Heilt dann die Kieferhöhle nicht aus, muß, da eine wiederholte Kieferhöhlenspülung bei kleinen Kindern kaum durchführbar ist, zur Verbesserung des Abflusses in Narkose eine hinreichend große Öffnung zwischen Kieferhöhle und Nase angelegt werden (s. unten). Gelegentlich bringt man in diese Öffnung feine Katheter ein, die dann, an der Wange fixiert, über Tage liegenbleiben und es erlauben, ohne Beschwerden für das Kind die Spülbehandlung vorzunehmen. Weitergehende Operationen versucht man bei Kindern tunlichst zu vermeiden, um die noch in der Entwicklung begriffenen Zähne im Oberkiefer vor einer Schädigung zu bewahren.

Kieferhöhlenentzündung (Sinusitis maxillaris)

Von allen Nebenhöhlen erkrankt die Kieferhöhle am häufigsten. Das hat seinen Grund in den ungünstigen Abflußbedingungen aus der hochgelegenen Verbindungsöffnung zur Nase. Der Patient empfindet bei der Kieferhöhlenentzündung häufig den Schmerz in der Stirn und vermutet dann fälschlich eine Stirnhöhlenerkrankung. Über die Behandlung – je nach Schwere der Schleimhautveränderungen entweder nur mit abschwellenden Tropfen und Wärme oder mit einer Spülung und Füllung der Kieferhöhle – wurde berichtet. Die Kieferhöhlenspülung wiederholt man bis zur Abheilung in mehrtägigen Abständen.

Operative Behandlung: Die ungünstigen Abflußverhältnisse lassen sich verbessern durch Anlegen einer großen bleibenden Öffnung (Fenster) zwischen dem unteren Teil der Kieferhöhle und dem unteren Nasengang, an der Stelle also, an der bei der scharfen Spülung mit der Nadel eingegangen wird *(endonasale Kieferhöhlenfensterung).* Die Operation kann in örtlicher Betäubung oder – bei Kindern – in Narkose ausgeführt werden. Man benutzt dazu einen abgebogenen Bohrer, den

- Thornwald-Bohrer (Abb. **42**),

mit dem vom Naseninneren aus im Vorgehen durch das Nasenloch – daher die Bezeichnung endonasal – die Öffnung zur Kieferhöhle geschaffen wird. Man erweitert die Öffnung mit feinen, entsprechend geformten Knochenstanzen. Das Verfahren versagt, wenn die Schleimhaut der Kieferhöhle so stark geschädigt ist, daß sie trotz des nun verbesserten Abflusses nicht auszuheilen vermag.

Will man solchen Kranken Hilfe bringen, muß die Schleimhaut vollständig entfernt werden. Hierzu ist eine breite Freilegung der Kieferhöhle notwendig. Ziel der *Operation der Kieferhöhle,* die mit den Namen Luc-Caldwell verbunden ist und in örtlicher Betäubung, aber auch in Narkose vorgenommen werden kann, ist neben der vollständigen Ent-

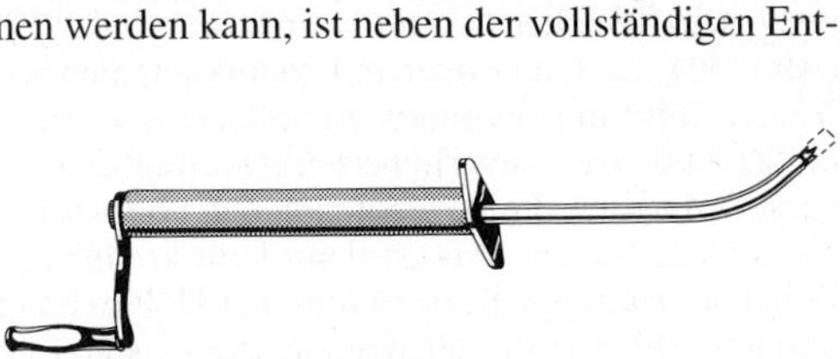

Abb. **42** Kieferhöhlenbohrer nach Thornwald. Man erkennt die Krone des Bohrers, die aus dem abgebogenen Rohrende heraussieht

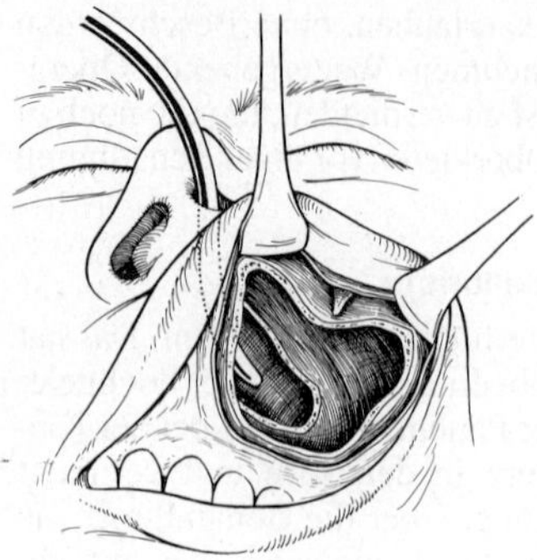

Abb. **43** Kieferhöhlenoperation nach Luc-Caldwell. Man blickt nach Fortnahme der Vorderwand in die Kieferhöhle. Zur Nase wurde ein Fenster angelegt: man sieht darin eine in die Nase eingeführte Sonde

fernung der veränderten Schleimhaut die Herstellung einer breiten Öffnung zum unteren Teil der Nase. Man durchtrennt über den Oberkieferzähnen die Schleimhaut des Mundvorhofes und löst die Wangenweichteile von der Kieferhöhlenvorderwand ab. Dann wird mit Meißeln und Knochenstanzen in der Kieferhöhlenvorderwand eine große Öffnung angelegt. Jetzt ist die Höhle voll zu übersehen; die Schleimhaut läßt sich überall von ihrer knöchernen Unterlage ablösen und entfernen. Abschließend muß noch die Knochenwand zwischen Kieferhöhle und Nase am unteren Teil abgetragen und so das gewünschte große Fenster geschaffen werden (Abb. **43**).

Nach der Operation kommt es zu einer Wangenschwellung, die man mit feuchten Umschlägen bekämpft. Da bei dem Eingriff die zur Oberlippe führenden Empfindungsnerven durchtrennt werden, bleibt dort über längere Zeit ein Taubheitsgefühl zurück. Eine unerwünschte Folge ist die manchmal erhöhte Empfindlichkeit *(Neuralgie)* des Oberkiefernervs (2. Ast des N. trigeminus: N. infraorbitalis). Bis zur narbigen Ausheilung und bis zur Auskleidung der Höhle mit einer neuen, von der Nase aus in die Höhle einwachsenden Schleimhaut vergehenden Wochen, in denen sich noch Wundsekret zur Nase hin entleert.

Manche Ärzte pflegen solche Höhlen nach der Operation durch das neugeschaffene Fenster mit Hilfe eines großen, stumpfen Spülröhrchens (Abb. **30**) zu spülen oder mit Medikamenten zu füllen. Bei normalem Verlauf führt die Operation zu vollständiger Heilung und verhindert für die Zukunft jede neuerliche Sekretverhaltung in der Höhle. Die narbig veränderte Kieferhöhle stellt sich dann bei späteren Röntgenaufnahmen als verschattet dar. Das ist dann kein krankhafter Befund, sondern die Folge der narbigen Teilverödung der Höhle. Es gibt noch einige Varianten dieser hier beschriebenen Operation nach Luc-Caldwell.

Choanalpolyp. Bei einer polypösen Entzündung der Kieferhöhlenschleimhaut, also jener bereits beschriebenen Form der chronischen Entzündung mit übermäßiger Schwellung und qualliger Verdickung der Schleimhaut, kann es geschehen, daß die veränderte Kieferhöhlenschleimhaut in die Nase hinein vorquillt. Es entwickelt sich ein fingerförmiger Schleimhautprolaps, der in den hinteren Teil der Nase gelangt und bis zur Choane vordringen kann. Der Choanalpolyp ist also immer das Zeichen einer chronischen Kieferhöhlenerkrankung; er muß operativ entfernt werden. Gleichzeitig ist zur Beseitigung der Ursprungskrankheit die Operation der Kieferhöhle notwendig.

Zähne und Kieferhöhle, Zysten

Auf die Möglichkeit, daß die Kieferhöhlenschleimhaut durch wurzelkranke Oberkieferzähne erkranken kann (dentogene Kieferhöhlenentzündung), wurde bereits hingewiesen. Der Eiter pflegt in solchen Fällen von besonders üblem und fauligem Geruch zu sein, wie auch der Patient bemerkt. Selbstverständlich ist hierbei neben der Behandlung der Kieferhöhlenentzündung eine Wurzelbehandlung der erkrankten Zähne erforderlich.

Gelegentlich entsteht bei der Extraktion eines Oberkieferzahnes eine Öffnung zwischen Kieferhöhle und Zahnfach, *die Alveolarfistel.* Die Fistel, durch die sich beim Schnauben Luft entleert und die den Weg für eine Entzündung der Schleimhaut vom Munde her bereitet, muß operativ durch Verlagern des Schleimhautlappens geschlossen werden. Gelangt beim Zahnziehen eine *abgebrochene Wurzelspitze* in die Höhle, so ist, da unweigerlich eine Entzündung der Schleimhaut ausgelöst wird, ihre Entfernung unumgänglich.

Zahnzysten sind flüssigkeitsgefüllte, sich langsam vergrößernde, blasige Knochenauftreibungen im Kiefer, die ihren Ausgang von bestimmten Wurzelveränderungen an den Zähnen oder von Zahnkeimen nehmen. Liegt eine solche Zyste im Oberkiefer, kann sie sich in die Kieferhöhle hinein vorwölben. Häufiger als derartige Zahnzysten sind *Zysten in der Kieferhöhlenschleimhaut.* Sie haben zum Zahnsystem keine Beziehung, sondern entstehen bei chronischen Entzündungen durch Flüssigkeitsansammlungen in den geschädigten Schleimhautpartien.

Siebbeinzellenentzündung (Sinusitis ethmoidalis)

Auch in den Siebbeinzellen kann sich Eiter ansammeln und bei ungenügender Entleerung zu Beschwerden und Komplikationen führen. Häufiger als die Eiterung ist die chronische Schleimhautentzündung in den Siebbeinzellen zu beobachten in der Form der bereits erwähnten polypös-hyperplastischen Schleimhautumwandlung. In den kleinen Siebbeinkämmerchen findet die mächtig angeschwollene Schleimhaut nicht mehr Platz; sie quillt durch die Öffnungen der Siebbeinzellen in die Nase hinein. Dic dort erscheinenden traubiggallertigen Schleimhautareale sind die Nasenpolypen (Abb. **45**).

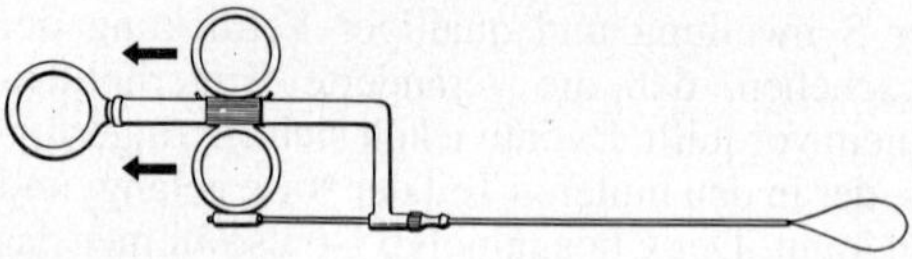

Abb. **44** Nasenpolypenschnürer

Nasenpolypen

Nasenpolypen kann man von der Nasenöffnung aus, also endonasal abtragen. Zwar wird damit nicht die Ursache, die Erkrankung der Siebbeinzellen, beseitigt und das neuerliche Auftreten von Polypen verhindert, jedoch empfinden die Patienten sogleich Erleichterung. In manchen Fällen, vor allem bei älteren Menschen, denen man ausgedehntere Operationen nicht zuzumuten wünscht, beschränkt man sich auf die Polypenentfernung.

Die *Abtragung von Nasenpolypen* kann in der Sprechstunde erfolgen. Der sitzende Patient wird zum Schutz seiner Kleidung vor Blut mit einem Tuch abgedeckt. Man betäubt die Nasenschleimhaut mit einem Oberflächenbetäubungsmittel und trägt dann die Polypen unter Schonung der Muscheln mit dem *Polypenschnürer* ab. Das Instrument (Abb. **44**) besteht aus einem schlanken Metallrohr, in das sich beim Zusammenziehen zweier Grifflösen eine herausragende Drahtschlinge hineinziehen läßt. Die Polypen werden gewissermaßen in dieser Schlinge gefangen und beim Zurückziehen der Drahtschlinge an ihrem Austrittspunkt an den Siebbeinzellen durchtrennt (Abb. **45**). Man bezeichnet das Instrument auch als

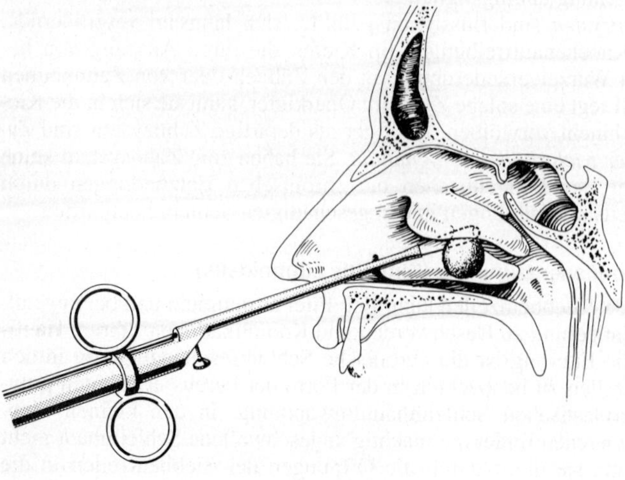

Abb. **45** Abtragung eines aus dem mittleren Nasengang hervortretenden Nasenpolypen mit dem Polypenschnürer

- „schneidenden" Polypenschnürer,

im Gegensatz zu einem von manchen Ärzten bevorzugten Instrument, dessen Drahtschlinge sich nicht vollständig in das Rohr hineinziehen läßt. Bei Verwendung dieses Instruments wird der Nasenpolyp nicht durchschnitten, sondern durch Zug herausgerissen,

- „reißender" Polypenschnürer.

Zur Beseitigung von kleinsten, nicht mit der Schlinge erfaßbaren Polypenanteilen wird ein Konchotom oder eine Siebbeinzange benutzt (vgl. Abb. **108**). Abschließend tamponiert man für kurze Zeit locker die blutende Nasenseite.

- **Bereitzuhalten** zur Entfernung von Nasenpolypen sind:
  Gummiüberwurf für den Patienten,
  Schale, Zellstoff,
  Nasenspekulum nach Hartmann und Killian,
  Polypenschnürer (schneidend oder reißend),
  Konchotom nach Grünwald oder Hartmann,
  Siebbeinzange nach Blakesly-Weil,
  Bajonettpinzette,
  Watteträger, Watte, Mullstreifen oder Mullspitztupfer,
  Oberflächenbetäubungsmittel.

Eine dauerhafte Heilung der chronischen Siebbeinzellenentzündung ist nur dann zu erreichen, wenn der Ausgangspunkt von polypösen Verdikkungen, das Siebbeinlabyrinth selbst, also jene vielen Kämmerchen mit ihrem krankhaften Inhalt, angegangen und beseitigt wird. Diese Operation läßt sich gleichfalls durch die Nase ausführen. Man benützt dazu heute Endoskope, also Optiken. Sie sind oft mit Spül- und Absaugvorrichtungen verbunden und erlauben ein subtiles Operieren. Nach Beiseitedrängen der mittleren Muschel wird das seitlich davon gelegene Siebbeinlabyrinth mit feinen Zangen eröffnet; die Knochenwände zwischen den einzelnen Zellen trägt man ab und verwandelt den Raum, den ursprünglich die Siebbeinzellen einnahmen, in einen gemeinsamen Hohlraum, der mit der Nasenhöhle in breiter Verbindung steht *(endonasale Siebbeinoperation).*

In gleicher Weise läßt sich das Siebbeinlabyrinth ausräumen beim Vorgehen durch die Kieferhöhle *(transmaxilläre Siebbeinoperation).* Man bedient sich dieses Verfahrens hauptsächlich dann, wenn die Siebbeinerkrankung mit einer solchen der Kieferhöhle zusammen auftritt.

Die *Siebbeinoperation von außen (extranasale Siebbeinoperation* oder *äußere Siebbeinoperation)* ist nur in besonderen Fällen, meist bei eitrigen Erkrankungen mit Durchbruch der Eiterung zur Augenhöhle, also bei Komplikationen, erforderlich. Man legt durch einen Hautschnitt seitlich der Nase das Tränenbein frei und eröffnet hier den Knochen. Die Siebbeinzellen lassen sich dann ohne Einschränkung durch beengende Zugangswege weit übersehen und ausräumen.

Stirnhöhlenentzündung (Sinusitis frontalis)

Die Stirnhöhle erkrankt seltener als die Kieferhöhle; ihre Behandlung ist schwieriger; die Gefahren einer Stirnhöhlenerkrankung sind größer. Der schwache Punkt der Stirnhöhle ist ihr langer, enger und gewundener Ausführungsgang zur Nase. Dieser schwillt bei Entzündungsprozessen leicht zu und verhindert den normalen Abfluß. Tiefergreifende Schädigungen der Schleimhaut dieses Ausführungsganges erzeugen eine narbige Verengung und damit eine chronische Abflußstörung, die zu immer neuen Stirnhöhlenentzündungen mit Kopfschmerzen Anlaß geben kann und die dann sehr häufig die Operation notwendig macht.

Stirnhöhlenspülung: Man kann zwar die Stirnhöhle von der Nase aus spülen, indem man ein gekrümmtes Röhrchen durch den Ausführungsgang hineinschiebt (vgl. Abb. **25**). Oft gibt es dabei aber Schwierigkeiten. Es gelingt nicht immer, dem gewundenen Ausführungsgang zu folgen; auch vermag ein Spülröhrchen einen Schaden an der Schleimhaut des Ausführungsganges zu setzen und dessen narbige Verengung herbeizuführen. So wird vielfach die *Spülung von außen* durch ein Bohrloch in der Stirnhöhlenvorderwand bevorzugt. Dieses Verfahren, bei dem mit einem Knochenbohrer in örtlicher Betäubung in Höhe des inneren Augenbrauenendes ein kleines Bohrloch durch Haut und Knochen angelegt wird, heißt *Beck-Punktion.* In das Bohrloch führt man eine Spe-

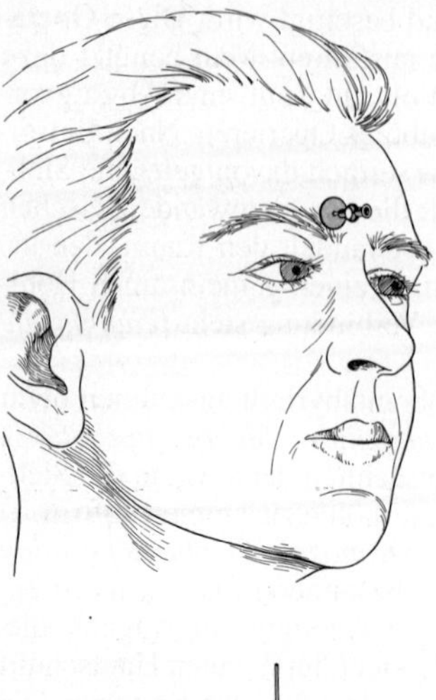

Abb. **46** Punktion der Stirnhöhle (Beck-Punktion). Unten links die Verweilkanüle mit Deckplatte, daneben ein Verschlußmandrin, rechts die Spülkanüle

zialkanüle ein, die mit einer flachen Deckplatte versehen ist (Abb. **46**), und kann nun durch diese Kanüle den krankhaften Inhalt einer Stirnhöhle absaugen sowie ein Medikament einbringen. Die Kanüle muß zuweilen mehrere Tage oder länger in der Öffnung bleiben, bis die Behandlung Erfolg hat, d. h. bis der verschwollene Ausführungsgang zur Nase wieder passierbar wird. Die Beck-Punktion verlangt zwar eine völlige Asepsis und damit die Bedingungen eines Operationsraumes, die Patienten bedürfen jedoch nicht unbedingt der Krankenhausbehandlung. Falls sie mit liegender Kanüle nach Hause gehen, muß die Punktionsstelle mit der der Haut aufliegenden Kanülenplatte durch ein dicht abschließendes Pflaster sicher geschützt werden, um eine Infektion zu vermeiden.

Stirnhöhlenoperation: Bleibt der Ausführungsgang undurchgängig und heilt eine Entzündung nicht ab oder drohen Komplikationen, sind Operationen unerläßlich. Ziel solcher Operationen ist es, eine bleibende Verbindung zwischen Stirnhöhle und Nase herzustellen, bei schweren Schleimhautveränderungen die Schleimhaut zu entfernen sowie bei Komplikationen kranken Knochen zu beseitigen und die kranken Nachbarorgane zu entlasten.

Ähnlich wie die endonasale Siebbeinoperation läßt sich auch die Stirnhöhlenoperation von der Nasenhöhle aus vornehmen. Man entfernt mit Meißel oder Bohrer den Knochen im Gebiet des Ausführungsganges und schafft einen breiten Kanal zur Stirnhöhle *(endonasale Stirnhöhlenoperation).*

Erfolgssicherer sind die *Stirnhöhlenoperationen von außen.* Es wird von einem Hautschnitt durch die Augenbraue, der bogenförmig seitlich der Nase weitergeführt wird, der Knochen der Stirnhöhlenvorderwand und des Stirnhöhlenbodens freigelegt und dort eine Öffnung geschaffen. Diese muß so groß sein, daß es gelingt, die gesamte Stirnhöhlenschleimhaut zu übersehen und zu entfernen. Diese Notwendigkeit zwingt bei ausgedehnten Stirnhöhlen dazu, größere Teile der Stirnhöhlenvorderwand zu entfernen. Die Folge ist eine Einsenkung der Stirn mit einer erheblichen kosmetischen Beeinträchtigung des Patienten. Will man dergleichen vermeiden, kann die Stirnhöhlenvorderwand als Knochendeckel vorübergehend verlagert und später wieder zurückgeklappt werden *(osteoplastische Stirnhöhlenoperation).* Andernfalls ist es möglich, einen Operationsdefekt der Stirnhöhlenvorderwand später durch Implantation von Knorpel oder Kunststoff wieder auszugleichen. In jedem Fall muß die Höhle mit der Nase in eine zuverlässige Verbindung gebracht werden.

Die Nachbehandlung hat die Aufgabe, zu verhindern, daß der neugeschaffene Schacht zwischen Stirnhöhle und Nase sich nicht narbig verengt. Hierzu verwendet man dicke, gebogene Metallstifte verschiedener Stärke, die

- Ritter-Bougies (Abb. **47**).

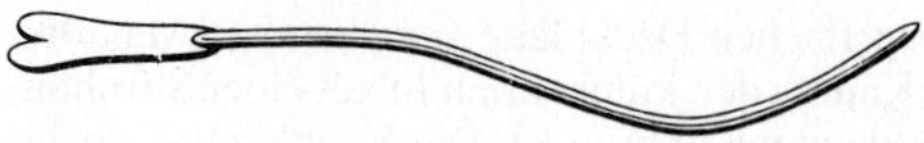

Abb. **47** Stirnhöhlenbougie nach Ritter

Mit ihnen wird der operativ geschaffene neue Ausführungsgang sondiert und bei Verengungsneigung durch oft wiederholte Dehnungen weit gehalten.

Keilbeinhöhlenentzündung (Sinusitis sphenoidalis)

Die Keilbeinhöhle erkrankt selten, wohl wegen ihrer guten Abflußbedingungen. Sie läßt sich von der Nase aus mit langen geraden Nadeln durch die natürliche Öffnung erreichen und spülen sowie mit stanzenden Instrumenten weit eröffnen. Nur bei eitrigen Keilbeinhöhlenerkrankungen und den von dort ausgehenden Komplikationen ist eine übersichtlichere Freilegung dieser Höhle notwendig. Das geschieht in der Weise, daß man das Siebbein von außen eröffnet und von da aus in der Tiefe die Keilbeinhöhle aufsucht.

Die Verfahren zur Eröffnung der Keilbeinhöhle finden auch Anwendung, wenn es gilt, die *Hypophyse,* die sich ja an die Hinterwand der Keilbeinhöhle anschließt (Abb. **25**), aufzusuchen und dort entstandene Geschwülste und Zysten, sowie bei manchen hormonal beeinflußbaren Krebserkrankungen die Hypophyse selbst zu entfernen *(transethmoidale Hypophysenoperation).*

Höhlenauftreibung (Mukozele)

Wird eine Nebenhöhle bei Verschluß des Ausführungsganges dauerhaft von der Außenwelt abgeschlossen, kann sich in ihr schleimige Flüssigkeit sammeln. Der Schleim *(Mukus)* bewirkt eine allmähliche Erweiterung der Höhle *(Zele),* die oft das Auge verdrängt. Vorwiegend sieht man solche als Mukozelen bezeichneten, mit Schleim erfüllte Auftreibungen an der Stirnhöhle. Die Erkrankung ist nur durch eine Operation zu heilen.

Komplikationen von Nebenhöhlenentzündungen

Kieferhöhlen, Siebbein und Stirnhöhle grenzen von drei Seiten an die Augenhöhle. Stirnhöhle, Siebbein und Keilbeinhöhle liegen in der unmittelbaren Nachbarschaft des Schädelinneren, nur durch die dünne Knochenplatte der Stirnhöhlenhinterwand bzw. des Siebbein- und Keilbeindaches von der Hirnhaut der vorderen Schädelgrube entfernt. Die hinteren Siebbeinzellen und die Keilbeinhöhle haben enge Lagebeziehungen zum Sehnerv. Aus diesen anatomischen Tatsachen ergeben sich die bei einer Eiterung und einem Durchbruch durch den Knochen möglichen *Komplikationen am Auge* einerseits und am *Schädelinneren* andererseits *(orbitale und intrakranielle Komplikationen).*

In der Augenhöhle entstehen eitrige Durchsetzungen des Augeninhaltes, Phlegmonen und Abszesse, die den Kranken in große Gefahr bringen und zur Erblindung führen können. Die Diagnose ergibt sich aus einer Schwellung und Rötung der Augenlider, einer Verdrängung und Bewegungsstörung des Augapfels und aus verschiedenartigen Sehstörungen. Hinzu kommen Fieber und Schmerzen.

Die Komplikationen am Schädelinneren sind im Prinzip die gleichen, wie sie bei den Ohrkrankheiten möglich sind, also die *Hirnhautentzündung* und der *Hirnabszeß.* Wie an anderer Stelle schon beschrieben, äußert sich die Meningitis mit Nackensteifigkeit, Benommenheit bis Bewußtlosigkeit, Kopfschmerz und Erbrechen sowie charakteristischen Veränderungen des Hirnwassers. Der von der Nase und den Nebenhöhlen ausgehende Hirnabszeß *(rhinogener Hirnabszeß)* ist im allgemeinen nicht durch sehr deutliche Ausfallserscheinungen gekennzeichnet. Es fällt nur eine *Wesensveränderung,* eine *Schläfrigkeit,* gelegentlich auch eine *Brechneigung* auf, ehe *Kopfschmerzen* auftreten.

Die bei den geschilderten Komplikationen unumgänglichen Eingriffe haben die Aufgabe, die erkrankten Nebenhöhlen weit zu öffnen, ihren kranken Inhalt zu entfernen, den befallenen Knochen an den Übertrittstellen der Erkrankung zur Augenhöhle bzw. zur Hirnhaut zu beseitigen und die Höhlen zur Nase hin mit einem sicheren Abfluß zu versehen. Der rhinogene Hirnabszeß wird ähnlich wie der otogene eröffnet und drainiert oder neurochirurgisch ausgeschält.

Eine seltene Krankheit ist die *Stirnbeinosteomyelitis.* Hier liegt eine Eiterung im Mark des Stirnknochens vor, die auch auf die übrigen Schädelknochen, vor allem auf die Scheitelbeine, übergreifen kann und zumeist die angrenzende Hirnhaut erfaßt. Die gefährliche Erkrankung verlangt die Entfernung des kranken Knochens.

Verletzungen

Über die Verletzungen der Nase wurde oben berichtet. Bei Gewalteinwirkung auf das Gebiet des Mittelgesichts entstehen Knochenbrüche, welche die Nebenhöhlen durchlaufen und damit für die Augen und für das Gehirn Gefahren heraufbeschwören.

Eine Fraktur kann die Nebenhöhlen, welche die Augenhöhle (Orbita) umgeben, durchziehen *(Orbitafraktur)* und zur Verletzung des Auges oder seiner Muskeln, ebenso aber auch zu einer Verlagerung des Augeninhaltes führen. Das ist insbesondere dann der Fall, wenn das Kieferhöhlendach, welches ja gleichzeitig der Augenhöhlenboden ist, nach einem Schlag auf das Auge einbricht und mitsamt dem unteren Augenmuskel abwärts in die Kieferhöhle sinkt (sog. *Blow-out-Fraktur)* (Abb. **48**) oder wenn der Jochbeinansatz in die Kieferhöhle verlagert wird. Man

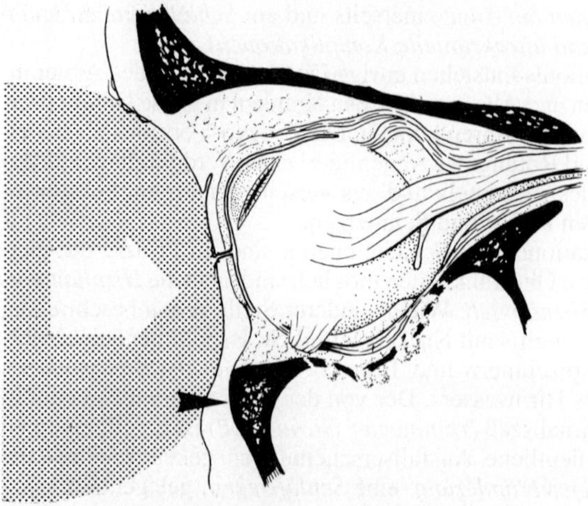

Abb. **48** Blow-out-Fraktur. Beim Aufprall (z. B. eines Balls, einer Faust) wird der Augapfel (in Pfeilrichtung) in den Trichter der Augenhöhle gedrängt. Durch den dabei entstehenden Druck des Augenhöhleninhaltes wird der Augenhöhlenboden zerbrochen. Das Augenhöhlenfett und ein Augenmuskel fällt nach unten in die Kieferhöhle

kann die verschobenen oder abgesprengten Knochenteile häufig wieder nach einer Eröffnung der Kieferhöhle in ihre natürliche Lage bringen und mit einer Tamponade oder einem Gummiballon stützen. Heutzutage operiert man sicherer nach Hautschnitten von außen und vereinigt die Knochentrümmer durch Metallplatten, die mit Schrauben am Knochen befestigt werden *(Plattenosteosynthese).* Sind die zahntragenden Knochenteile des Oberkiefers gebrochen, werden zur Fixation gebogene Metallschienen mit Draht an den Zähnen befestigt.

Wesentlich schwerwiegender ist die Zertrümmerung derjenigen Nebenhöhlenwände, welche wie das Siebbeindach oder die Stirnhöhlenhinterwand zugleich die innere Begrenzung zum Gehirn bilden. Man spricht dann, da die Schädelbasis in ihrem vorderen Abschnitt einbezogen ist, von einer *frontobasalen Fraktur* (vgl. Abb. **22**). Reißt dabei auch die Hirnhaut ein, tritt Hirnwasser in die Nasenhöhle. Man bezeichnet das Abtropfen von Liquor in die Nase als *Liquorrhö.* Besteht eine solche Liquorfistel, so ist jederzeit die Möglichkeit gegeben, daß von der Nase oder von den geschädigten Nebenhöhlen aus Bakterien in das Gehirn einwandern können. Wer Patienten mit derartigen Schädelverletzungen zu pflegen hat, muß wissen, daß das Abtropfen einer wasserklaren Flüssigkeit aus einer Nasenöffnung beim aufrecht sitzenden oder vorgebeugten

Patienten immer ein nahezu sicheres Zeichen einer solchen gefährlichen Situation ist und diese Beobachtung sogleich melden.

Eine zunehmende Benommenheit macht deutlich, daß die gefürchtete Komplikation, die Meningitis, bereits eingetreten ist. Sehr wichtig ist es, bei jedem Schädelverletzten die Bewußtseinslage sorgfältig zu beobachten. Stellen sich erst einige Stunden nach dem Unfall oder auch noch später Bewußtseinstrübungen ein und kommt es schließlich zur vollen Bewußtlosigkeit, so ist auch diese Beobachtung unverzüglich zu melden, da sie auf einen sich allmählich vergrößernden Bluterguß im Schädelinneren hinweist, der zu einer zunehmenden Verdrängung des Gehirns und damit zu der Bewußtlosigkeit führt. Dieses sog. *epidurale Hämatom* hat meist tödliche Folgen, wenn nicht rasch durch eine Eröffnung des Schädels eine Entlastung erfolgt.

Ein Patient muß nach einer Schädelverletzung 24 Std. unter Beobachtung gleiben (ggf. Angehörige beauftragen). Es besteht die Gefahr der erst nach Stunden einsetzenden Hirndrucksteigerung durch einen sich vergrößernden Bluterguß im Schädelinneren (epidurales Hämatom).

Zeichen: zunehmende Bewußtlosigkeit,
langsamer Puls,
weite Pupillen;
Maßnahmen: sofortige Operation (Schädeleröffnung).

Der HNO-Arzt hat die Aufgabe, bei frontobasalen Frakturen die zertrümmerten Nebenhöhlen zu öffnen, Knochensplitter, die die Hirnhaut beschädigt haben, zu beseitigen und Hirnhautrisse zu verschließen. Gleichzeitig muß er dafür Sorge tragen, daß die Nebenhöhlen eine breite Verbindung zur Nasenhöhle erhalten und daß damit einer Eiterstauung und einer zum Gehirn aufsteigenden Infektion vorgebeugt wird.

Geschwülste der Nase und der Nebenhöhlen

Unter den **gutartigen Geschwülsten** ist das *Osteom* zu erwähnen. Es handelt sich um eine kugelförmige, erbsen- bis kastaniengroße knöcherne Neubildung, die sich vor allem in der Stirnhöhle, seltener in den Siebbeinzellen entwickelt. Sie entsteht meist völlig unbemerkt und wird häufig nur zufällig bei einer Nebenhöhlen-Röntgenuntersuchung entdeckt. Notwendig wird ihre Entfernung, wenn sich bei Kontrolluntersuchungen erweist, daß sie sich vergrößert, wenn sie Kopfschmerzen hervorruft oder durch ihr Wachstum die Nebenhöhlenwände ausweitet und Gehirn oder Augenhöhle bedrängt.

Bei den anderen gutartigen Geschwülsten handelt es sich um *warzenähnliche Neubildungen* am Naseneingang *(Papillome)* oder um gutartige *Fasergeschwülste (Fibrome),* die meist leicht zu entfernen sind. Gelegentlich entsteht auch einmal ein kleiner *Blutschwamm (Angiom),* der Ursache eines Nasenblutens sein kann.

Bösartige Geschwülste der Nase und der Nebenhöhlen sind Krebse im engeren Sinn *(Karzinome),* die aus entarteten Epithelzellen zusammengesetzt sind, und bösartige Bindegewebsgeschwülste *(Sarkome).* Eine den Karzinomen zuzuordnende, also gleichfalls bösartige Sonderform, die gerade im Kopfbereich, besonders an der Nase und den Nebenhöhlen, auftritt, wird manchmal als *Zylindrom* bezeichnet. Für eine andere Form des Nasenkrebses ist ein Zusammenhang mit lebenslangem Einatmen von Holzstaub gesichert. Alle bösartigen Geschwülste dringen in ihre Umgebung vor und zerstören sie (infiltrierendes Wachstum). Ein weiteres Charakteristikum der damit schon gekennzeichneten *Bösartigkeit (Malignität)* ist die Fähigkeit dieser Geschwülste, *Absiedelungen (Metastasen)* in den benachbarten Lymphknoten des Halses, gelegentlich aber auch in ferngelegenen Organen, z. B. in der Lunge, zu bilden.

Die besondere Gefährlichkeit bösartiger Geschwülste in den Nebenhöhlen liegt darin, daß sie sich dort versteckt entwickeln und sich daher sehr lange Zeit unbemerkt vergrößern können. Sie werden meist erst dann erkannt, wenn sie die Wände der Nebenhöhlen überschritten haben und sich ein Tumordurchbruch an der Augenhöhle, am Gaumen oder der Wangenhaut bemerkbar macht. Hinweisende Symptome sind dann eine Vorwölbung der Wange, Geschwüre oder Verdickungen am Gaumen und am Zahnfleisch, eine Verdrängung oder ein Hervortreten des Auges *(Protrusio bulbi)* sowie bei Einbruch in die Nasenhöhle selbst eine Behinderung der Nasenatmung und Nasenbluten.

Die Diagnose bestätigt sich manchmal beim Einblick in die Nase, sonst aber durch die Sinuskopie oder häufiger noch durch die Röntgenaufnahme. Hier sieht man dann nicht nur die durch die Geschwulst bedingte Verschattung der befallenen Höhle, sondern auch eine Auflösung der knöchernen Begrenzungen als Zeichen für die Zerstörung des Knochens. Gesichert wird der Befund schließlich durch eine *Gewebsentnahme (Probeexzision, Biopsie)* und die mikroskopische Untersuchung.

Die Behandlung ist vorwiegend chirurgisch. Die Operation wird zur Beseitigung etwa noch vorhandener Tumorreste fast immer durch eine Röntgenbestrahlung ergänzt.

Stets sind die Operationen, die zur Behandlung bösartiger Nasennebenhöhlengeschwülste notwendig werden, sehr umfangreich und zwangsläufig für den Kranken sehr belastend. Unvermeidlich kommt es häufig auch zu schwerwiegenden Entstellungen und Funktionsstörungen. Je nach Sitz des Tumors müssen große Teile des Oberkiefers oder dieser ganz mit einer Gaumenhälfte und den Zähnen einer Seite entfernt werden *(Oberkieferresektion).* Bei Einbruch der Geschwulst in die Augenhöhle ist man gezwungen, den Augenhöhleninhalt mit dem Augapfel zu entfernen *(Exenteratio orbitae).* Die Notwendigkeit, die Geschwulst umfassend auszurotten, zwingt dazu, die Wange nach Hautschnitten seitlich der Nase und durch die Oberlippe aufzuklappen, in anderen Fällen auch die Schnitte auf die Stirn auszudehnen.

Man ist bemüht, die Auswirkungen der Operation zu mildern. Nach einer Entfernung von Gaumen und Oberkieferanteilen kann eine an den verbleibenden Zähnen befestigte Gaumenplatte aus Kunststoff eingepaßt werden. Solche Verschlußplatten pflegt man bereits vor der Operation in zahnärztlich-prothetischer Technik anzufertigen und unmittelbar am Ende der Operation einzusetzen. Diese *Resektionsprothese* erlaubt es dem Kranken, verständlich zu sprechen und Nahrung zu sich zu nehmen. Die Verstümmelung durch die entleerte Augenhöhle kann man gleichfalls durch Kunststoffauflagen, die an einer Brille befestigt werden, überdecken *(Epithese)*.

Die Nachbehandlung nach ausgedehnten Tumorresektionen im Oberkiefer- und Nasenbereich stellt an die Pflegekräfte große Anforderungen. Die Ernährung des Kranken muß vorübergehend durch Einlegen einer Nährsonde sichergestellt werden.

Wie immer in der Geschwulstbehandlung, so sind auch hier die Heilungsaussichten dann am besten, wenn der Kranke früh, bei noch geringer Ausdehnung der Neubildung zur Behandlung kommt.

Symptome, die für eine mögliche Geschwulstbildung in der Kieferhöhle sprechen:
- Zahnprothese paßt nicht mehr,
- Blutungen und Verdickungen am Zahnfleisch,
- Einseitiges, anhaltendes Nasenbluten,
- Auftreibung der Wange,
- Taubheitsgefühl über der Wange (durch Schädigung des Empfindungsnervs),
- Tränenträufeln auf einer Seite (durch Verschluß des Tränen-Nasen-Kanals),
- Verlagerung des Auges oder Verengung des Augenspaltes.

Geruchsstörungen

Man bezeichnet als:

- ▶ *Anosmie* den völligen Verlust der Riechfähigkeit,
- ▶ *Hyposmie* die eingeschränkte Riechfähigkeit,
- ▶ *Parosmie* eine verfälschte Riechwahrnehmung,
- ▶ *Kakosmie* die krankhafte Wahrnehmung übler Gerüche.

Eine An- oder Hyposmie kann ihre Ursache in einer Beeinträchtigung der Nasenatmung und damit einer Behinderung des Zutritts von Duftstoffen zur Riechregion haben. Das ist der Fall bei Schwellungszuständen der Nasenschleimhaut, bei Polypen und anderen Hindernissen. Die Geruchsregion pflegt dabei voll funktionstüchtig zu sein. Man nennt eine derartige, lediglich auf einer mechanischen Behinderung der Zufuhr von Riechstoffen beruhende Störung, die bei jedem Schnupfen zu beobachten ist, eine *respiratorische Anosmie.* In anderen Fällen dagegen ist das Riechepithel in der Nasenschleimhaut selbst geschädigt oder zugrunde gegangen. Das ist der Fall bei manchen Viruskrankheiten, z. B. bei der Grippe, ferner bei der Ozäna. Schließlich können Geruchsstörungen oder Geruchsverluste ihre Ursache in Schäden haben, die nicht die Schleimhaut selbst, sondern die Nervenfasern zwischen der Schleimhaut und dem Gehirn, dies vor allem bei Verletzungen, oder die im Gehirn verlaufenden Riechbahnen treffen. Die Parosmie gibt es bei Vergiftungen, bei Hirn- und Geisteskrankheiten, ebenso auch die Kakosmie. Diese kann aber auch durch fauligen Eiter in einer Nebenhöhle oder durch eine zerfallende Geschwulst in der Nase bedingt sein.

Die respiratorische Anosmie läßt sich durch eine Beseitigung des Hindernisses beheben. Eine Geruchsstörung durch Schäden der Riechzellen in der Schleimhaut oder des Riechnervs ist einer Behandlung nur schwer oder gar nicht zugänglich. Verschiedene Medikamente, die die Erregbarkeit der Nervenfasern erhöhen sollen, wie Strychnin, Vitamine, Nebennierenrindenhormone, werden angewandt.

Rachen

Anatomie

Der Rachen (Pharynx) stellt sich als ein vor der Wirbelsäule gelegener Schlauch dar, der von der Schädelbasis bis hinter den Kehlkopf reicht. Er ist von Muskeln umgeben und mit Schleimhaut ausgekleidet (Abb. **49**). Man unterscheidet drei Etagen:

- Nasenrachen (Epipharynx),
- Mundrachen (Mesopharynx),
- Kehlkopfrachen (Hypopharynx).

Der **Nasenrachen,** ein etwa kastaniengroßes Gewölbe, liegt oberhalb der durch das Gaumensegel und das Zäpfchen (Uvula) gebildeten Rachenenge. Durch die Choanen steht er mit den beiden Nasenhöhlen in Verbindung. Zu beiden Seiten münden die Ohrtrompeten. Beim Kind liegt die *Rachenmandel* (Tonsilla pharyngea) als flaches, mit Furchen

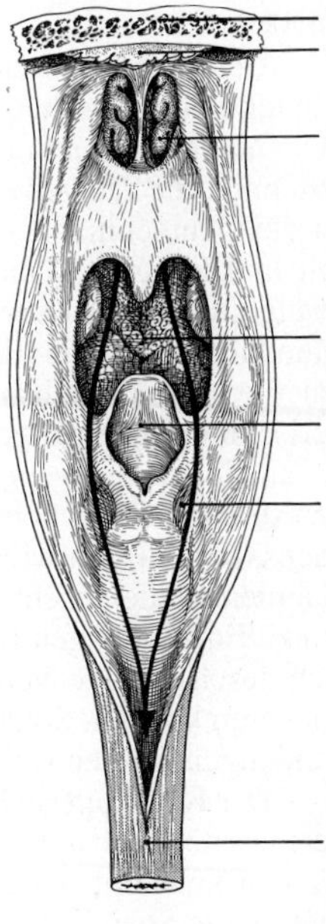

Abb. **49** Längsschnitt durch den Rachen. Man sieht von hinten, von der Gegend der Wirbelsäule aus, in den hinten aufgeschnittenen Rachenschlauch. Oben der Knochen der Schädelbasis (1), unten die Speiseröhre (2). Im oberen Abschnitt des Rachens, dem Nasenrachen, erkennt man durch die beiden hinteren Nasenöffnungen (Choanen) die hinteren Enden der Nasenmuscheln (3), darüber ein flaches Rachenmandelpolster (4). Im mittleren Rachenabschnitt blickt man in die Mundhöhle mit der Zungenwurzel (5). Darunter der Kehldeckel und der Kehlkopfeingang. Die Pfeile zeigen den Weg der Speise, die seitlich am Kehlkopf vorbei durch die Sinus piriformes (7) in die Speiseröhre fließt

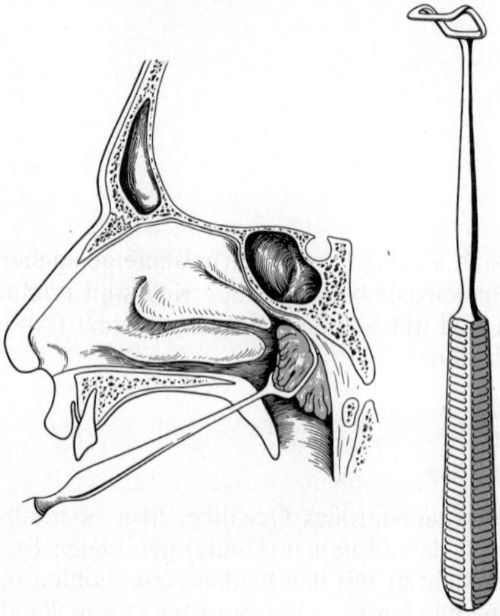

Abb. **50** Rachenmandelentfernung (Adenotomie). Das Ringmesser nach Beckmann (rechts) ist in die Mundhöhle eingeführt. Es trennt die Rachenmandel von der Wand des Nasenrachens ab

durchsetztes Polster dem Rachendach und der Hinterwand des Nasenrachenraumes auf (vgl. Abb. **50**). Sie weist eine ähnliche Struktur auf wie die Gaumenmandel.

Der **Mundrachen,** die mittlere Etage, kann als Verlängerung der Mundhöhle angesehen werden. Seitlich wird er begrenzt durch die beiden *Gaumenmandeln* und unten durch den gewölbten hinteren Zungenabschnitt, die Zungenwurzel (vgl. Abb. **52**). Von bemerkenswertem Bau ist die Gaumenmandel (Tonsilla palatina). Sie ist zwischen dem vorderen und hinteren Gaumenbogen eingebettet und von länglichen, verzweigten Gängen (Krypten) durchsetzt. Diese Krypten öffnen sich zur Mundhöhle hin. Die Masse des Mandelgewebes besteht aus Lymphozyten, die in ein Gewebsnetz eingelagert sind und sich entlang der Krypten perlschnurartig zu kugeligen Haufen anordnen. Die Krypten reichen tief bis an die bindegewebige Hülle der Gaumenmandel, die Kapsel, und liegen so unmittelbar benachbart dem lockeren Gewebe des seitlichen Rachens, in dem sich wichtige Nerven und Gefäße befinden. Der Bau der Gaumenmandel macht verständlich, daß Bakterien in der Tiefe der Krypten zu Entzündungen führen können, vor allem dann, wenn die Krypten sich durch narbige Verengungen zur Mundhöhle hin nicht ausreichend entleeren können. Solche in der Mandel gelegenen, umschriebenen Entzündungen können weitreichende Auswirkungen haben.

Der **Kehlkopfrachen** schließt sich an den Mundrachen ohne besondere Grenze nach unten zu an. Er ist trichterförmig gestaltet und geht hinter dem Kehlkopf, der mit seinem Oberteil in den Kehlkopfrachen hineinragt, in die Speiseröhre über (Abb. **49**).

Funktion

Der Rachen wird von der durch die Nase eingeatmeten Luft auf ihrem Weg zum Kehlkopf und zu den tieferen Luftwegen durchströmt, ist also ein Teil des Atemwegs. Gleichzeitig passiert die in der Mundhöhle aufgenommene Nahrung auf ihrem Weg in die Speiseröhre den Rachen. Schließlich trägt die Rachenhöhle dazu bei, den Klang der im Kehlkopf entstehenden Töne zu verändern, sie dient somit der Lautbildung. Hierbei ist insbesondere der muskuläre Verschluß zwischen dem Mundrachen und dem Nasenrachen, der durch die Gaumenbögen und durch das Gaumensegel zustande kommt, von großer Bedeutung. Beim Erschlaffen dieser Muskeln und bei Einbeziehung der Nase und des Nasenrachens in den Resonanzraum werden die nasalen Laute gebildet (m, n, ng). Hingegen wird der muskuläre Abschluß bei der Bildung der Gaumenlaute (k, g) notwendig. Eine Störung dieser Verschlußfunktion durch anatomische Defekte oder Lähmungen ruft das schon oben erwähnte offene Näseln hervor, beispielsweise bei der Gaumenspalte.

Schluckvorgang

Die in der Mundhöhle zerkleinerte Nahrung wird zunächst durch eine willkürliche Schluckbewegung von der Zunge in den Rachen befördert. Dann läuft unwillkürlich, also von uns nicht mehr beeinflußbar, ein komplizierter Reflexmechanismus ab. Nasenrachen und Nasenraum werden durch das Gaumensegel abgedichtet und der Kehlkopf, der in die Höhe gehoben wird, durch den Kehldeckel und eine Verschlußbewegung der Stimmlippen fest geschlossen. Am Speiseröhreneingang öffnet sich gleichzeitig ein Schließmuskel und gibt dem Speisebrei den Weg in den Ösophagus frei.

Diese komplizierten Vorgänge, die nach Art einer „Weichenstellung" jeweils den Rachen entweder zur Atmung oder zum Schluckvorgang freigeben, sind das Resultat eines Zusammenwirkens vieler Muskeln. Es ist verständlich, daß bei einer Lähmung dieser Muskeln infolge einer Erkrankung des Gehirns und bestimmter Nerven oder bei einer allgemeinen Bewußtlosigkeit sowie in der Narkose diese Weichenstellung versagt und daß dann Speichel oder Nahrung bzw. auch Erbrochenes vom Rachen in den Kehlkopf und in die Lungen eindringen kann.

▶ Dies ist der Vorgang, den man als „Aspiration" bezeichnet.

Bedeutung der Gaumenmandeln

Die *Gaumenmandeln,* deren Bau oben beschrieben wurde, können nicht isoliert betrachtet werden. Von ähnlichem Aufbau, wenn auch ohne die erwähnten tiefen Krypten, ist das Gewebe der *Rachenmandel* und das den hinteren Abschnitt der Zunge, die Zungenwurzel, überziehende Polster, die *Zungenmandel.* Kleinere, linsengroße Lymphozytenanhäufungen, die man als *Follikel* bezeichnet, sind in der Umgebung der Gaumenmandeln in die Schleimhaut des Rachens eingelagert. Die Anordnung dieses lymphatischen Gewebes entspricht einem Ring am Übergang von Nase bzw. Mundhöhle zum Rachen. Man nennt ihn den *lymphatischen* oder *Waldeyer-Rachenring.*

Alles spricht dafür, daß man es bei dem lymphatischen Gewebe des Rachens, damit auch bei den Gaumenmandeln, mit Produktionsstätten für Immunstoffe zu tun hat, die offenbar vornehmlich in der frühen Kindheit als Abwehrmittel gegen die vielfältigen durch Mund und Nase eindringenden Krankheitserreger bereitgestellt werden. Die Hohlräume in den Mandeln sind gewissermaßen eine vorbereitete Kontaktfläche zwischen Außenwelt und dem lymphatischen Gewebe.

Nun lehrt die Erfahrung, daß die Entfernung der Gaumenmandeln und der Rachenmandel keinerlei Ausfallserscheinungen hervorzurufen pflegt. Das dürfte sich dadurch erklären, daß auch nach solchen Operationen noch Teile des lymphatischen Rachenringes verbleiben. Auch ist anzunehmen, daß die geschilderte Aufgabe schon in der frühen Kindheit erfüllt ist und der Rachenring im späteren Leben seine Bedeutung verloren hat. Darauf weist die Tatsache hin, daß die Rachenmandel mit der Pubertät zu verschwinden pflegt und die Gaumenmandeln im Laufe des Lebens immer kleiner werden. Die Vorstellung jedenfalls, daß die Tonsillen gewissermaßen wie ein Filter die tieferen Atemwege vor Keimen schützen sollen, ist sicher nicht zutreffend. Im Gegenteil, die Gaumenmandeln und ebenso die Rachenmandel sind durch ihren Bau geradezu prädestiniert, Krankheitserreger zu beherbergen. Sie können dadurch bei ungünstigen Umständen schädliche Auswirkungen haben. Die Entfernung kranker Mandeln hat, wie die Erfahrung überzeugend lehrt, keine nachteiligen Folgen und pflegt keine Ausfallserscheinungen hervorzurufen.

Zu unterscheiden sind:

- Die *Rachenmandel* (im Nasenrachenraum) und
- die *beiden Gaumenmandeln* (im Mundrachen).
  Rachen- und Gaumenmandeln bilden zusammen mit gleichartigen Gewebspolstern an der Zungenwurzel *(Zungenmandel)* und in der Rachenschleimhaut den
- *lymphatischen Rachenring.*
  Zusammen haben alle Teile des lymphatischen Rachenringes die Funktion der Immunstoffbildung in der frühen Kindheit gegen dort eindringende Krankheitskeime. Ist die Immunstoffausstattung des Körpers erreicht, verliert das Gewebe des Rachenrings seine Bedeutung; es bildet sich mehr und mehr zurück. Zuerst verschwindet die Rachenmandel in der späten Kindheit.

Untersuchungsmethoden

Untersuchung des Mundrachens und der Gaumenmandeln

Der Mundrachen wird bei geöffnetem Mund unter Verwendung des Stirnreflektors oder der Stirnlampe (S. 198) besichtigt. Ein *Zungenspatel* dient dazu, die Zunge herabzudrücken und den Einblick in den Rachen und auf die Tonsillen zu verbessern. Sagt der Patient „A", hebt sich der Gaumen, und die Zunge senkt sich. Dadurch wird die Sicht verbessert. Außerdem kann der Arzt gleichzeitig die Beweglichkeit der Gaumenmuskeln prüfen.

Zur Beurteilung der Gaumenmandeln, ihrer seitlichen Ausdehnung, ihrer Festigkeit und ihres Inhalts bedient man sich eines stumpfen Instruments, entweder eines weiteren Spatels (vgl. Abb. **52**) oder eines

- Mandeltasters.

Durch Druck mit diesem Instrument auf den vorderen Gaumenbogen wird die Gaumenmandel zur Mundhöhle hin verdrängt (luxiert) und ihr Inhalt ausgepreßt. Auch der tastende Finger, durch Handschuh oder Gummifingerling geschützt, erlaubt ein Urteil über die Gewebsbeschaffenheit oder eine Druckempfindlichkeit der einzelnen Abschnitte in der Mundhöhle und im Rachen. In seltenen Fällen, bei übergroßem Würgreiz, wird eine Anästhesie der Schleimhaut notwendig (S. 256). Über die Hilfestellung bei der Unterstützung von Kindern wird auf S. 196 berichtet.

- **Bereitzuhalten** zur Untersuchung des Mundrachens sind:
  Zungenspatel (einfache Holzspatel oder Metallspatel, z. B. Fensterspatel nach Brünings),
  Mandeltaster (nach Zange) oder ein weiterer Zungenspatel,
  Gummifingerlinge, Handschuhe.

Untersuchung des Nasenrachens und des Kehlkopfrachens

Die Untersuchung des Nasenrachens ist identisch mit dem hinteren Naseneinblick, der Postrhinoskopie. Diese und das dazu benötigte Instrumentarium wurden auf S. 69 geschildert. Die Besichtigung des Kehlkopfrachens erfolgt zusammen mit der Kehlkopfuntersuchung. Sie wird auf S. 141 besprochen.

Krankheiten des Rachens

Vergrößerung und Entzündung der Rachenmandel

Eine *Vergrößerung (Hyperplasie) der Rachenmandel* – man spricht auch von *„adenoiden Vegetationen"* – ruft vielfältige Krankheitserscheinungen hervor. Betroffen sind immer Kinder, da sich die Rachenmandel in der Pubertät zurückbildet. Durch die vergrößerte Rachenmandel werden die Choanen teilweise verlegt, die Folge ist eine Behinderung der Nasenatmung. Die Kinder atmen ständig durch den geöffneten Mund; sie schlafen unruhig und schnarchen dabei. Von den Buchten und Taschen der Rachenmandel, in denen sich Bakterien ansammeln können, gehen anhaltende Entzündungen aus, die auf die benachbarten Schleimhäute übergreifen. So kommt es zu Schleimhautschwellungen und Entzündungen in der Tube mit den oben geschilderten Folgen, dem Tubenkatarrh und der Mittelohrentzündung, ferner zu hartnäckigen Schnupfenzuständen und Nebenhöhlenentzündungen.

Auch die tiefer gelegenen Schleimhäute, vor allem die der unteren Luftwege, sind nicht selten beteiligt, bronchitische Erscheinungen und wiederholte Katarrhe sind die Folge. Über diese Sinubronchitis wurde auf S. 94 berichtet. Schließlich pflegen die Halslymphknoten, die Filterstationen für die bakteriellen Schädlichkeiten des Nasenrachens, anzuschwellen. Die Kinder sind durch den gestörten Schlaf und die ständigen Infekte meist in ihrem Allgemeinbefinden beeinträchtigt, leicht ermüdbar und von verminderter geistiger Frische.

Die wirksamste Behandlung, die die genannten Störungen schlagartig zu beseitigen vermag, ist die *operative Abtragung der Rachenmandel.* Dieser Eingriff, die *Adenotomie,* besteht darin, daß mit einem hobelartigen Instrument – gebräuchlich ist das Ringmesser nach Beckmann – in einer Narkose das Gewebspolster der Rachenmandel von seiner Unterlage abgetrennt wird (Abb. **50**). Weitere Einzelheiten über den Eingriff und das benötigte Instrumentarium s. S. 262. (Der Laie bezeichnet die Operation oft als Entfernung von „Wucherungen" oder „Polypen". Wie erwähnt, sind jedoch Nasenpolypen andersartige, bei Kindern außerordentlich seltene, durch Verdickung der Nebenhöhlenschleimhäute hervorgerufene Veränderungen in der Nase.)

Den Eltern wird Anweisung gegeben, das Kind, das nach der Operation meist einen Tag lang unter ärztlicher Beobachtung verbleiben muß, zu Hause ins Bett zu legen. Gegen den Wundschmerz der ersten Stunden werden schmerzstillende Zäpfchen verabreicht; die Nahrung soll kühl und weich sein. Nach einem weiteren Tag allgemeiner Schonung sind die Nachwirkungen des kleinen Eingriffs in der Regel überwunden.

Als Komplikation ist vor allem die *Nachblutung* zu erwähnen. Ihre Ursache liegt meist in nicht vollständig abgelösten Rachenmandelteilen.

Werden diese dann beseitigt, pflegt die Blutung zum Stillstand zu kommen. Auch Störungen in der Blutgerinnung können daran Schuld sein.

Da das lymphatische Gewebe des Rachens bis zur Pubertät bei manchen Kindern eine Neigung zum Nachwachsen hat, kann nach Ablauf mehrerer Jahre gelegentlich erneut eine Adenotomie notwendig werden.

Vergrößerung der Gaumenmandeln

Auch an den Gaumenmandeln (vgl. Abb. **52**) ist bei manchen Menschen, vornehmlich wiederum bei Kindern, eine auffällige *Vergrößerung (Hyperplasie)* zu beobachten. Nur wenn sie so ausgeprägt ist, daß dadurch Sprach- oder Schluckstörungen entstehen, muß man eingreifen. Zur Beseitigung des durch vergrößerte Gaumenmandeln gebildeten Hindernisse im Rachen wurde früher die Kappung der Mandeln *(Tonsillotomie)* ausgeführt. Sie pflegt durch Narben an den verbleibenden Mandelteilen später anhaltenden Entzündungen Vorschub zu leisten und wird deshalb heute kaum noch vorgenommen. Geht die Vergrößerung der Gaumenmandeln mit entzündlichen Veränderungen (Anginen) einher, entschließt man sich auch im Kindesalter zur vollständigen Entfernung der Gaumenmandeln, zur *Tonsillektomie*.

- Adenotomie (AT) = Abtragung der Rachenmandel,
- Tonsillektomie (TE) = Ausschälung der Gaumenmandeln,
- Adenotonsillektomie (ATE) = Entfernung der Rachen- und Gaumenmandeln,
- Tonsillotomie = Kappung der Gaumenmandel (heute kaum noch ausgeführt).

Akute Mandelentzündung (akute Tonsillitis, Angina)

Der alte Ausdruck „Angina" (Enge) kennzeichnet ein nicht besonders häufiges Symptom der akuten Mandelentzündung, die bei stärkerer Schwellung der Mandeln entstehende Empfindung einer bedrohlichen Verengung des Racheneingangs. Die akute Mandelentzündung ist die Folge einer bakteriellen Infektion, meist durch Streptokokken. Die Bakterien vermehren sich in der Tiefe der Mandelkrypten; die Gaumenmandeln und ihre Umgebung röten sich und schwellen an; aus den Kryptenöffnungen entleeren sich eitriges Sekret oder weißliche Pfröpfe. Zugleich mit einem Fieberanstieg wird über Schluckbeschwerden geklagt. Im einzelnen beobachtet man vielfältige Abstufungen der Erkrankung. In einem Fall findet sich nur eine geringfügige Rötung der Gaumenmandeln bei unbedeutenden Schluckbeschwerden und lediglich leichter Temperaturerhöhung *(katarrhalische Angina),* im anderen Fall ist der Fieberanstieg stark, der Schmerz erheblich und der Befund an den Gaumenmandeln mit Rötung und weißlichen Auflagerungen auf den Kryptenöffnungen besonders ausgeprägt *(lakunäre Angina)*. Eine Ansteckungsgefahr besteht bei unmittelbarem Kontakt (Kuß, Eßgerät), nicht aber über die Distanz.

Die Behandlung besteht in Bettruhe, der Verordnung schmerzlindernder Mittel und feucht-warmer Umschläge, bei starker Form der Erkrankung in der Verabreichung von Antibiotika. Die örtliche Behandlung durch Pinselungen und Gurgeln hat wenig Bedeutung; sie dient allenfalls der Pflege der Schleimhaut des Mundes, die bei verminderter Schluck- und Kautätigkeit in ihrer Selbstreinigung behindert ist. Sorgfältig muß bei den Kranken der Allgemeinzustand überwacht werden. Nicht selten ist eine akute Tonsillitis die Ausgangserkrankung für einen nachfolgenden Gelenkrheumatismus oder eine Nierenentzündung. Urin, Blutbild, Blutsenkung, Kreislauf und Herz bedürfen der Kontrolle.

Mandelabszeß (Peritonsillarabszeß)

Durchwandern die Bakterien einer akuten Mandelentzündung die Mandelkapsel und kommt es zu einer Entzündung des Bindegewebes seitlich und hinter der Gaumenmandel, kann sich dort Eiter ansammeln. Es entsteht ein Abszeß, den man als *peritonsillären Abszeß* bezeichnet. Da eine Narbenbildung in den Mandeln die Abszeßentstehung begünstigt und da ein Abszeß wiederum die narbige Umwandlung der Mandel verstärkt, pflegen sich Peritonsillarabszesse zu wiederholen. Die Patienten machen einen schwerkranken Eindruck, sie empfinden einen starken, beim Schlucken kaum noch erträglichen Schmerz. Da die Kaumuskeln dem Entzündungsgebiet benachbart liegen, ist ein häufiges Symptom des Mandelabszesses die *Kieferklemme* mit erschwertem Mundöffnen.

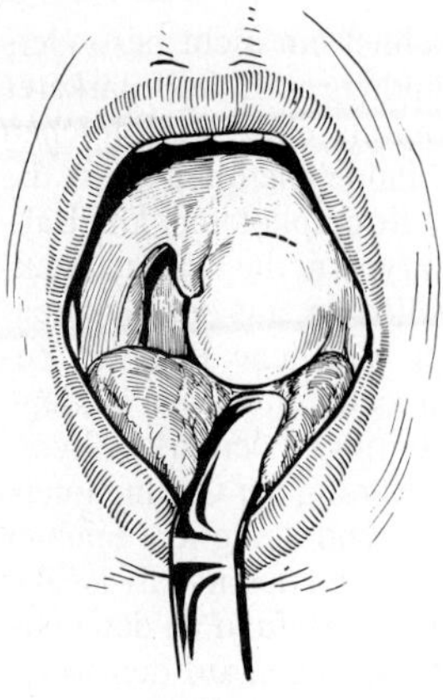

Abb. **51** Peritonsillarabszeß. Ein Abszeß hinter der linken Gaumenmandel drängt diese in den Rachen vor. Auf der Höhe der Vorwölbung die Inzision. In der Mitte das verlagerte Zäpfchen

Bei der Besichtigung der Mundhöhle erkennt man die *Vorwölbung einer Gaumenmandel* durch den dahintergelegenen Abszeß; das Zäpfchen ist zur gesunden Seite verlagert (Abb. **51**).

Die Gefahren des Peritonsillarabszesses liegen darin, daß die *entzündliche Schwellung auf den Kehlkopfeingang* übergreifen kann und zu einer *lebensbedrohenden Behinderung der Atmung* zu führen vermag. Ein seltenes Ereignis ist der Eintritt der Krankheitserreger in die Blutbahn *(tonsillogene Sepsis).*

Die wirksamste Behandlung besteht in der sofortigen Entleerung des Abszesses. Hierzu wird nach örtlicher Betäubung mit einer dicken Nadel punktiert und dann, wenn Eiter gefunden wird, ein Einschnitt auf der Höhe der Vorwölbung gemacht und der Abszeß eröffnet *(Abszeßinzision).* Anschließend führt man in die Inzisionsöffnung eine schlanke Kornzange ein, spreizt die Wunde auf und sorgt so für eine gute Entleerung des Eiters. Der kurze Eingriff, der unvermeidlich für den Patienten schmerzhaft ist und der daher auch häufig in Narkose vorgenommen wird, schafft sehr schnell Erleichterung und führt in der Regel noch am gleichen Tag zu einem entscheidenden Rückgang aller Beschwerden. Um Sekretverhaltungen in der Abszeßhöhle durch Verkleben der Öffnungen zu verhindern, muß am folgenden Tag, gelegentlich auch ein weiteres Mal die Wunde aufgespreizt werden.

- **Bereitzuhalten** zur Inzision des Peritonsillarabszesses sind:
  Oberflächenbetäubungsmittel (Pantocain oder Xylocain),
  Novocain 1%ig mit Spritze und Kanüle,
  Punktionsnadel und Spritze,
  Zungenspatel,
  Abszeßinzisionsmesser,
  schlanke Kornzange,
  Nierenschale.

Da, wie erwähnt, die durch die Narbenbildung veränderten anatomischen Verhältnisse alsbald das abermalige Auftreten eines Abszesses begünstigen, wird dem Patienten geraten, sich die Mandeln entfernen zu lassen. Es ist nicht günstig, mit diesem Eingriff zu warten, bis nach Wochen oder Monaten eine feste Narbe entstanden ist. Vielmehr kann man heute unter dem Schutz der Antibiotika die Tonsillektomie, die dann immer auf beiden Seiten vorgenommen wird, schon sehr bald nach der Abszeßinzision ausführen (sog. *„Anschlußtonsillektomie"*). Läßt sich ein Abszeß nicht ausreichend entleeren oder wird er bei der Inzision nicht aufgedeckt, muß man sich bei anhaltenden Beschwerden zur sofortigen Tonsillektomie *(Abszeßtonsillektomie)* entschließen. Dieser Eingriff, der die Kranken allerdings stärker belastet und wegen der behinderten Mundöffnung technisch etwas schwieriger ist, vereinigt also den Vorgang der Abszeßentleerung mit der später notwendigen Entfernung der Mandeln.

Monozytenangina (infektiöse Mononukleose)

Die Erkrankung, die fast ausschließlich Jugendliche befällt, wird durch einen Virus hervorgerufen und beschränkt sich nicht auf Veränderungen an den Gaumenmandeln. Die Angina ist nur ein Teilsymptom; befallen sind auch Leber und Milz. Kennzeichen ist vor allem eine Veränderung des Blutes mit dem vermehrten Auftreten von großkernigen weißen Blutkörperchen, der Monozyten. Die Erkrankung trägt daher die Bezeichnung *„infektiöse Mononukleose"*; ihr alter Name ist *„Pfeiffersches Drüsenfieber"*. Die für die Krankheit typischen Veränderungen an den Mandeln sind grauweiße, auf die Tonsillen beschränkte Beläge. Charakteristisch ist weiter ein starkes Anschwellen der Halslymphknoten, früher „Drüsen" genannt. Die Erkrankung kann sehr hartnäckig sein – Antibiotika helfen nicht –, pflegt aber in der Regel ohne Folgen auszuheilen. In langwierigen Fällen kann eine Tonsillektomie die Krankheitsdauer abkürzen. Wegen der häufigen Beteiligung der Leber müssen die internistischen Befunde (Blut, Leberwerte) überwacht werden; die Patienten erhalten Leberdiät. Neben dem Nachweis der Erkrankung durch die Veränderung des Blutbildes gibt es noch einen Blutschnelltest und eine für die Mononukleose typische Serumreaktion, den Test nach Paul-Bunnell.

Diphtherie

Die Diphtherie ist selten geworden. Sie ist sehr ansteckend und wird durch den Diphtheriebazillus hervorgerufen. An den Gaumenmandeln erkennt man, ähnlich wie bei der infektiösen Mononukleose, *weißlichgraue Beläge,* die hier jedoch nicht auf die eigentliche Gaumenmandel beschränkt bleiben, sondern auf die benachbarte Schleimhaut überzugreifen pflegen. Diese Beläge lassen sich nur schwer ablösen; ihnen entströmt ein süßlicher Geruch. In selteneren Fällen sind nicht die Tonsillen Angriffspunkt der Krankheitserreger, sondern die Nasenschleimhaut *(Nasendiphtherie)* oder der Kehlkopf *(Kehlkopfdiphtherie)*. Die dann im Kehlkopf entstehenden weißlichen Membranen können zur tödlichen Atemnot führen. Immer ist eine Diphtherie eine ernste Erkrankung, da von den Bazillen herzschädigende Giftstoffe ausgehen. Herz- und Kreislaufversagen sind gefürchtete Komplikationen. Gelegentlich sieht man einige Wochen nach einer Diphtherie eine vorübergehende, ebenfalls auf die Giftstoffe zurückzuführende Lähmung der Gaumenmuskulatur und manchmal auch der Augenmuskeln.

Da die Erkrankung leicht übertragbar ist, sind eine strenge Isolierung der Kranken und Schutzmaßnahmen beim Pflegepersonal erforderlich.

Plaut-Vincent-Angina

Diese gleichfalls bakteriell bedingte, aber kaum ansteckende Erkrankung pflegt oft nur auf einer Seite an der Gaumenmandel ein schmierig belegtes Geschwür hervorzurufen. Die Patienten haben geringe Schluckbeschwerden; die Temperatur ist wenig erhöht, das Allgemeinbefinden kaum beeinträchtigt. Komplikationen sind nicht zu befürchten; die Behandlung kann sich in den meisten Fällen auf Pinselungen oder auf Ätzen beschränken.

Scharlachangina

Bekanntlich beginnt der Scharlach mit einer Angina. Der typische Hautausschlag folgt erst in einer 2. Krankheitsphase 2–3 Tage später. Die Scharlachangina zeichnet sich durch eine düster-rote Verfärbung der Gaumenmandeln und des weichen Gaumens und durch eine mäßige Schwellung aus. Beläge sind selten; immer bestehen Fieber und Schluckschmerz. Erweckt eine Tonsillitis den Eindruck einer Scharlachangina, muß sogleich für Isolierung der Kranken Sorge getragen und die stets wirksame Penizillinbehandlung eingeleitet werden.

So wie der Scharlach können sich auch viele Allgemeinerkrankungen durch Veränderungen an den Mandeln zeigen. Hierzu gehören die *Syphilis* und verschiedene Blutkrankheiten *(Leukose, Agranulozytose).* Auch von einer Tuberkulose kann das lymphatische Gewebe im Rachen befallen werden, häufig nach dem Genuß bakterienhaltiger Milch. Diese meist gutartige *Tuberkulose der Gaumenmandeln,* die oft mit einer *Halslymphknotentuberkulose* (S. 188) zusammen auftritt, ist schwer zu erkennen und nur durch die histologische Untersuchung sicherzustellen.

Ansteckungsgefahr bei Mandelerkrankungen.
Sehr ansteckend, strenge Isolierung erforderlich bei:
- Diphtherie,
- Scharlach.

Ansteckend nur durch unmittelbaren Kontakt (Speichel, Eßgeschirr), Isolierung nicht erforderlich:
- lakunäre Angina,
- Monozytenangina,
- Plaut-Vincent-Angina,
- Syhilitische Angina.

Nicht übertragbar:
- Angina bei Blutkrankheiten.

Chronische Mandelentzündung (chronische Tonsillitis)

Überaus häufig erfahren die Gaumenmandeln im Laufe des Lebens durch Entzündungen, teilweise auch solche, die wenig bemerkbar ablaufen, narbige Veränderungen und Abschnürungen einzelner Kryptenabschnitte. Krankheitserreger können sich dann in der Tiefe der Mandel vermehren und umschriebene Reizzustände hervorrufen. Die Widerstandskraft des Patienten reicht im allgemeinen aus und verhindert, daß die Entzündungen stärkere Formen annehmen und sich im Sinne der akuten Mandelentzündung entwickeln. Jede Minderung der Abwehrlage jedoch zieht schubweise neue Entzündungsvorgänge nach sich. Auf die Dauer können solche Prozesse für den Gesamtorganismus Folgen haben.

Neben einer Störung des Allgemeinbefindens mit Mattigkeit und Abgeschlagenheit beobachtet man gelegentlich an ferngelegenen Organen Erkrankungen, die mit solchen chronischen Mandelentzündungen im Zusammenhang stehen. Das gilt vor allem für entzündliche Nierenleiden, für den Gelenkrheumatismus sowie für Herzinnenhaut- und Herzmuskelentzündungen. Inwieweit auch noch an anderen Organen, so am Auge und an der Haut, durch chronische Mandelentzündungen Krankheiten hervorgerufen oder gefördert werden, ist umstritten. Man betrachtet jedenfalls Veränderungen der geschilderten Art an den Tonsillen als einen *Herd (Fokus),* der auf komplizierte und im einzelnen noch nicht völlig geklärte Weise Fernwirkungen *(Fokalerkrankungen)* hervorruft.

Für die Diagnose einer chronischen Tonsillitis und speziell die Annahme einer davon ausgehenden Fernerkrankung sind die Krankheitsvorgeschichte (Anginen, häufig leichtere Schluckbeschwerden), der Befund narbig veränderter und eiterhaltiger Gaumenmandeln sowie ggf. das Ergebnis bestimmter Blutuntersuchungen (Antistreptolysintiter) ausschlaggebend. Eine andere Erscheinungsform der chronischen Mandelentzündung, die erfahrungsgemäß weniger allgemeine Auswirkungen hat, ist die *Propftonsillitis.* Hier entstehen in den Krypten der Mandel aus zersetztem Sekret *übelriechende Pfröpfe,* die eine häufige Ursache für den *Mundgeruch (Foetor ex ore)* sind (Abb. **52**).

Behandlung der chronischen Tonsillitis: Da es im wesentlichen die narbigen Veränderungen der Gaumenmandeln sind, die das immer neue Auftreten bakteriell bedingter Entzündungen oder ihr schubweises Fortbestehen ermöglichen, und da die Narben mit Medikamenten nicht zu beeinflussen sind, erfolgt die Behandlung der chronischen Tonsillitis in der Regel operativ. Sie besteht in der vollständigen *Entfernung beider Gaumenmandeln (Tonsillektomie).* Nur wenn der Allgemeinzustand des Kranken jede Operation verbietet, ebenso auch, wenn es sich lediglich um Pfropfmandeln handelt, muß oder kann von der Operation Abstand genommen werden. Dann beschränkt sich die Behandlung auf das regelmäßige *Ausdrücken* oder *Absaugen der Mandeln.* Eine Heilung wird allerdings damit nicht erreicht.

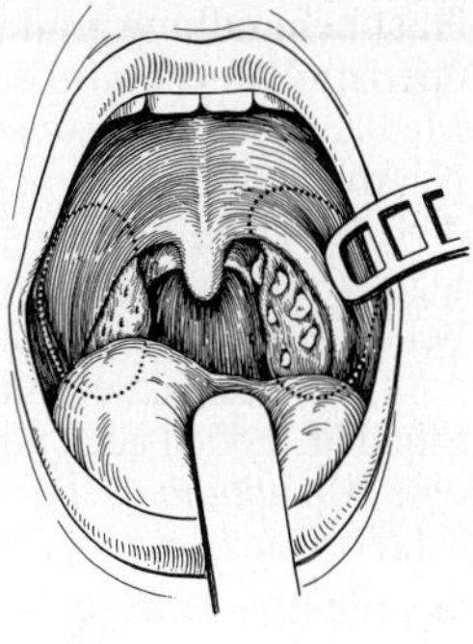

Abb. **52** Gaumenmandeln. Die gestrichelte Linie markiert die seitliche Ausdehnung der Gaumenmandeln. Links entleeren sich auf den Druck eines Zungenspatels Pfröpfe aus den Krypten der Mandeln

Zur Entleerung der Tonsillen benutzt der Arzt, wie bereits erwähnt, den Mandeltaster oder einen zweiten Zungenspatel, mit dem er die Gaumenmandel zusammendrückt und ihre Krypten zur Entleerung bringt (Abb. **52**). Das Absaugen, das das gleiche Ziel verfolgt, wird mit einem

- Tonsillensauger

vorgenommen, einem Metall- oder Glasrohr mit napfartig geformtem Ende, das über die Öffnung der Gaumenmandel gestülpt wird. An das Rohr wird ein Sauggerät oder ein Ballon angeschlossen und ein Unterdruck erzeugt. In beschränktem Umfang ist so eine vorübergehende Entleerung der Tonsillenkrypten möglich.

Tonsillektomie

Die *Mandelausschälung (Tonsillektomie)* wird in stationärer Behandlung vorgenommen. Nach vorausgehender allgemeiner Untersuchung (Herz, Kreislauf, Lunge, Blutgerinnung) und einer vorbereitenden Injektion eines beruhigend wirkenden Medikamentes, das nach den Anordnungen des Arztes zur genau festgelegten Zeit (½ Std. vor der Operation) gegeben wird (S. 215), wird der Eingriff in örtlicher Betäubung oder Intubationsnarkose ausgeführt (S. 245). Die Gaumenmandeln werden mit einer speziellen Faßzange gefaßt und mit einer langen Schere und stumpfen Präparierinstrumenten aus ihrer Umgebung herausgelöst. Zur Abtragung ihres unteren, an die Zunge angrenzenden Poles bedient man sich einer abschnürenden Drahtschlinge. Abschließend müssen die blutenden Gefäße unterbunden werden. Nach dem Eingriff finden sich zwischen den beiden Gaumenbögen jeder Seite etwa fünfmarkstückgroße Wundflächen, die sich in den folgenden Tagen mit einem weißlichen Schorf bedecken. Dieser Wundbelag, der gelegentlich einen unangenehmen Geruch hat, löst sich etwa am 4. bis 5. Tag nach der Operation: Die Wunde „reinigt sich". Erst dann setzt allmählich die narbige Abheilung ein.

Nachbehandlung und Komplikationen: Der in örtlicher Betäubung operierte Patient wird sogleich nach der Gabe eines schmerzstillenden Medikamentes mit etwas erhöhtem Oberkörper in seinem Bett gelagert. Narkotisierte Kranke dagegen liegen in flacher, stabiler Seitenlage (vgl. Abb. **90**). Ein mit Eis gefüllter Gummischlauch wird um den Hals gelegt; er mildert die Schmerzen der ersten Zeit und trägt zur Blutstillung bei. Das Eis in dem Schlauch muß regelmäßig erneuert werden.

Die besondere Aufgabe des Pflegepersonals ist es, in den ersten Stunden, jedoch auch noch in der ersten Nacht, besonders sorgfältig auf eine *Nachblutung,* die häufigste Komplikation der Tonsillektomie, zu achten. Ganz besonders wichtig ist diese Aufgabe bei den noch nicht aus der Narkose aufgewachten oder durch die Wirkung der Betäubungsmittel stark benommenen Patienten. Es besteht dann die Gefahr, daß Blut in die Lunge eindringen kann und lebensgefährliche Erstickungszustände entstehen. Nicht selten bleibt eine Blutung unbemerkt, wenn der Patient das Blut schluckt. So müssen die Kranken aufgefordert werden, die sich im Munde sammelnde Flüssigkeit, meist anfänglich mit Blut vermischter Speichel, in eine bereitliegende Schale zu entleeren.

Wird bei einer fortbestehenden Blutung das Blut geschluckt, so stellen sich neben einer allgemeinen Blässe alsbald Übelkeit und Brechreiz ein. Beim Erbrechen entleert sich dann das aus dem Magen kommende, schwärzlich verfärbte Blut. Die aufmerksamen Pflegekräfte bemerken an der Verschlechterung des Pulses und der zunehmenden Blässe des Patienten, daß ein derartig unbemerkt fortschreitender Blutverlust vorliegt. Bei jedem Zeichen einer Nachblutung verständigt man sofort den Arzt, der dann die Blutstillung vorzunehmen hat. Häufig genügt es, ein Gerinnsel von den Wundbetten abzulösen; in anderen Fällen ist die nachträgliche Unterbindung eines blutenden Gefäßes oder auch das vorübergehende Einnähen eines Tupfers in die Mandelnische erforderlich. Das Auftreten einer Nachblutung wird dadurch gefördert, daß die Kranken anfänglich bei der Operation einen Blutdruckabfall erleiden und kleinere Gefäße sich zunächst verschließen. Erst wenn der Blutdruck nach der Operation wieder ansteigt und auch die Wirkung der örtlichen Betäubung nachläßt, kann eine Blutung deutlich werden. Auch eine Blutgerinnungsstörung kann die Ursache einer Nachblutung sein. Dazu können vor der Operation eingenommene Schmerztabletten führen. Die Pflegekraft soll die Patienten darauf hinweisen, nicht ohne Genehmigung Tabletten einzunehmen.

Ist die erste Nacht vorbei, wird die Gefahr einer Nachblutung viel geringer. Gelegentlich tritt sie dann noch am 4.–6. Tag auf, wenn die Wundbeläge sich ablösen, seltener auch später. Diese *Ablösungsblutungen* sind meistens geringfügig und bergen keine größeren Gefahren. Immerhin ist die Möglichkeit einer Spätblutung eine der wichtigsten Gründe, weshalb man die Kranken im allgemeinen 5–7 Tage nach der Operation in klinischer Behandlung und Beobachtung beläßt.

Die in dieser Zeit meist sehr unangenehmen Schmerzen – sie werden nicht nur in der Wunde selbst, sondern häufig auch ausstrahlend in beiden Ohren empfunden – können durch schmerzstillende Medikamente gelindert werden. Gegen die Ohrenschmerzen helfen wärmende Wattepackungen über den Ohren. Die Kost soll anfangs flüssig, später breiig sein; zu vermeiden sind gewürzte und heiße Speisen sowie spelzige Gemüse oder Brotrinden. Obstsäuren, z. B. in Säften oder Bananen, lösen heftige Schmerzempfindungen aus.

Nach dem Krankenhausaufenthalt wird den Patienten noch weitere zwei Wochen Schonung verordnet. Kinder überwinden die schmerzhafte Phase nach der Operation meist rascher und klagloser als Erwachsene. Bei Kindern wird in der Regel mit der Ausschälung der Gaumenmandeln zugleich auch die *Entfernung der Rachenmandel* verbunden *(Adeno-Tonsillektomie).*

Nachblutungsgefahr nach Mandeloperationen am *Operationstag* durch sich öffnende Blutgefäße bei Wiederanstieg des Blutdruckes oder Gerinnungsstörungen (postoperative Blutung),
am *5.–6. Tag* (auch später) durch Ablösen von Wundbelägen (Ablösungsblutung).

Rachenschleimhautentzündung (Pharyngitis)

Akute Rachenentzündung *(Pharyngitis acuta).* Fast immer entwickelt sich bei einem Virusinfekt der oberen Luftwege („Erkältung“) eine akute Entzündung der Rachenschleimhaut. Neben den allgemeinen Zeichen des Infektes mit Abgeschlagenheit, Gliederschmerzen und Fieber bestehen brennende kratzende Empfindungen im Rachen. Die Rachenschleimhaut ist tiefrot verfärbt und oft mit Schleim bedeckt. Man behandelt mit Schwitzpackungen, Vitamingaben und fiebersenkenden Mitteln und beschränkt sich zur Beeinflussung der Rachenbeschwerden auf desinfizierende oder reizlindernde Gurgelwässer oder Lutschtabletten.

Der akuten, nach wenigen Tagen abklingenden Entzündung steht die häufige **chronische Rachenentzündung** *(Pharyngitis chronica)* gegenüber. Hier sind es lange Zeit einwirkende schädliche Reize, die die Schleimhaut nachhaltig verändern. In einem Teil der Fälle kommt es zu einer samtartigen Verdickung der Rachenschleimhaut mit einer Störung der Funktion der in ihr eingelagerten kleinen Schleimdrüsen, die dann ein zähflüssiges Sekret produzieren. In einem anderen Teil dagegen beobachtet man eine Austrocknung der Rachenschleimhaut, die dann dünn und lackartig glänzend erscheint und deren Schleimdrüsen zugrunde gehen. Man spricht hier von der trockenen Rachenentzündung *(Pharyngitis sicca).* Die Kranken sind durch vielfältige Mißempfindungen geplagt; insbesondere leiden sie unter vermehrter Schleimentwicklung, die vor allem nach der Ruhe des Schlafes am Morgen zu stärkerer Belästigung führt und dazu zwingt, den Schleim durch wiederholtes Räuspern zu beseitigen. Auch die Trockenheitsempfindung im Rachen belästigt die Patienten.

Die Veränderungen, die in den einzelnen Etagen des Rachens verschieden stark ausgeprägt sein können, haben meist eine komplexe Ursache. Eine Behinderung der Nasenatmung durch Muschelvergrößerung und Septumverbiegung mit der dadurch bedingten ungenügenden Befeuchtung und Erwärmung sowie Staubbindung der Atemluft kann ebenso eine Rolle spielen wie eine unerkannte Nebenhöhlenentzündung. Daneben sind aber auch andere Schädlichkeiten, die bei der Atmung und bei der Nahrungsaufnahme die Rachenschleimhaut treffen, wie Staub, berufliche Gifte, Tabakrauch, Alkohol usw., von Bedeutung. Weiterhin beobachtet man die chronische Pharyngitis bei Menschen mit Stoffwechselleiden und Kreislaufstörungen.

Die Behandlung solcher Kranker ist schwierig. Man bemüht sich, die genannten Schädlichkeiten auszuschließen, ggf. dann also auch Operationen an der Nase oder den Nebenhöhlen vorzunehmen, und auf die Lebensweise seiner Patienten Einfluß zu gewinnen. Je nach der Art der Entzündung im einzelnen verordnet man sekretionsfördernde oder sekretionshemmende und gerbende Mittel, die als Gurgelwässer oder in der Form der Nasen- und Rachenspülung angewandt oder mit Spray oder Wattepinsel aufgebracht werden. Bevorzugte Substanzen sind Salzlösungen (Emser Salz, Reichenhaller Salz), reizlindernde Stoffe (Kamille), milde Ätzmittel (Silbernitrat, Zinklösungen). Sie werden je nach den persönlichen Erfahrungen des einzelnen Arztes in bestimmten Konzentrationen in der Praxis bereitgehalten. Auch die Kurbehandlung mit Klimawechsel, wobei das Seeklima mit der salzhaltigen Meeresluft oder das staubfreie Hochgebirgs- oder Waldklima sich als wirksam erweisen, wird in vielen Fällen mit Erfolg verordnet.

Rachenabszeß

Eine bei Kleinkindern auftretende Komplikation einer eitrigen Nasen- oder Rachenerkrankung ist die Entwicklung eines Abszesses in der Rachenhinterwand vor der Wirbelsäule. Die Kinder, die durchweg einen schwerkranken Eindruck machen und hoch fiebern, pflegen ihren Kopf in einer eigenartigen Schonstellung nach vorn geneigt zu halten. Bei der Untersuchung des Rachens ist die Vorwölbung der Rachenhinterwand erkennbar, hinter der sich der Eiterherd entwickelt hat. Zur Entleerung ist ein Einschnitt erforderlich.

Eine gleichartige, im Gegensatz dazu aber schmerzlose Eiteransammlung entwickelt sich in der Rachenhinterwand bei einer Tuberkulose der Halswirbelkörper. Dieser sog. *kalte Rachenabszeß* ist heute dank der Wirksamkeit der tuberkulostatischen Medikamente selten geworden.

Verletzungen, Fremdkörper

Die *Pfählungsverletzung des Rachens und Gaumens* ist die Folge eines typischen und häufigen Unfallherganges. Stürzt ein Patient – fast immer handelt es sich um Kinder – auf das Gesicht, während er einen Stab (Bleistift, Lutscherstiel u. a.) im Munde hält, so bohrt sich dieser in die seitliche Rachenwand oder in den weichen Gaumen. Bei derartigen, meist heftig blutenden Verletzungen ist es wichtig, nach abgebrochenen und verbliebenen Fremdkörperresten zu suchen; manchmal werden Nähte notwendig. Die Patienten müssen überwacht werden, um Komplikationen durch Eiterbildungen in den oft tiefen Wundtaschen rechtzeitig zu erfassen.

Fremdkörper, die in den Rachen gelangen, pflegen mit dem Schluckakt in die Speiseröhre befördert zu werden und dort mitunter hängenzubleiben (S. 182). Eine Ausnahme machen feine Borsten oder Fischgräten, die sich in den Kryptenöffnungen der Gaumenmandeln verfangen und stechende Mißempfindungen beim Schlucken hervorrufen. Sie lassen sich leicht entfernen.

Geschwülste des Rachens und der Mandeln

Nasenrachentumoren: *Bösartige Geschwülste (Sarkome und Karzinome),* die im Nasenrachen entstehen, sind von besonderer Gefährlichkeit. Wie alle malignen Tumoren wachsen sie zerstörend in die Umgebung ein, hier also in den benachbarten Knochen der Schädelbasis, und erreichen sehr rasch das Schädelinnere, die Hirnhaut und die an der Schädelbasis verlaufenden Nerven. Die Folge sind schwere Kopfschmerzen, Lähmungen der Augenmuskeln und, wegen einer möglichen Verlegung der Ohrtrompete, einseitige Hörstörungen, wie sie für den schon beschriebenen Tubenverschluß typisch sind.

Die Gefährlichkeit dieser Geschwülste wird dadurch besonders erhöht, daß der versteckte Sitz eine frühzeitige Diagnose sehr erschwert. Bei vielen Kranken ist es zum Zeitpunkt, in dem die Geschwulst entdeckt wird, bereits zu *Geschwulstabsiedelungen (Metastasen)* in den Halslymphknoten gekommen. Nicht selten sind sogar diese die ersten Zeichen einer gefährlichen Krankheit. Man erfaßt also viele Patienten erst in einem weit fortgeschrittenen Geschwulststadium. Meist wird eine Bestrahlungsbehandlung vorgenommen.

Eine eigenartige, für den Nasenrachen typische Geschwulst ist das *juvenile Nasenrachenfibrom.* Der Tumor, der sehr blutreich ist, jedoch nicht die Kriterien der Bösartigkeit aufweist, also keine Geschwulstabsiedelungen hervorbringt, entwickelt sich ausnahmslos nur bei Jugendlichen männlichen Geschlechts. Mit seiner Größenzunahme füllt er den Nasenrachenraum aus, behindert die Nasenatmung, dringt mit Geschwulstausläufern in die Nebenhöhlen ein und kann auch das Auge nach Zerstörung der knöchernen Augenhöhlenwände verdrängen. Man pflegt diese Geschwülste operativ zu entfernen.

Mundrachentumoren: Hier sind zumeist die Gaumenmandeln der Ausgangspunkt von Geschwülsten, vorwiegend *Sarkomen und Karzinomen*, also malignen Tumoren. Die Diagnose gelingt frühzeitiger als bei den Nasenrachentumoren, wenn eine einseitige auffällige Vergrößerung oder ein geschwüriger Zerfall der Gaumenmandel festzustellen ist. Auch dann sind je nach dem Umfang der Geschwulst und je nach ihrer Ausbreitung umfangreiche Operationen notwendig, wenn nicht die Art der Geschwulst (Sarkom) erwarten läßt, daß eine alleinige Strahlenbehandlung von Erfolg ist. Auch Medikamente zur unterstützenden Krebsbekämpfung (Zytostatika) werden manchmal eingesetzt.

Müssen zur operativen Behandlung bösartiger Rachengeschwülste große Teile des Rachens und Teile des Unterkiefers entfernt werden, sind unvermeidlich zunächst schwere Schluckstörungen die Folge. Über lange Zeit müssen die Patienten dann mit einer Nährsonde versorgt werden. In vielen Fällen muß auch zur Sicherung der freien Atmung nach der Operation eine Tracheotomie vorgenommen und eine Trachealkanüle eingesetzt werden. Die Pflege von Krebskranken, sei es, daß sie operiert wurden, sei es, daß chirurgische Maßnahmen nicht angewendet werden, ist aus diesen Gründen immer eine besonders schwierige Aufgabe. Über Einzelheiten zur Sondenernährung und zur Pflege von Kanülenträgern wird im Abschnitt über die Kehlkopfkrankheiten sowie auf S. 225 berichtet.

Lähmungen, Empfindungsstörungen

Lähmungen der Muskeln, die den Rachen umgeben und beim Sprechen sowie beim Schluckakt in Funktion treten, haben Schluckstörungen und eine Behinderung bei der Bildung einzelner Laute zur Folge. Sie entstehen aus vielfältigen Ursachen, die meist in die Zuständigkeit des Nervenarztes fallen (Gehirnblutungen, Hirnentzündungen, allgemeine Nervenleiden usw.). Erwähnt wurde bereits die Gaumensegellähmung nach Diphtherie.

Glossopharyngeusneuralgie: Die Erkrankung des seitlich im Rachen verlaufenden, teilweise die Zunge versorgenden N. glossopharyngeus ruft qualvolle Schmerzen hervor, die im Rachen und im Ohr empfunden werden und sich bei jedem Schluckakt verstärken. Manchmal liegt die Ursache in entzündlichen Veränderungen der benachbart gelegenen Gaumenmandel, gelegentlich in einer Geschwulst der Tonsille. Wenn eine örtliche Ursache dieser Schmerzzustände nicht zu finden ist, muß das Leiden durch Medikamente und Einspritzungen behandelt, mitunter auch die Schmerzempfindung durch eine hirnchirurgische Operation ausgeschaltet werden.

Halsneurose, Globusgefühl: Der Rachen ist mit vielen Empfindungsnerven ausgestattet. Seine Funktion ist jedem Menschen tagtäglich beim Schlucken und Sprechen bewußt. So erklärt es sich, daß bei sensiblen, ängstlichen oder von Krebsfurcht befallenen Menschen hier häufig vielfältige Mißempfindungen registriert werden. Die unterschiedlichsten Klagen werden geäußert, zumeist zeigt jedoch die in solchen Fällen immer notwendige sorgfältige Untersuchung zum Ausschluß versteckter Erkrankungen keine pathologischen Veränderungen. Lassen sich also entzündliche Prozesse in den Schleimhäuten oder in den Gaumenmandeln oder gar bösartige Geschwülste oder Fremdkörper ausschließen, ist es die oft nicht leichte Aufgabe des Arztes, die Patienten von der Harmlosigkeit ihrer Beschwerden zu überzeugen und sie von ihren sorgenvollen Selbstbeobachtungen abzubringen.

Eine besondere Gruppe solcher Patienten, meist sind es Frauen, äußert in ganz charakteristischer Weise eine Empfindung im Schlund, die als Kloßgefühl oder als Gefühl des Zugeschnürtseins beschrieben wird. Insbesondere beim Leerschlucken – bezeichnenderweise nicht bei der Nahrungsaufnahme – sind diese Sensationen deutlich. Auch hier ist eine sehr sorgfältige Untersuchung notwendig, um jene organische Ursache, insbesondere eine versteckte oder tiefsitzende Geschwulst auszuschließen. Erst dann ist man berechtigt, die Störung als funktionell, d. h. also durch ein gestörtes Zusammenspiel oder eine erhöhte Anspannung der Muskeln, nicht aber durch eine faßbare Veränderung im Rachen selbst zu erklären. Den Beschwerden, die auch als *„Globusgefühl"* bezeichnet werden, liegen häufig unbewußte seelische Störungen, Depressionen, Krebsangst oder ungelöste berufliche oder familiäre Konflikte zugrunde. Auch ein Einfluß durch Veränderungen der Halswirbelsäule wird für möglich gehalten.

Mundhöhle, Speicheldrüsen

Anatomie

Mundhöhle: Der Raum zwischen Zähnen und Wangen- bzw. Lippenschleimhaut wird als *Mundvorhof* (Vestibulum oris) bezeichnet. In der eigentlichen Mundhöhle (Cavum oris) liegt die Zunge dem Mundboden auf, der aus mehreren Muskelschichten besteht. Oben wird die Mundhöhle durch den gewölbten harten Gaumen, der Trennwand zwischen Mund- und Nasenhöhle, begrenzt. An ihn schließt sich nach hinten der *weiche Gaumen* mit dem Zäpfchen (Uvula) an. An der *Zunge* unterscheidet man die Zungenspitze, den Zungenrücken und die gewölbte, sich in den Kehlkopfrachen erstreckende Zungenwurzel. Die Zungenwurzel ist mit lymphatischem Gewebe bedeckt, der schon erwähnten *Zungentonsille* (Tonsilla lingualis). Das Zungenbändchen ist eine vom Mundboden an die Unterseite der Zunge ziehende Schleimhautfalte. Vorwiegend in die seitlichen Ränder der Zunge eingelagert sowie an der Grenze zwischen Zungenrücken und Zungenwurzel gelegen, sind stecknadel- bis linsengroße Verdickungen zu sehen, die *Geschmacksknospen* (Papillen). Sie vermitteln über die zum Gehirn ziehenden Geschmacksnerven die Geschmacksempfindungen. Auf jeder Seite zieht ein Ast dieser Geschmacksnerven, die *Chorda tympani,* durch die Paukenhöhle. Knochenzerstörende Mittelohrentzündungen und ebenso Ohroperationen können zu einer Schädigung der Chorda tympani führen und eine Beeinträchtigung der Geschmacksempfindung hervorrufen.

Speicheldrüsen: Die drei doppelseitig angelegten Kopfspeicheldrüsen sind die

- Ohrspeicheldrüse (Glandula parotis),
- Unterkieferspeicheldrüse (Glandula submandibularis),
- Zungenspeicheldrüse (Glandula sublingualis).

Die *Ohrspeicheldrüse* liegt als handtellergroßes flaches Gebilde vor dem Ohr mit einem unter das Ohrläppchen ziehenden Ausläufer. Ihr Ausführungsgang, der Ductus parotideus, durchzieht die Wangenmuskulatur und mündet gegenüber den oberen Backenzähnen in die Wangenschleimhaut. Von großer klinischer Bedeutung ist der Umstand, daß der Gesichtsnerv (N. facialis) nach seinem Austritt aus dem Schläfenbein unter dem Ohr in die Ohrspeicheldrüse eintritt und inmitten des Speicheldrüsengewebes sich in seine zahlreichen Äste verzweigt, die dann die Speicheldrüse verlassen und einzeln zu den Gesichtsmuskeln ziehen (Abb. **53**).

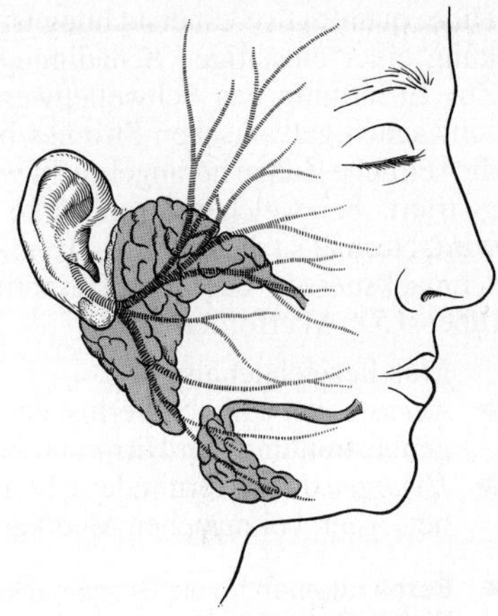

Abb. **53** Kopfspeicheldrüsen. Vor der Ohrmuschel die Ohrspeicheldrüse mit ihrem Ausführungsgang zur Wangentasche. Sie ist von dem Gesichtsnervengeflecht durchzogen. Davor und unterhalb die Unterkieferspeicheldrüse mit ihrem zum vorderen Mundboden führenden langen Ausführungskanal (die seitlich unter der Zungenspitze gelegene kleine Zungenspeicheldrüse ist nicht mitgezeichnet)

Die etwa walnußgroße *Unterkieferspeicheldrüse* tastet man unter dem horizontalen Anteil des Unterkiefers. Ihr langer Ausführungsgang zieht durch den Mundboden und mündet beiderseits in linsengroßen Erhebungen seitlich vom Zungenbändchen. Die kleinere *Zungenspeicheldrüse* liegt zwischen der Unterfläche der Zunge und dem Mundboden und entsendet mehrere Ausführungsgänge teils in den Gang der Unterkieferspeicheldrüse, teils in die Schleimhaut des Mundbodens.

Geschmacksfunktion und Geschmacksprüfung (Gustometrie)

Von den Geschmackspapillen werden lediglich vier Geschmacksqualitäten unterschieden: süß, sauer, bitter und salzig. Wie schon erwähnt, nehmen wir die darüber hinausgehenden vielfältigen Eindrücke beim Schmecken durch die Mitwirkung des Geruchssinns wahr (gustatorisches Riechen).

Bei der *Prüfung der Geschmacksempfindung* beschränkt man sich im allgemeinen darauf, Lösungen von Stoffen, die einen der vier Geschmackseindrücke hervorrufen, mit einem stets erneuerten Wattepinsel auf jeweils einer Zungenseite bei herausgezogener Zunge aufzustreichen. Der Patient gibt an, ob er die erwartete Wahrnehmung macht. Zwischen den einzelnen Prüfungen ist der Mund mit Wasser zu spülen. Man kann die Prüflösungen in verschiedener Verdünnung benutzen und den Verdünnungsgrad bestimmen, der gerade eine Empfindung auslöst.

Diese quantitative Untersuchung ist für den Seitenvergleich zur Aufdekkung einer einseitigen Schädigung der Geschmacksfunktion nützlich. Zur Ermittlung des Schwellenwertes kann man sich weiterhin eines schwachen galvanischen Stromes bedienen, der mit einer Elektrode an die seitliche Zunge herangebracht wird *(Elektrogustometrie)*. Es wird registriert, bei welcher Stromstärke eine salzige Empfindung bemerkt wird. Normal ist dies bei 0,1 – 0,3 mA der Fall. Bei Schädigungen der Geschmacksnerven oder der Geschmacksknospen sind stärkere Ströme (über 0,5 mA) erforderlich.

Man bezeichnet als:

- *Ageusie* den völligen Verlust des Geschmacksvermögens (nach Röntgenbestrahlung, bei Hirn- und Nervenkrankheiten).
- *Hypogeusie* die verminderte Schmeckfähigkeit (bei Rauchern, im hohen Alter, bei manchen Medikamenten).

- **Bereitzuhalten** für die Geschmacksprüfung sind:
  Watteträger, Watte,
  Fläschchen mit Zuckerlösung (65%ig),
  Fläschchen mit Kochsalzlösung (3%ig),
  Fläschchen mit Essigsäurelösung (6%ig),
  Fläschchen mit Chininlösung (1%ig).
  Zur Anfertigung von Verdünnungsreihen sind Reagenzgläser in einem Ständer erforderlich, in denen mit abgemessenen Wassermengen der gewünschte Verdünnungsgrad hergestellt wird.

Untersuchung der Speicheldrüsen

Bei den Erkrankungen der Speicheldrüsen ist neben dem Tastbefund von innen und außen die Beschaffenheit des Speichels von Interesse. Man beobachtet den Speichel beim Austritt aus den Ausführungsgängen nach Massieren der jeweiligen Speicheldrüse und kann ihn in einem Reagenzgläschen direkt auffangen oder nach Einführen eines dünnen Kunststoffkatheters in den Ausführungsgang gewinnen. Neben der Speichelmenge ist seine Beschaffenheit (wasserklar, schleimig, eitrig), sein Gehalt an Bakterien, Eiweiß und Mineralsalzen zu untersuchen.

Die *Röntgenuntersuchung* wird herangezogen, wenn zu klären ist, ob sich in einer der Speicheldrüsen ein Stein entwickelt hat. Dieser wird, da er meist Kalksalze enthält, als linsen- bis erbsgroßer Schatten im Röntgenbild sichtbar. Bei vielen Speicheldrüsenerkrankungen ist eine *Kontrastdarstellung des Gangsystems* aufschlußreich. Diese *Sialographie* besteht darin, daß in den Ausführungsgang der jeweils zu untersuchenden Drüse eine feine Kanüle oder ein spitz zulaufendes Kunststoffröhrchen eingeführt wird. Ein jodhaltiges, wasserlösliches Kontrastmittel wird dann mit einer angesetzten Rekordspritze eingefüllt. Die sogleich angefertigte Röntgenaufnahme gibt den mit dem Kontrastmittel gefüllten Ausführungsgang und seine Verzweigungen wieder. Man bezeichnet das Röntgenkontrastbild der Speicheldrüse als *Sialogramm.* Beim Gesunden entstehen Bilder, die einem entlaubten Baum oder Busch gleichen (Abb. **54**). Krankhaft ist das Ausbleiben der Füllung in einzelnen Abschnitten des Gangsystems, das Übertreten von Kontrast-

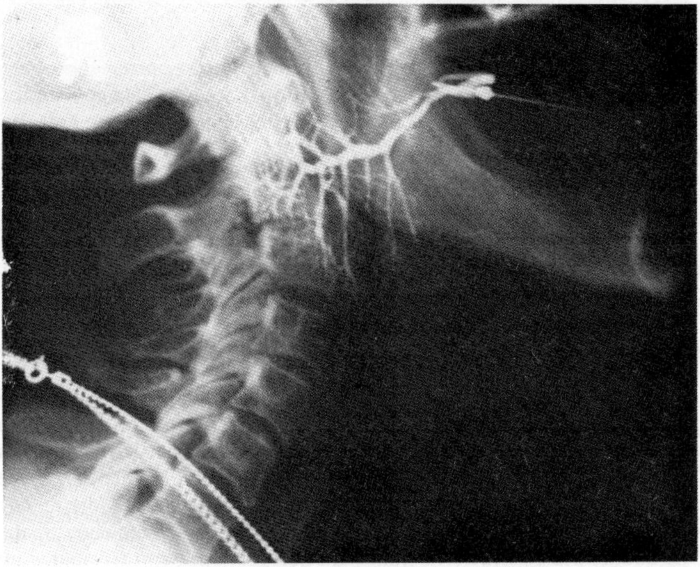

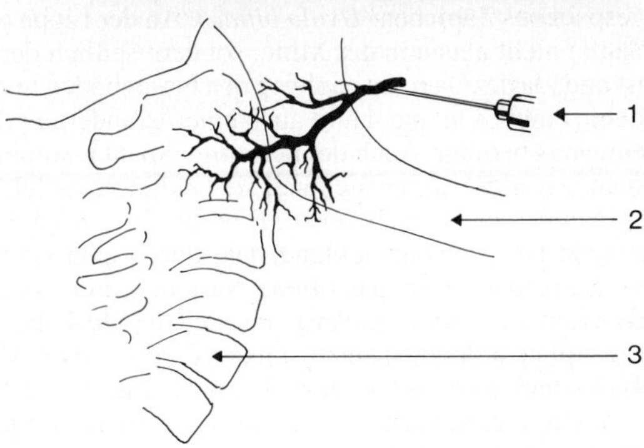

Abb. **54** Kontrastfüllung der Ohrspeicheldrüse im Röntgenbild (Sialogramm) mit erläuternder Skizze. Man erkennt das durch das schattengebende Kontrastmittel dargestellte Gangsystem der Ohrspeicheldrüse. Das Gangsystem ist in diesem Fall krankhaft erweitert. 1 = Kanüle, durch die das Kontrastmittel in den Ausführungsgang eingebracht wird, 2 = Unterkiefer, 3 = Wirbelkörper

mittel aus den Gängen in die Umgebung oder eine Kontrastmittelanhäufung in erweiterten Abschnitten der Gänge. Hieraus lassen sich Rückschlüsse auf die Art der Erkrankung ziehen.

Bei manchen Speicheldrüsenerkrankungen (z. B. Tumoren) ist auch die Ultraschalluntersuchung, speziell die B-Scan-Sonographie (S. 77) nützlich.

- **Bereitzuhalten** für die Sialographie sind:
  Tränengangssonde oder dünne Blattsonde,
  Wilder-Dilatatoren.
  Tränenspülröhrchen, gekürzter Ureterenkatheter oder ein über der Flamme an einem Ende dünn ausgezogener Kunststoffschlauch,
  Kontrastmittel,
  Spritze (5 ml),
  Pflasterstreifen zum Fixieren des Schlauchs an der Wange.

Krankheiten der Mundhöhle, der Zunge und des Mundbodens

Lippen-Kiefer-Gaumen-Spalte

Die sehr häufige Mißbildung, die in einem Teil der Fälle erblich ist, in einem anderen durch vorgeburtliche Schäden hervorgerufen wird, bietet sich bei stärkster Ausprägung als eine die Oberlippe, den Oberkiefer, den harten und den weichen Gaumen durchziehende Spalte dar. Abgeschwächte Formen sind die isolierte Lippenspalte und die isolierte, teils den ganzen Gaumen, teils nur den weichen Gaumen trennende Spalte. Als belanglose Kleinstform sieht man gelegentlich beim Gesunden ein gespaltenes Zäpfchen *(Uvula bifida)*. An der Lippe erkennt man, daß die Spalte nicht genau in der Mitte, sondern seitlich der Mittellinie gelegen ist und, da der Gaumen zugleich den Nasenboden bildet, die Nasenhaupthöhle einbezieht und damit auch eine Veränderung der Form des Naseneingangs bedingt. Auch doppelseitige Spalten kommen vor. Die Lippenspalte ist nicht nur entstellend, sie behindert auch häufig die Nahrungsaufnahme des Neugeborenen. Eine Kieferspalte führt zu schweren Störungen der Zahnentwicklung. Die durch eine Gaumenspalte bedingte Sprachbehinderung, das offene Näseln, wurde bereits erwähnt. Da bei Kranken mit einer Gaumenspalte auch die Muskeln, welche die Tube öffnen, nicht ordnungsgemäß funktionieren, sind Mittelohrentzündungen und Schalleitungsschwerhörigkeiten häufig.

Die unumgänglich notwendige Operation zum Verschluß der Lippenspalte wird schon im Säuglingsalter vorgenommen. Mit einer hochentwickelten Operationstechnik lassen sich heute sehr gute kosmetische Resultate erzielen. Die Verschlußoperation des Gaumens pflegt man im allgemeinen im 2. Lebensjahr vorzunehmen, gelegentlich auch später. Sehr wesentlich ist es, Patienten, die einer Gaumenspaltenoperation unterzogen wurden, einer intensiven logopädischen Behandlung zuzuführen zur Beseitigung der gestörten Lautbildung, des offenen Näselns.

Auswirkungen der Lippen-Kiefer-Gaumen-Spalte:
- Kosmetik (Lippe – Nase),
- Sprachfunktion (offenes Näseln),
- Schluckfunktion (Eindringen von Nahrung in die Nase),
- Tubenfunktion (Neigung zu chronischen Mittelohrentzündungen).

Mundschleimhaut- und Zungenentzündung (Stomatitis, Glossitis)

Entzündungen der Mundschleimhaut treten in vielen Graden und unterschiedlichen Einzelformen auf mit Rötungen der Schleimhaut, Bläschenbildung und der Entwicklung flacher Epitheldefekte *(Stomatitis aphthosa)* wie schließlich auch als größere Geschwüre *(Stomatitis ulcerosa)*. Fast immer sind Viren die Erreger der im einzelnen verschiedenartigen Erkrankungen, die bei geschwächten Patienten und bei Kindern bedrohliche Formen annehmen können. Sie gehen mit Fieber sowie mit heftigen Schmerzen beim Sprechen und beim Schlucken einher. Man beobachtet einen vermehrten Speichelfluß. Die Behandlung besteht in einer intensiven Mund- und Schleimhautpflege durch Spülungen mit desinfizierenden und entzündungshemmenden Flüssigkeiten oder Sprays sowie in Maßnahmen zur Hebung des Allgemeinbefindens und der Abwehrkraft. Die Wirkung von antibiotischen Medikamenten ist gering. Zur Schmerzlinderung werden anästhesierende Medikamente gelutscht; auch das Betupfen einzelner Geschwüre mit einem Oberflächenbetäubungsmittel ist hilfreich. Die Nahrung soll flüssig bis breiig sein.

Da eine Ansteckung möglich ist, muß jede Übertragung bei der Krankenpflege durch Eßgeräte streng verhütet werden. Bei manchen Menschen entstehen einzelne Aphthen wiederholt ohne sonderliche Beeinträchtigung des Allgemeinbefindens. Hier liegt dann keine Viruserkrankung, sondern eine in der Anlage begründete Störung vor *(habituelle Aphthen)*.

Als **Herpes** *(Herpes labialis)* bezeichnet man eine bläschenbildende Schleimhautveränderung vornehmlich am Lippenrot, die ebenfalls durch ein Virus zustande kommt, häufig im Zusammenhang mit einer allgemeinen Erkrankung oder einem Infekt der oberen Luftwege. Eine Sonderform ist der *Herpes zoster,* bei dem sich die Bläschen an Haut und Schleimhaut entlang der Ausbreitung von Empfindungsnerven entwikkeln.

Der **Soor** der Mundschleimhaut ist eine Pilzerkrankung, die sich durch das Auftreten weißer, fleckförmiger, kalkspritzerartiger Beläge, mitunter auch größerer Membranen auf der Mund- und Rachenschleimhaut ausweist. Er ist häufig beim geschwächten Säugling zu beobachten, auch die in ihrer Abwehr beeinträchtigten Patienten mit AIDS leiden oft unter Soor. Man behandelt örtlich durch Pinselungen und Spülungen mit Borsäurelösungen.

Zungenveränderungen. Die normalerweise grau-rötliche Zungenoberfläche ist häufig weißlich belegt. Dieser Befund ist nicht immer krankhaft, sondern lediglich durch eine verminderte Abschieferung des oberflächlichen Epithels der Zunge bedingt und ebenso harmlos wie eine landkartenartige fleckige Graufärbung der Zungenoberfläche *(Lingua geographica)*. Auch eine schwärzlich belegte oder durch Falten gegliederte Zungenoberfläche kann nicht als krankhaft angesehen werden. Hingegen ist eine dunkelrot verfärbte und gekörnt erscheinende Oberfläche, die *Himbeerzunge,* typisch für den *Scharlach.* Eine auffällig glatte und rosa glänzende Zunge, dazu brennende Empfindungen, weisen auf eine Blutkrankheit hin. *Zungenbrennen* tritt ferner bei verschiedenen Stoffwechselstörungen, Vitaminmangelzuständen und psychischen Störungen auf. Schwellungen der ganzen Zunge können durch eine Allergie, insbesondere eine Überempfindlichkeit gegen Nahrungs- oder Arzneimittel, bedingt sein.

Es bedarf großer Erfahrungen, aus der Zungenbeschaffenheit eine Diagnose zu stellen; oft sind weitergehende internistische Zusatzuntersuchungen erforderlich, ehe die Ursache erkannt ist.

Leukoplakie

Hierunter versteht man eine umschriebene weißliche Verdickung am Zungenrand und an der Wangenschleimhaut. Sie entsteht durch eine übermäßige Verhornung der Plattenepithelzellen der Schleimhaut. Eine Ursache ist oft nicht zu finden. Die Leukoplakie kann Vorstufe einer Krebserkrankung, einer *Präkanzerose,* sein und muß deshalb sorgfältig überwacht und ggf. auch entfernt werden.

Mundbodenphlegmone, Mundbodenabszeß

Von eitrig erkrankten Zahnwurzeln des Unterkiefers, häufiger noch von der Zungenspeicheldrüse aus können Bakterien in den Mundboden einwandern und dort eine diffuse eitrige Entzündung oder einen Abszeß erzeugen. Heftige Schmerzen beim Schlucken und Sprechen, Fieber, ein derber und druckempfindlicher Mundboden sowie die geschwollene und vergrößert wirkende Zunge sind die charakteristischen Zeichen. Äußerlich lassen sich häufig eine schmerzhafte Rötung und eine Schwellung unter dem Kinn erkennen. Ein Abszeß des Mundbodens bedarf der Entlastung durch einen Schnitt, der je nach Sitz der Erkrankung vom Munde aus oder von außen vorgenommen wird. Die Erkrankung hat Gefahren, da bei einer Ausbreitung der Entzündung eine Schwellung der

Kehlkopfweichteile und damit eine bedrohliche Verengung der Atemwege entstehen kann.

Ranula

Ein charakteristisches Bild entsteht, wenn sich im vorderen Mundboden, im Gebiet der Zungenspeicheldrüse, eine Zyste bildet. Bei angehobener Zungenspitze erkennt man eine blasige Vorwölbung seitlich des Zungenbändchens, die Kirschgröße erreichen und auch beidseits auftreten kann. Der Befund erinnert an den Anblick, den das Froschmaul beim Quaken bietet. Daher stammt der lateinische Name Ranula („Fröschlein"). Die Zyste muß operativ beseitigt werden.

Geschwülste

Lippe und Zunge sind bevorzugter Sitz eines *Karzinoms.* Es tritt vornehmlich bei Männern und besonders häufig bei Rauchern und Alkoholikern auf. Die Entartung, die an der Lippe zunächst als ein flaches Knötchen beginnt, das dann später geschwürig zerfällt, und die an der Zunge häufig die Spitze oder den seitlichen Rand ergreift, dort in Form einer anfangs derben, knotigen Verdickung, muß früh erfaßt werden. Die Tumoren müssen chirurgisch entfernt werden; manchmal wendet man die Bestrahlung an. Beim Befall größerer Teile der Zunge sind sehr ausgedehnte Eingriffe notwendig, die in einer Teil- oder sogar Totalresektion der Zunge nach Eröffnung des Mundbodens bestehen. Auch gewisse Medikamente *(Zytostatika)* werden zusätzlich oder vorausgehend eingesetzt.

Die Nachbehandlung nach der Operation großer Zungen- und Mundbodenkarzinome stellt an die Pflegekräfte größte Anforderungen. Die Patienten müssen die erste Zeit durch eine Trachealkanüle atmen; die schweren Störungen des Schluckmechanismus machen eine Ernährung durch die Magensonde notwendig; ständig müssen Speichel abgesaugt und durchfeuchtete Verbände erneuert werden. Nach der Abheilung zeigt sich, daß trotz des Fehlens großer Teile der Zunge mit gewissen Einschränkungen wieder ein Schlucken und Sprechen möglich ist.

Krankheiten der Speicheldrüsen

Akute Speicheldrüsenentzündung (akute Sialadenitis)

Die eitrigen Entzündungen der Speicheldrüsen entstehen durch Einwandern von Bakterien der Mundhöhle in den Ausführungsgang. Das ist besonders häufig bei der Ohrspeicheldrüse der Fall *(eitrige Parotitis).* Die Erkrankung befällt vornehmlich geschwächte Patienten, häufig solche, die sich einer größeren Bauchoperation unterziehen mußten. Unter heftigen Schmerzen kommt es zur äußerlich sichtbaren Schwellung und Rötung der Ohrspeicheldrüse mit einer Abhebung des Ohrläppchens. Aus dem Ausführungsgang tritt eitriges Sekret aus. Man behandelt mit Antibiotika und muß bei einer eitrigen Einschmelzung des Drüsengewebes dem Eiter durch Einschnitte von außen Abfluß verschaffen. In manchen Fällen fördert eine Röntgenreizbestrahlung die Heilung.

Die akute Ohrspeicheldrüsenentzündung bei *Mumps (Parotitis epidemica),* einer Viruskrankheit, pflegt selten zur Eiterung zu führen. Die ein- oder beidseitig geschwollene Drüse wird mit feuchter Wärme behandelt. Nicht selten ist die Erkrankung durch eine Entzündung der Keimdrüsen kompliziert; auch eine Hirnhautreizung kann entstehen, und vereinzelt hinterläßt der Mumps eine Innenohrschwerhörigkeit oder Taubheit.

Chronische Speicheldrüsenentzündung, Speichelstein (chronische Sialadenitis, Sialolithiasis)

Während die akute eitrige Entzündung bevorzugt die Ohrspeicheldrüse befällt, ist die Unterkieferspeicheldrüse häufiger von einer chronischen Entzündung betroffen. Über Jahre sich hinziehend, kommt es in wiederholten Schüben zu schmerzhaften Schwellungen der sich verhärtet anfühlenden Drüse unter dem Unterkiefer. In dem langen Ausführungsgang der Glandula submandibularis können unter dem Einfluß der Entzündung, gefördert durch eine Störung der Speichelzusammensetzung und des Speichelabflusses, hirsekorn- bis erbsgroße Steine entstehen. Die Erkrankung wird als *Sialolithiasis* bezeichnet. Typisch ist beim Speichelstein das schmerzhafte Anschwellen der Drüse zur Zeit einer erhöhten Speichelbildung, also vor und während der Mahlzeiten. Der im Röntgenbild meist darstellbare und bei der Betastung auch fühlbare Stein kann durch einen Einschnitt vom Munde aus entfernt werden. Sind die narbigen Veränderungen an der Drüse und vor allem am Ausführungsgang fortgeschritten, entstehen immer neue Abflußstörungen, die schließlich die vollständige Entfernung der Drüse mit einem Schnitt am seitlichen Hals notwendig machen. Schonender, aber nicht immer erfolgreich, ist eine Steinzertrümmerung (*Lithotripsie*) mittels Ultraschall.

Nichtentzündliche Speicheldrüsenschwellungen (Sialosen)

Unter dieser Bezeichnung faßt man eine Reihe von seltenen Erkrankungen zusammen, denen eine schmerzlose Schwellung einer oder mehrerer Speicheldrüsen gemeinsam ist. In vielen Fällen lassen sich Störungen des Stoffwechsels, des Hormon-, Wasser- und Vitaminhaushaltes als Ursache vermuten. Im einzelnen versucht man durch die Sialographie, manchmal auch durch eine Probeexzision, die jeweilige Ursache und Art der Erkrankung zu klären und eine geeignete, gegen die Grundkrankheit gerichtete Behandlung zu finden.

Geschwülste

Die Speicheldrüsen, vor allem die Ohrspeicheldrüsen, sind bevorzugter Entstehungsort von Geschwülsten. Die dort am häufigsten auftretenden Neubildungen sind besondere *Adenome,* auch *„Mischtumoren"* genannt. Diese Geschwülste wachsen in vielen Jahren allmählich zu Kirsch- oder Pflaumengröße, ohne das umgebende Gewebe zu zerstören. Sie sind also von vornherein nicht bösartig. Man stellt jedoch fest, daß eine derartige Geschwulst, wenn sie sehr lange bestand, schließlich zu einem Karzinom werden kann. Diese latente Neigung zur Bösartigkeit, die bei anoperierten, aber nicht vollständig entfernten Geschwülsten offensichtlich noch größer wird, sollte immer die alsbaldige Operation veranlassen. Daneben gibt es, wenn auch seltener, Geschwülste, die von vornherein bösartig sind also *Karzinome.* Sie wachsen rascher und dringen zerstörend in die Umgebung ein, vernichten also auch die in der Ohrspeicheldrüse gelegenen Fasern des Gesichtsnervs. Eine Gesichtsnervenlähmung bei einem Kranken mit einer Ohrspeicheldrüsenvergrößerung ist daher als sehr ernst anzusehen.

Behandlung: Man entfernt nicht nur die Geschwulst, sondern, um nicht feine Ausläufer zurückzulassen, auch den geschwulsttragenden Drüsenteil bzw. die ganze Ohrspeicheldrüse. Hierbei muß allerdings der Gesichtsnerv nach einem Hautschnitt vor und unter dem Ohr und nach Freilegen der ganzen Ohrspeicheldrüse an seinem Austritt aus der Schädelbasis sichtbar gemacht und dann unter Verwendung des Mikroskops oder der Operationslupe vorsichtig bis in seine feinsten Verzweigungen hinein verfolgt und freigelegt werden. Ist das Fazialisgeflecht auf diese Weise übersichtlich erkennbar, kann die Speicheldrüse mit der Geschwulst vollständig beseitigt werden. Der mühevolle Eingriff heißt *konservative Parotidektomie.* „Konservativ", weil dabei der Nerv erhalten wird. Ist hingegen eine Geschwulst als bösartig erkannt, müssen der Gesichtsnerv oder bestenfalls seine in der Nähe der Geschwulst gelegenen Äste geopfert werden *(radikale Parotidektomie).* Gleichzeitig ist bei dieser, wie bei den meisten Krebsoperationen im Kopf- und Halsbereich, auch eine radikale Ausräumung der Halslymphknoten erforderlich (S. 189).

In manchen Fällen gelingt es, den Gesichtsnerv oder einzelne seiner Äste nach einer solchen Radikaloperation der Ohrspeicheldrüse wieder zu rekonstruieren. Man entnimmt Hauptempfindungsnerven am Hals oder am Bein und überbrückt mit ihnen den bei der Operation gesetzten Nervendefekt *(Fazialisplastik).* Nach Monaten können dann bei günstiger Heilung die eingepflanzten Nervenstücke wieder leitfähig werden und eine Beweglichkeit der Gesichtsmuskulatur ermöglichen. Ist die Nervenplastik erfolglos, läßt sich die gelähmte Gesichtsseite durch Einpflanzen von Faszienstreifen unter die Wange straffen. Auch die Verpflanzung von Kaumuskeln, die ja nicht vom Gesichtsnerv versorgt werden, in die Muskeln um Auge und Mund trägt dazu bei, die schwerwiegende Entstellung einer vollständigen Fazialislähmung zu mildern.

Kehlkopf

Anatomie

Der Kehlkopf (Larynx) kann als ein Rohr beschrieben werden, das durch ein Knorpelgerüst geformt wird und mit Schleimhaut ausgekleidet ist. Er ist verschieblich unterhalb des *Zungenbeins* im vorderen Teil des Halses gelegen, öffnet sich oben in den Rachen und setzt sich unten in die Luftröhre fort. Das knorpelige Stützgerüst (Abb. **55**) besteht aus dem *Schildknorpel* und dem *Ringknorpel.*

Der aus zwei sich in der Mitte vereinigenden Platten gebildete Schildknorpel liegt vor dem oberen Kehlkopfabschnitt. Seine längsgerichtete Mittelkante ist bei Männern deutlich mit einem Vorsprung, dem sog. „Adamsapfel", unter der vorderen Halshaut zu tasten. Der Ringknorpel, der wie ein Siegelring geformt ist, umgibt den unteren Kehlkopfanteil. Man kann den schlanken Bogen dieses Knorpels unterhalb des Schildknorpels tasten, ebenso einen Spalt zwischen Schild- und Ringknorpel, der durch ein Band, das Ringknorpelband, Lig. conicum genannt (Abb. **55**), überbrückt wird.

▶ An dieser Stelle kann in Notfällen der Kehlkopf rasch eröffnet werden (S. 166, vgl. Abb. **67** u. **71**).

An den Ringknorpel schließen sich die dünnen Knorpelspangen der Luftröhre an. Zum Kehlkopf gehört weiterhin der *Kehldeckel* (Epiglottis),

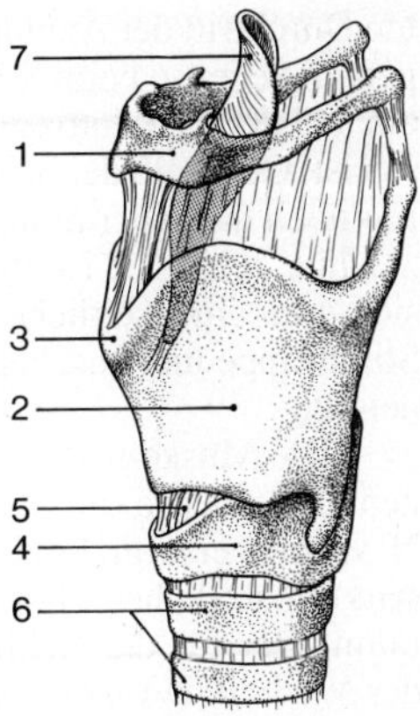

Abb. **55** Kehlkopfgerüst von der Seite: 1 = Zungenbein, 2 = Schildknorpel mit vorderem Schildknorpelvorsprung (3), 4 = Ringknorpel, dazwischen das Ringknorpelband (5), 6 = Knorpelringe der Luftröhre, 7 = Kehldeckel

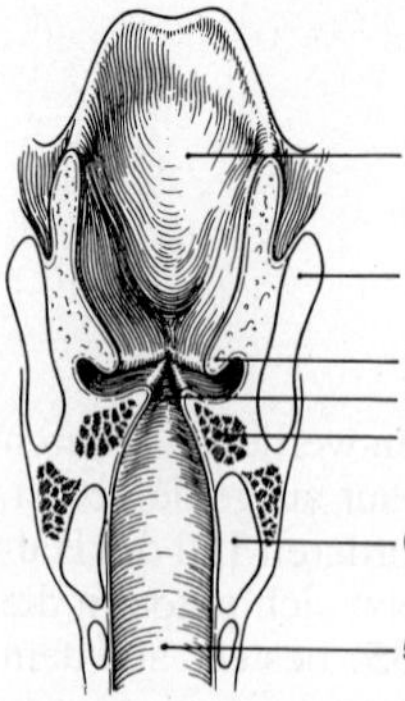

Abb. **56** Längsschnitt (frontal) durch den Kehlkopf. – Hintere Kehlkopfhälfte abgetrennt, Blick von hinten auf den vorderen Teil. Die Stimmritze (1) ist geöffnet; man erkennt den Kehldeckel (2), die Taschenfalten (3) und die Stimmlippen (4) mit ihrer Muskulatur die sich vorn vereinigen. 5 = Luftröhre, 6 = Ringknorpel, 7 = Schildknorpel

ein blattförmiger, mit Schleimhaut überzogener Knorpel, der sich über der Rachenöffnung des Kehlkopfes befindet und sich ihm beim Schluckakt auflegt.

Im Inneren wird das Kehlkopfrohr durch zwei horizontale, von vorn nach hinten verlaufende Muskelbündel, die man als *Stimmlippen* bezeichnet, durchzogen. *Stimmbänder* nennt man die Fasern am Rand der Stimmlippen. Die Stimmlippen verengen den Kehlkopf zu einem schmalen Schlitz, der *Stimmritze* oder Glottis (Abb. **56**). Jeder der beiden Stimmlippenmuskel endet hinten an einem kleinen beweglichen Knorpel, dem *Stellknorpel.* Durch den Zug bestimmter an diesen Stellknorpeln angreifender Muskelpaare können die Stimmlippen verlagert werden und sowohl eine Mittel- als auch eine Seitenstellung einnehmen. Bei der Atmung *(Respiration)* stehen die Stimmlippen in Seitenstellung, die Glottis ist dadurch weit geöffnet und ermöglicht einen ungehinderten Durchtritt der Atemluft. Während der Tongebung *(Phonation)* hingegen und ebenso beim Schluckakt nehmen die Stimmlippen eine Stellung ein, bei der die Glottis zu einem feinen Spalt verengt oder ganz geschlossen ist. Oberhalb der beiden Stimmlippen befindet sich im Kehlkopfinneren noch auf jeder Seite eine Schleimhautfalte, die als *Taschenfalte* bezeichnet wird. Sie ist ebenso wie der *Kehlkopfventrikel,* bei welchem es sich um eine seitliche Ausbuchtung des Kehlkopfraumes zwischen Stimmlippe und Taschenfalte beiderseits handelt, ohne funktionelle Bedeutung.

Die Muskeln, die das Öffnen und Schließen des Kehlkopfes bewirken, und ebenso die Stimmlippenmuskel selbst werden durch Äste des N. vagus, versorgt. Er zieht nach seinem Austritt aus dem Schädel beiderseits im seitlichen Hals neben der Halsschlagader abwärts zum Brustraum. Der für die Kehlkopfbewegung wichtigste Zweig dieses Nervs, der *N. laryngeus recurrens,* geht vom N. vagus erst im Brustraum ab und tritt dann, zwischen Luft- und Speiseröhre verlaufend, von unten an den Kehlkopf heran.

▶ Die Lage und ebenso die Länge machen die Rekurrensnerven beider Seiten besonders verwundbar und geben die Voraussetzung dafür, daß mancherlei Erkrankungen der Brustorgane, der Speiseröhre und der Schilddrüse diese Nerven einbeziehen und zu Lähmungen im Kehlkopf führen können.

Funktion

Ein Ton entsteht im Kehlkopf immer dann, wenn der Luftstrom beim Ausatmen durch eine nahezu geschlossene Stimmritze, also durch einen Kehlkopf in Phonationsstellung mit eng aneinanderliegenden Stimmlippen, hindurchgepreßt wird. Dabei geraten die Stimmlippen in rasche Schwingungen, etwa 50- bis 1000mal in der Sekunde, und erzeugen die Schallwellen. Die Häufigkeit (Frequenz) der Schwingungen und damit die Tonhöhe wird im wesentlichen bestimmt durch die Länge der Stimmlippen und die unterschiedlich starke Spannung der Stimmlippenmuskeln. Die Lautstärke hängt von der Kraft und der Geschwindigkeit des Luftstromes ab. Der Kehlkopfton wird durch die Resonanzwirkung der oberhalb des Kehlkopfes gelegenen Hohlräume des Rachens, der Mundhöhle und der Nasenhöhle umgeformt. Er erhält dort erst seine individuelle, von Mensch zu Mensch verschiedene Klangfarbe. Der Stimmklang ist weiterhin dadurch in großem Umfange variierbar, daß sich durch Betätigung der Zungen- und Rachenmuskeln die Resonanzverhältnisse verändern lassen.

Der menschliche Kehlkopf ist ein Tonerzeuger von außerordentlicher Vielfalt; die menschliche Gesangsstimme verfügt über musikalische Ausdrucksmöglichkeiten, die kein künstliches Instrument erreicht. Das Zusammenspiel der Atmungsmuskulatur (Zwerchfell und Rippenmuskeln), welche den Luftstrom reguliert, der Kehlkopfmuskeln, welche die Stimmlippenspannung und damit die Tonhöhe beeinflussen, und der Muskeln der Resonanzräume ist beim Kunstgesang auf das feinste abgestimmt. Alle diese komplizierten, verschiedenartigen Muskelaktionen werden im Gehirn laufend koordiniert, überwacht und nach der Kontrolle durch das Gehör korrigiert.

Untersuchungsmethoden

Kehlkopfspiegelung (indirekte Laryngoskopie)

Das Kehlkopfinnere wird mit Hilfe des in den Rachen eingeführten Kehlkopfspiegels besichtigt (Abb. **57**). Man benutzt hierzu runde Spiegel von 1–3 cm Durchmesser, die um 120 Grad abgewinkelt an einem Stiel befe-

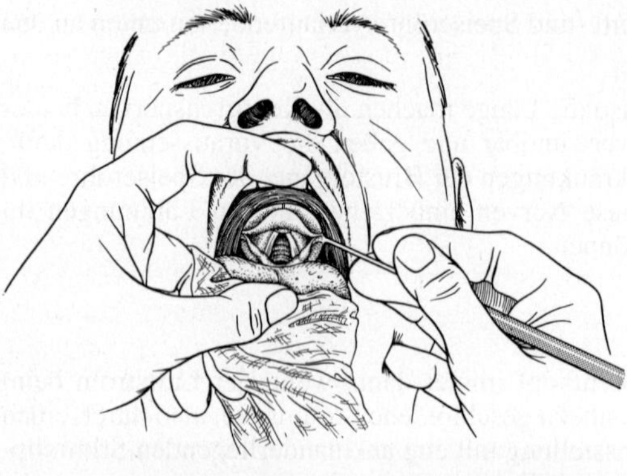

Abb. **57** Spiegeluntersuchung des Kehlkopfes. Man erkennt im Spiegel in der Rachenhöhle das Bild des Kehlkopfes, wie es der Untersucher sieht (vgl. Abb. **64**)

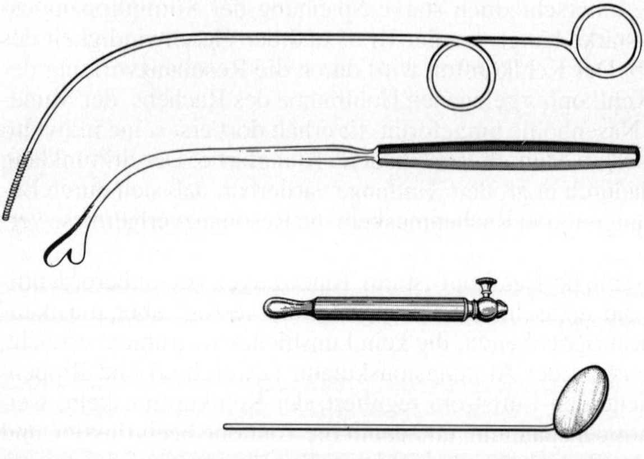

Abb. **58** Instrumente zur Kehlkopfuntersuchung. Oben: Kehlkopfwatteträger, darunter: Kehldeckenhalter nach Reichert, unten: Kehlkopfspiegel mit aufschraubbarem Handgriff

stigt sind. Der Stiel läßt sich durch einen anschraubbaren Handgriff verlängern (Abb. **58**). Der Patient sitzt im Untersuchungsstuhl; bettlägerige Kranke werden aufgerichtet.

Um ein Beschlagen des Spiegels durch die feuchtigkeitsgesättigte Atemluft zu verhindern, muß der Spiegel vor der Untersuchung erwärmt werden (Spiegelfläche ca. 1 Sek. über die Flamme eines Spiritusbrenners oder über eine elektrische Glühschlinge halten bzw. in heißes Wasser tauchen). Bevor der Spiegel eingeführt werden kann, ist durch probeweises Auflegen auf den Handrücken zu prüfen, ob er nicht zu heiß geworden ist. Auch Antibeschlagmittel werden benützt.

Der Untersucher faßt die Zunge mit einem Leinen- oder Mulläppchen und zieht sie aus dem Munde heraus. Unter besonderen Umständen, wenn der Arzt noch eine Hand für ein Instrument frei haben muß, wird die Zunge vom Patienten selbst oder von einer hinter dem Kranken stehenden Pflegekraft gefaßt (vgl. Abb. **62**). Besteht ein starker Würgereiz beim Einführen des Spiegels in den Rachen oder muß der Kehlkopf bei der Untersuchung berührt werden, nimmt man eine Oberflächenbetäubung der Rachen- und Kehlkopfschleimhaut vor. Das Betäubungsmittel (S. 256) wird entweder eingesprüht oder mit Hilfe eines großen gebogenen *Kehlkopfwatteträgers* (Abb. **58**) aufgepinselt.

▶ Es ist sorgfältig darauf zu achten, daß die Watte auf dem Gewinde des Watteträgers fest sitzt und sich keinesfalls ablösen kann. Sie könnte sonst in Luftröhre und Bronchien geraten.

Verwehrt ein überhängender Kehldeckel den Einblick, läßt er sich durch ein blattartig geformtes und gebogenes Sondeninstrument, den

- Kehldeckelhalter (Abb. **58**).

anheben. Zur Beurteilung der Stimmlippenbeweglichkeit bei der Kehlkopfspiegelung pflegt man den Patienten aufzufordern, einen hohen Ton zu bilden.

- **Bereitzuhalten** sind:
  mehrere Kehlkopfspiegel verschiedener Größe mit Handgriff,
  Spiritusflämmchen, Heizspirale, heißes Wasser, Antibeschlagmittel,
  Mull- oder Leinenläppchen (ca. 6 × 8 cm);
  ggf.:
  Kehlkopfwatteträger,
  Watte,
  Kehldeckelhalter nach Reichert,
  Oberflächenbetäubungsmittel.

Die Kehlkopfuntersuchung kann auch mit einem lichtstarken, in die Mundhöhle eingeführten Stabendoskop, das mit einem 90-Grad-Ausblick und einem Weitwinkelobjektiv versehen ist, ausgeführt werden, dem

- Lupenlaryngoskop nach von Stuckrad.

Damit wird die Kehlkopfbesichtigung bei bestimmten Fragestellungen noch verbessert; auch können mit dem Endoskop Fotos angefertigt werden.

Direkte Laryngoskopie

Bei besonderen diagnostischen Schwierigkeiten und bei der Notwendigkeit, am Kehlkopf schwierige Eingriffe vorzunehmen, verschafft man sich ohne Spiegel den Einblick in den Kehlkopf. Anders als bei der Verwendung des Kehlkopfspiegels, bei der das Bild des Kehlkopfes über den Spiegel als Zwischenstation (indirekt) zum Auge gelangt, wird es hier unmittelbar (direkt) beobachtet. Die direkte Laryngoskopie führt man mit einem kurzen Rohr oder einem rinnenförmigen Instrument aus, dem

- Laryngoskop (Abb. **59**, **110** und **114**).

Das Instrument wird durch die Mundhöhle in den Rachen bis an den Kehlkopfeingang heran geführt. Dazu muß der Kopf des Patienten stark nach hinten gebeugt werden; das Rohr drängt die Zungenwurzel nach vorn und den Oberkiefer nach hinten (Abb. **59**). Das Licht zur Beleuchtung des Kehlkopfes stammt entweder von einer kleinen elektrischen Lampe am kehlkopfnahen Rohrende (distale Beleuchtung) oder von einer Lichtquelle am Rohreingang (proximale Beleuchtung). Gelegentlich benutzt der Arzt auch seinen Stirnreflektor und wirft das Licht einer seitlich aufgestellten Glühlampe in das Rohr (S. 198). Der Eingriff kann in örtlicher Betäubung am liegenden Patienten vorgenommen werden. Häufiger wird die direkte Laryngoskopie in Allgemeinnarkose durchgeführt.

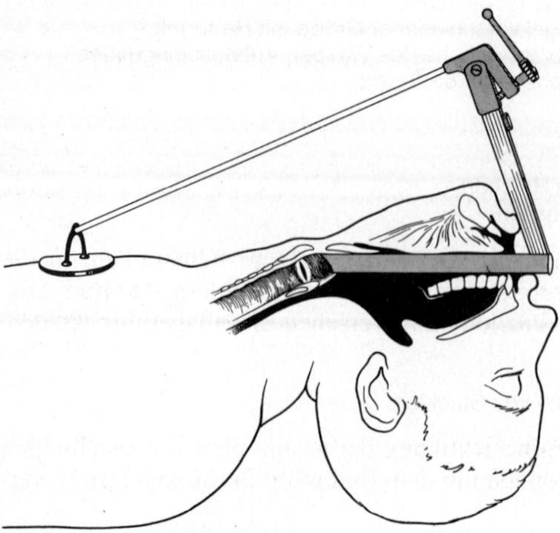

Abb. **59** Stützlaryngoskopie

Laryngoskope, die aus einer seitlich offenen Metallrinne mit einer elektrischen Birne am Ende bestehen (sog. Leuchtspatellaryngoskope) und die mit einem kräftigen Handgriff versehen sind, finden vornehmlich zur Einführung des Narkoseschlauches in die Luftröhre (Intubation) Verwendung. Sofern der Strom nicht von einer im Handgriff untergebrachten Batterie geliefert wird, ist das Laryngoskop an einen Transformator anzuschließen. Die gebräuchlichste Laryngoskope dieser Art sind

- das Laryngoskop nach Negus (gerade) und nach MacIntosh (gebogen) (Abb. **114**).

Für längere Zeit beanspruchende Untersuchungen des Kehlkopfes in direkter Sicht, insbesondere aber für operative Eingriffe am Kehlkopfinneren, eignen sich Layryngoskope besser, die nach dem Einführen in ihrer Stellung fixiert werden können, dem Untersucher also beide Hände frei lassen. Das wird dadurch möglich, daß an dem Handgriff des Laryngoskops ein arretierbarer Schwenkarm angebracht ist, der auf die Brust des liegenden Patienten aufgesetzt wird (Abb. **59**). Von diesen sog.

- Stützlaryngoskopen

sind verschiedene Modelle und Größen in Gebrauch. In manchen Kliniken wird die *Schwebelaryngoskopie* angewandt. Dabei wird das Laryngoskop an einem über dem Kopf des Patienten angebrachten Bügel aufgehängt und so in seiner Lage gehalten.

Ähnlich wie bei der Besichtigung der Bronchien (S. 171) kann man durch das im Kehlkopfeingang liegende Laryngoskop Stabendoskope (Abb. **73**) einführen, mit denen die von oben nicht immer gut einsehbaren Wandvertiefungen, z. B. der Kehlkopfventrikel zwischen Stimmlippe und Taschenfalte, in seitlicher Aufsicht beurteilt werden können. Man bezeichnet dieses Verfahren als die *Aufsichtsendoskopie* des Kehlkopfes.

Da das Untersuchungsrohr bei der Laryngoskopie in eine Achse mit Kehlkopf und Luftröhre gebracht werden muß, ergibt sich zwangsläufig, daß der aus dem Munde herausragende Rohrteil einen beträchtlichen Druck auf den Oberkiefer, speziell auf die Frontzähne ausübt. Ganz besondere Schwierigkeiten bestehen bei Patienten mit lockeren oder stark hervorstehenden Zähnen sowie bei Menschen mit einem kurzen, wenig biegbaren Hals. Zum Schutze der Frontzähne pflegt man vor Einführen des Laryngoskops Gummikappen oder einen Zahnschutz, wie ihn auch die Boxer benutzen, einzusetzen. Erleichtert wird das Verfahren, wenn die Muskeln des narkotisierten Patienten künstlich gelähmt werden (Relaxation). Dies aber macht, da dann auch die Atemmuskeln ausfallen, die Einführung eines Atemschlauches (Intubationsschlauch) und die Beatmung durch diesen Schlauch notwendig. Natürlich muß der Intubationsschlauch dünn sein; er darf die Sicht auf die Stimmlippen nicht zu sehr behindern.

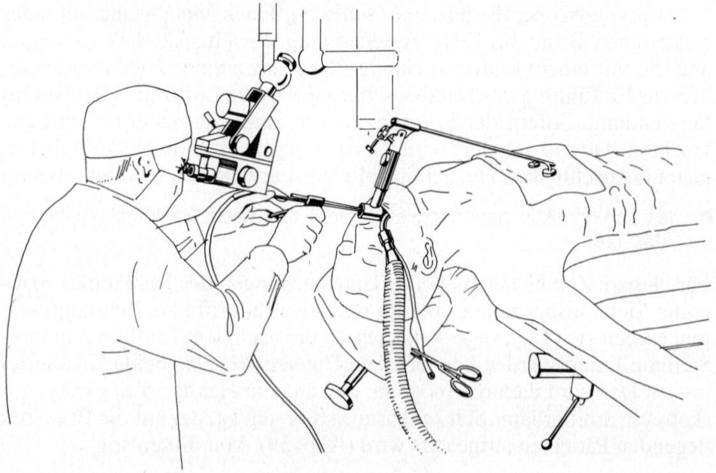

Abb. **60** Mikrolaryngoskopie. Der Operateur blickt durch das Mikroskop in das äußere Rohrende des Stützlaryngoskops und führt dort Operationsinstrumente ein. Der Patient ist intubiert

Eine weitere Verfeinerung der direkten Laryngoskopie zur Beurteilung von Kehlkopferkrankungen, insbesondere jedoch zu subtilsten Eingriffen bei Veränderungen an den Stimmlippen, ergibt sich dadurch, daß zwischen Untersucher und Laryngoskop ein Operationsmikroskop gebracht wird (*Mikrolaryngoskopie* und *Kehlkopfmikrochirurgie*) (Abb. **60**). Durch das Mikroskop kann auch ein Laserstrahl in den Kehlkopf geleitet werden, der dort mit großer Präzision punktförmige und unblutige Gewebszerstörungen vorzunehmen erlaubt (*Laserchirurgie* s. S. 238).

Röntgenuntersuchung

Durch die genannten Verfahren läßt sich der Kehlkopf gut beurteilen. Röntgenuntersuchungen sind daher nur ausnahmsweise notwendig. Mit Hilfe von Schichtaufnahmen *(Tomogrammen)* lassen sich die Konturen des Kehlkopfinneren darstellen. Wird ein dünnflüssiges Kontrastmittel in den Kehlkopf eingesprüht, das dann als dünner Film die Wand überzieht, läßt sich dies ebenfalls zur Darstellung der Kehlkopfinnenauskleidung verwenden. Man nennt dies Verfahren die *Laryngographie*. Neuerdings wird auch die *Computertomographie* (CT) zur Beurteilung der Erkrankungen des Kehlkopfes und seiner Umgebung, vornehmlich bei Geschwülsten, eingesetzt.

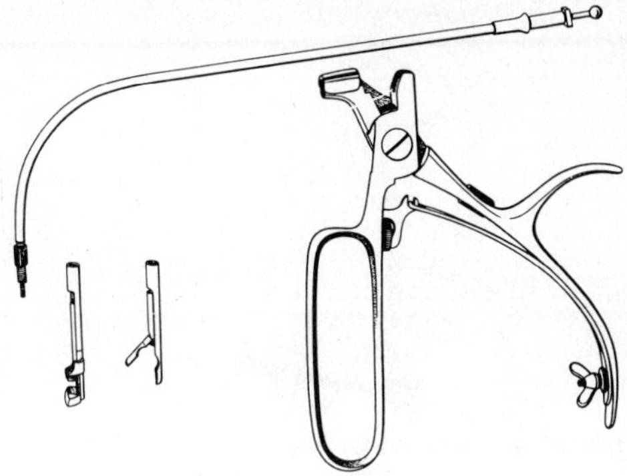

Abb. **61** Instrumente zur Probeexzision aus dem Kehlkopf. Universalgriff, gebogenes Führungsrohr und aufschraubbare Ansätze (Doppelkürette und Doppellöffel)

Gewebsentnahme (Probeexzision, Biopsie)

Über die Art einer Veränderung am Kehlkopf lassen sich häufig erst dann sichere Aussagen machen, wenn ein Gewebestückchen feingeweblich *(histologisch)* durch den Pathologen untersucht werden kann. Das gilt besonders für die wichtige Frage, ob es sich bei einer Verdickung der Kehlkopfschleimhaut um einen bösartigen Tumor handelt. Man entnimmt deshalb in solchen Fällen ein linsen- bis pfefferkorngroßes Gewebsstückchen *(Probeexzision, Biopsie)*. Das geschieht entweder in direkter Laryngoskopie bei Oberflächenbetäubung am sitzenden Patienten oder in der direkten Laryngoskopie am liegenden Kranken mit einer Allgemeinnarkose bzw. Oberflächenbetäubung.

Die zur Probeexzision erforderlichen feinen, unterschiedlich konstruierten Gewebsstanzen (Küretten), Zängelchen oder Doppellöffelchen usw. stehen als auswechselbare Ansatzstücke für ein universell verwendbares Instrumentarium zur Verfügung. Sie werden für die Vornahme der Probeexzision in indirekter Laryngoskopie an ein gebogenes, bei Verwendung in der direkten Laryngoskopie an ein gerades Ansatzrohr angeschraubt (Abb. **61**). Dies wiederum wird am Universalhandgriff befestigt.

▶ Zu beachten ist bei der Vorbereitung dieses aus drei Teilen bestehenden Exzisionsinstrumentes, daß die Ansatzstücke, welche ein äußeres Gewinde für das Ansatzrohr und ein inneres für den im Ansatzrohr verlaufenden verschieblichen Draht besitzen, sehr sorgfältig und sicher befestigt werden. Immer muß sich der Helfer vorher genauestens vergewissern, daß sich das Ansatzstück keinesfalls während des Eingriffes ablösen kann, da es dann in die Luftröhre und die Lunge gelangen würde. Neben dem mehrteiligen Universalinstrumentarium gibt es auch einteilige, gleichartigc Instrumente (Kehlkopfzangen).

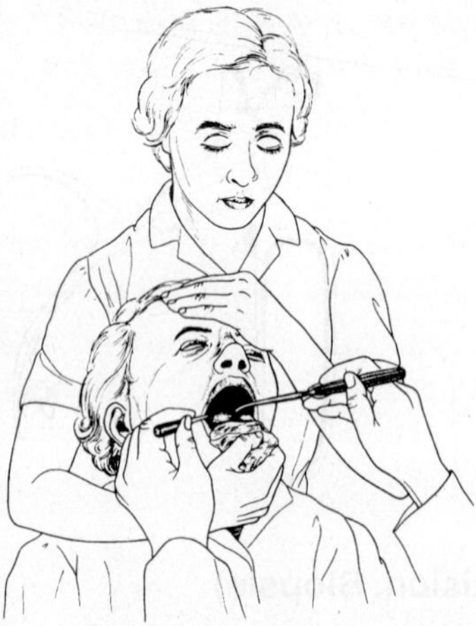

Abb. **62** Hilfestellung bei der Kehlkopfspiegelung, ebenso auch bei der Kehlkopfprobeexzision im Sitzen

Die Hilfestellung bei einem Eingriff in indirekter Laryngoskopie zeigt die Abb. **62** (Festhalten des Kopfes und Herausziehen der Zunge).

Die herausgenommenen Gewebsstückchen kommen sogleich in ein Fläschchen mit *10%iger Formalinlösung* – man vermeide jede Quetschung durch die fassende Pinzette – und werden umgehend dem Pathologen zur Untersuchung zugeschickt. Hierzu muß ein Untersuchungsformular ausgefüllt werden.

▶ Sehr verhängnisvoll kann es sein, wenn Fläschchen mit Gewebsproben vertauscht werden. Auch hier trägt die Pflegekraft eine große Verantwortung. Durch Kleber mit dem Namen des Patienten sind die Fläschchen sicher vor Verwechslungen zu schützen.

- **Bereitzuhalten** sind:
  Untersuchungsinstrumentarium zur indirekten oder direkten Laryngoskopie (s. oben),
  Narkosemittel oder Oberflächenbetäubungsmittel (S. 256),
  Universalgriff,
  Ansatzrohr (gebogen für indirekte, gerade für direkte Laryngoskopie),
  Ansätze verschiedener Art und Größe (Doppelküretten, Doppellöffel),
  Formalin 10%ig (in Glasfläschchen zu 50 ml).

Krankheiten des Kehlkopfes

Kehlkopfentzündung (Laryngitis)

Die Laryngitis ist die häufigste Erkrankung des Kehlkopfes. Es handelt sich dabei um eine Entzündung der Schleimhaut, die in mannigfaltigen Formen auftritt und sehr verschiedenartig verlaufen kann. Da die erkrankte Schleimhaut auch die Stimmlippen überzieht und dort bereits geringfügige Veränderungen der Oberfläche die Schwingungsfähigkeit beeinflussen, ist ein charakteristisches Merkmal jedes Kehlkopfentzündung die Heiserkeit. Je nach der Schwere der Erkrankung macht sie sich in allen Abstufungen von der leichten „Belegtheit der Stimme" über schwere Störungen der Phonation bis zur völligen Tonlosigkeit *(Aphonie)* bemerkbar.

Die akute Laryngitis ist zumeist Teilerscheinung eines Virusinfektes, welcher die Schleimhäute der oberen und der unteren Luftwege gleichzeitig oder nacheinander ergriffen hat. Die Kehlkopferkrankung geht daher zumeist mit Schnupfen, Rachenkatarrh und Bronchitis einher. Aber auch ohne Krankheitserreger kann eine akute Kehlkopfentzündung entstehen, wenn die Schleimhäute durch Rauch oder Gase gereizt sind oder wenn die bewegten Teile des Kehlkopfes übermäßig beansprucht werden, beispielsweise bei Rednern und Schauspielern. Der Arzt findet bei der Untersuchung eine Rötung und Verdickung der normalerweise rosa gefärbten und zarten Schleimhaut. Man behandelt mit allgemeinwirkenden Mitteln zur Erhöhung der Widerstandskraft sowie mit Schwitzpackungen usw., stellt die Stimmlippen durch ein Sprechverbot ruhig, sorgt dafür, daß nicht zusätzliche Reize (Rauchen, trockene Zimmerluft) die erkrankte Schleimhaut beeinträchtigen, und läßt entzündungshemmende Stoffe inhalieren (über die verschiedenen Formen der Inhalation s. S. 206). Auch die Wärmebehandlung des Kehlkopfes (Halslichtbäder) erweist sich als nützlich.

Als *chronisch* bezeichnet man eine *Kehlkopfentzündung,* bei der die Veränderungen der Schleimhaut nachhaltig und nur beschränkt rückbildungsfähig sind. Durch eine Störung der kleinen sekretbildenden Drüsen in der Schleimhaut entwickelt sich entweder eine abnorme Trockenheit *(Laryngitis sicca)* oder eine übermäßige Schleimabsonderung. Die Ursachen der chronischen Laryngitis sind vielfältig und häufig komplex. Zu anhaltend einwirkenden Schädlichkeiten (Rauchen, berufliche Gifte, Überanstrengung der Stimme) kommen die Auswirkungen von Entzündungen in den benachbarten Schleimhautgebieten (Nebenhöhleneiterung, chronische Bronchitis). Auch ungünstige konstitutionelle, anlagebedingte Einflüsse sind häufig die Grundlage; ferner können Kreislauf- und Stoffwechselstörungen von Einfluß sein.

Die Verdickung der Schleimhaut führt zu walzenförmigen Veränderungen der Stimmlippen. Gelegentlich hebt sich die Schleimhaut durch

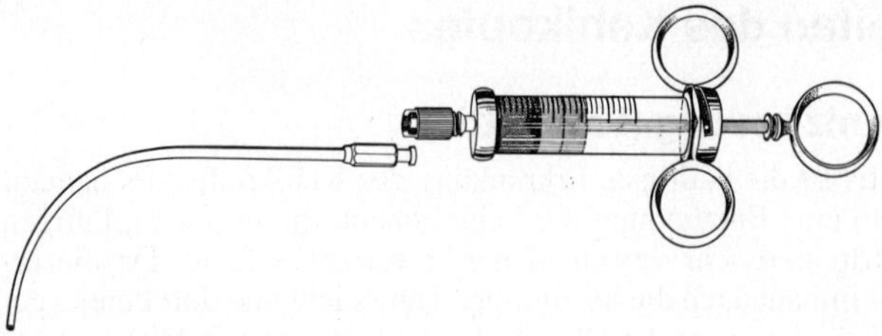

Abb. **63** Kehlkopfspritze (Dreinringspritze) mit Kehlkopfkanüle

ein Ödem im Bereich der Stimmlippen von der Unterlage ab; man spricht dann vom *Reinke-Ödem.*

Besonders wichtig sind die Entzündungsformen, bei denen sich auf der Kehlkopfschleimhaut ein verdicktes verhornendes Epithel ausbreitet *(Pachydermie, Hyperkeratose),* weil dieses zum Ausgangsort einer Krebserkrankung werden kann. Man bezeichnet derartige Vorstufen des Krebses als *Präkanzerosen.*

Man behandelt, indem man sich bemüht, die schädlichen Einflüsse auszuschalten, und dadurch, daß man je nach der Entzündungsform Medikamente, die die Schleimbildung hemmen, oder solche, die sie fördern, örtlich anwendet (Pinselungen, Inhalationen mit Menthol, Kamille, Emser Salz usw.). Sehr häufig werden Medikamente in den Kehlkopf mit der

- Kehlkopfspritze (Abb. **63**)

eingebracht (instilliert). Nützlich sind weiterhin Kurbehandlungen in staubfreier oder salzhaltiger Luft, also im Hoch- oder Mittelgebirge sowie an der See und in Solebädern.

Angeborene Atemnot (kongenitaler Stridor)

Fehlbildungen des Kehlkopfes und der Luftröhre, die mit einer Verengung *(Stenose)* einhergehen, ebenso auch eine angeborene Schwäche der Muskeln, die die Glottis öffnen, haben eine sogleich nach der Geburt erkennbare erschwerte Atmung zur Folge. Während des angestrengten Atmens, vor allem des Einatmens, entsteht beim Durchströmen des verengten Kehlkopfes ein sehr charakteristisches giemendes oder jaulendes Geräusch, der *inspiratorische Stridor.* Zugleich erkennt man an der Anspannung der der Atmung dienenden Muskeln des Halses und der Brust, daß das Kind mit großer Anstrengung Luft schöpfen muß. Es gilt, die unmittelbare drohende Erstickungsgefahr abzuwenden durch Zuführung von Sauerstoff, notfalls auch durch Intubation oder Luftröhrenschnitt.

Krupp, Pseudokrupp

Mit der aus dem Schottischen kommenden Bezeichnung *Krupp* (oder Croup) wurde die Diphtherie des Kehlkopfes benannt, bei der sich Membranen bilden, welche den Kehlkopf verlegen und in kurzer Zeit zum Ersticken führen können. Die *Kehlkopfdiphtherie* ist heute selten geworden. Hingegen sieht man recht häufig, vor allem bei Kleinkindern, Schwellungszustände der unmittelbar unter den Stimmlippen gelegenen (subglottischen) Schleimhaut im Verlauf von Viruserkrankungen, z. B. der Masern. Ähnlich wie früher bei Diphtherie kommt es hierbei auch innerhalb weniger Stunden zu einer bedrohlichen Atemnot. In Anlehnung an die Bezeichnung Krupp für die Diphtherie spricht man vom *Pseudokrupp.* Auch die Bezeichnung *subglottische Laryngitis* ist üblich.

Ähnlich wie bei der angeborenen Kehlkopfenge beherrscht auch hierbei der inspiratorische Stridor mit dem hörbar erschwerten Einatmen das Bild. Die Kinder sind sehr unruhig und machen einen schwerkranken Eindruck. Häufig sind sie schweißbedeckt; ihre Lippenfarbe ist – ein erster Hinweis auf Sauerstoffmangel oder ein Versagen des Herzens – bläulich. Kennzeichnend ist weiter die starke Anspannung der Atemmuskeln, dadurch bedingt wiederum eine Einziehung der Zwischenrippenräume, des Oberbauchs und der Schlüsselbeingruben. Ein bellender Husten, der durch den Reizzustand der Luftröhrenschleimhaut hervorgerufen wird, ergänzt die Krankheitssymptome.

Der Pseudokrupp ist vor allem bei Kleinkindern mit noch schmaler und daher schnell durch eine Schleimhautschwellung sich verlegender Luftröhre überaus gefährlich. Die bedrohliche Krankheit vermag sich innerhalb weniger Stunden zu entwickeln und rapide zu verschlechtern. Anfangs sind die Kinder unter Anspannung ihrer Atemmuskeln noch in der Lage, sich den notwendigen Sauerstoff zu beschaffen; dann aber droht der unmittelbare Zusammenbruch der Kräfte und damit dann der akute Sauerstoffmangel und der Tod. Man muß unverzüglich abschwellende und entzündungshemmende Medikamente (Nebennierenrindenhormone) verabreichen, Sauerstoff zuführen und das Kind auf schnellstem Wege in klinische Behandlung bringen. Dort muß, wenn nicht alsbald eine Wendung eintritt, intubiert werden.

Schnarchen

Das Schnarchen *(Rhonchopathie)* hat früher wenig Aufmerksamkeit gefunden. Man weiß aber nun, daß zumindest die schweren Formen, bei denen es im Schlaf zu Atemstillständen kommt (Apnoephasen), auf die Dauer zu Schäden durch Sauerstoffmangel, vorwiegend am Herzen, führen. Die Zusammenhänge (Schlaftiefe, Erschlaffen der Rachenmuskulatur und Zurücksinken der Zunge, dadurch Verengung des Atemweges) werden durch Messungen im Schlaf („Schlaflabor") überprüft. Die Behandlung muß – gegebenenfalls operativ – zur freien Durchgängigkeit der Atemwege in Nase und Rachen während des Schlafes führen.

Kehlkopfödem (Glottisödem), Kehldeckelentzündung (Epiglotitis)

In der lockeren Schleimhaut im Gebiet des Kehlkopfeinganges kann sich Gewebsflüssigkeit sammeln und eine Schwellung herbeiführen. Ein solches Ödem, das man auch als *Glottisödem* bezeichnet, entsteht gelegentlich als allergische Reaktion, beispielsweise bei einer Überempfindlichkeit gegen ein bestimmtes Nahrungsmittel, weiterhin nach Verbrühungen, Verätzungen, Wespenstichen u. dgl. sowie schließlich in der Folge schwerer eitriger Entzündungen der Gaumen- und Zungenmandeln. Auch eine *eitrige Entzündung des Kehldeckels (Epiglottitis)* kann sich ausbreiten und den Kehlkopfeingang durch Schwellung verlegen. In allen diesen Fällen muß auf die Zeichen einer zunehmenden Atemnot geachtet werden. Im Gefahrenfalle ist alles für eine etwa notwendig werdende Intubation oder Tracheotomie vorzubereiten.

Akute Atemnot durch Kehlkopfverengung bei
- allergischem Ödem der Kehlkopfschleimhaut (z. B. Wespenstich),
- Epiglottitis (Kennzeichen: Schluckschmerz),
- Pseudokrupp (Kennzeichen: bellender Husten).

Tuberkulose

Tuberkelbazillen gelangen entweder mit bakterienhaltigem Sputum bei offener Lungentuberkulose oder von einem anderen Tuberkuloseherd im Körper über die Blutbahn in den Kehlkopf. An der Kehlkopfschleimhaut entsteht dann eine knötchenförmige Verdickung oder ein Geschwür; die Patienten zeigen eine zunehmende Heiserkeit und klagen späterhin über heftige Schluckbeschwerden, die zu einer Verminderung der Nahrungsaufnahme und dadurch letztlich zu einem raschen Kräfteverfall führen. Die Kehlkopftuberkulose war aus diesem Grunde früher häufig ein gefürchtetes Endstadium der Erkrankung.

Die Erkrankung hat durch die modernen Tuberkulosemittel viel von ihrem Schrecken verloren. Manche früher geübten Behandlungsverfahren, das Ätzen und die Röntgenbestrahlung sind überflüssig geworden. Allerdings nimmt die medikamentöse Therapie lange Zeit in Anspruch und wird zumeist unter Heilstättenbedingungen vorgenommen. Die Diagnose der Kehlkopftuberkulose wird, sofern sie sich nicht aus dem Kehlkopfbefund ergibt, durch einen Kehlkopfabstrich zum Nachweis von Tuberkelbazillen oder sicherer noch durch eine Probeexzision gestellt.

Aus dem Gesagten geht hervor, daß ein Teil der Patienten mit einer Kehlkopftuberkulose gleichzeitig an einer offenen Lungentuberkulose leidet, also ansteckend ist. Diesem Umstand muß durch besonderen persönlichen Schutz (Mundtuch) und ein sorgfältiges Sterilisieren der Instrumente bzw. Desinfizieren der mit dem Patienten in Berührung kommenden Geräte Rechnung getragen werden (S. 240). Es ist ein mißlicher Umstand, daß – heutzutage selten – auch Kranke unter der Annahme einer nicht infektiösen Laryngitis behandelt werden, bei denen sich dann später erst eine ansteckungsfähige Tuberkulose herausstellt. Ohne Zweifel sind Arzt und Schwester dann besonders gefährdet. Man kann sich nur durch ständiges Tragen eines Mundschutzes bei der Untersuchung und Behandlung Halskranker schützen oder zumindest bei allen noch ungeklärten Kehlkopfkrankheiten so verfahren.

Verletzungen, Fremdkörper

Der Kehlkopf ist dank seiner verschieblichen Aufhängung in den Halsweichteilen, der Elastizität seines Knorpelgerüstes und durch den Schutz, den ihm der vorspringende Unterkieferbogen verleiht, vor den Folgen von Gewalteinwirkungen etwas geschützt. Kommt es aber zu Verletzungen, heutzutage vor allem bei Autounfällen durch Aufprall auf das Lenkrad, ferner bei Sport- und Betriebsunfällen, ist die Sachlage meist ernst. Ein *Bruch der Kehlkopfknorpel,* ein *Einriß der Kehlkopfwand* und eine *Blutung in die Weichteile* können zu einer lebensbedrohlichen Verlegung der Atemwege und zum *Erstickungstod* führen. Weiter ist damit zu rechnen, daß Blut aus dem verletzten Kehlkopf in die Lunge eindringt, also aspiriert wird, und der Kranke dadurch in Lebensgefahr gerät.

Auch wenn unmittelbar nach dem Unfall keine Atemnot zu erkennen ist, ist ein Ersticken noch nach Stunden möglich, wenn als Reaktion auf die Verletzung eine Weichteilschwellung im Kehlkopf einsetzt. Abgesehen von diesen Gefahren für das Leben des Verletzten, ist natürlich auch eine bleibende Beeinträchtigung seiner Stimmfunktion nicht belanglos.

Liegen Einrisse oder Einschnitte in der Kehlkopf- und Luftröhrenwand vor, so kann beim Husten Luft in die Halsweichteile gepreßt werden. Sie breitet sich dort aus; der Hals schwillt an; die Schwellung greift dann auch auf das Gesicht über und kann schließlich in den Brustraum eindringen und im Mediastinum gefährliche Verdrängungen der Herz- und Lungenschlagadern bewirken. Man spricht von einem *Emphysem,* wenn Luft in das Gewebe eintritt. Beim Betasten der geschwollenen Hals- und Gesichtsweichteile fühlt man dann ein Knistern unter der Haut, das durch die fein verteilten Luftbläschen entsteht. Der Arzt muß durch Ableiten der Luft nach außen, in der Regel durch die Tracheotomie, unverzüglich Abhilfe schaffen.

Besteht die Gefahr, daß die Atemwege bei oder nach der Verletzung blockiert werden könnten, muß unverzüglich der Luftröhrenschnitt ausgeführt werden.

▶ Im Hinblick auf die drohende Erstickungsgefahr darf ein Patient nach einer Kehlkopfverletzung keinesfalls sich selbst überlassen bleiben oder ohne Aufsicht im Krankenwagen transportiert werden.

Fremdkörper (Knochen, Fischgräten, Nadeln usw.) können, wenn sie nicht mit dem Schluckakt in die Speiseröhre befördert werden oder den Kehlkopf sogleich passieren und in die Bronchien gelangen, im Kehlkopf hängenbleiben. Das gilt vor allem für sperrige Fremdkörper, die sich in der Stimmritzenge einspießen oder verkeilen. Kennzeichen für das Eindringen eines Fremdkörpers in den Kehlkopf sind ein schwerer Hustenanfall, die sofort eintretende Heiserkeit und, als besondere Gefahr, die Atemnot. Ein Kehlkopffremdkörper muß sofort in indirekter oder direkter Laryngoskopie entfernt werden.

Jeder Patient mit einer Kehlkopfverletzung, auch ohne äußere Wunde (stumpfe Verletzung), ist von Erstickungsgefahr bedroht, unmittelbar durch verlagerte Kehlkopfteile oder eindringendes Blut und noch nach Stunden durch später eintretende Schwellung im Kehlkopfinneren (Ödem, Emphysem). Immer muß deshalb ein solcher Patient in den ersten Stunden unter genauer Beobachtung bleiben.

Kehlkopfreflexe

Die Kehlkopfschleimhaut ist reich mit Empfindungsnerven ausgestattet, die sich über den N. vagus mit den Regulationszentren für Atmung und Kreislauf verbinden. So erklärt es sich, daß gelegentlich ein plötzlicher Reiz der Kehlkopfschleimhaut, wie er beispielsweise beim Eindringen eines Fremdkörpers, ebenso aber auch bei einer Intubation gesetzt wird, einen *Atemstillstand,* sehr selten auch sogar einmal einen *Herzstillstand* zur Folge haben kann. Man spricht von *Bolustod,* wenn der Atem- oder Herzstillstand durch das Eindringen eines großen Fremdkörpers, beispielsweise eines Speisebrockens in den Kehlkopf herbeigeführt wird. Zu bedenken ist, daß auch äußere Gewalteinwirkungen auf den Kehlkopf, ein Schlag oder ein Würgvorgang, die gleichen Wirkungen haben können. Man bemüht sich, vor Kehlkopfoperationen solche reflektorische Zwischenfälle dadurch zu verhüten, daß man regelmäßig den Patienten Atropin verabreicht, auch schützt eine tiefe Narkose vor derartigen Vagusreflexen. Immerhin muß mit solchen Möglichkeiten gerechnet werden. Über die dann notwendigen Maßnahmen (Beatmung, Intubation, Herzmassage) wird am Schluß berichtet.

Bewegungsstörungen des Kehlkopfes

Eine Schädigung der Nerven, die die Öffnungs- und Schließungsbewegung der Stimmlippen veranlassen, vor allem des durch den oberen

Brustraum zum Kehlkopf ziehenden N. laryngeus recurrens, hat je nach Art des Nervenausfalls zur Folge, daß die Stimmritze nicht geschlossen werden kann, also das Stimmband in Öffnungsstellung gelähmt verbleibt, oder umgekehrt, daß die Stimmritze nicht mehr geöffnet wird. Im ersteren Fall muß mit einer hochgradigen Heiserkeit oder Tonlosigkeit der Stimme bei ungestörter Atmung gerechnet werden. Die Unfähigkeit, die Stimmritze zu öffnen, dagegen führt immer dann, wenn beide Stimmlippen betroffen sind, die Lähmung also beide Nerven befallen hat, zu einer hochgradigen Atemnot mit akuter Erstickungsgefahr bei noch erhaltener Stimmfunktion. Die Nervenschädigung kann ihre Ursache in einer Nervenentzündung haben, ferner in einer Zerstörung des Nervs durch Geschwülste des Brustraums oder der Speiseröhre (Bronchialkarzinom oder Speiseröhrenkarzinom) und häufig auch in Verletzungen, wie sie bei schwierigen Schilddrüsenoperationen möglich sind.

Kranke mit einer lähmungsbedingten Atemnot müssen zur Überwindung der unmittelbaren Erstickungsgefahr intubiert und dann alsbald einem Luftröhrenschnitt unterzogen werden. Mit einer Trachealkanüle sind sie außer Gefahr. Wenn sie die Kanüle zuhalten oder wenn sich die Kanüle durch einen Ventilmechanismus beim Ausatmen schließt (S. 164), können sie fast normal sprechen. Später kann man dann eine Operation vornehmen und die durch die Lähmung verengte Stimmritze erweitern, beispielsweise durch *Verlagerung einer Stimmlippe* zur Seite *(Lateralfixation).* Diese kann von außen nach einem seitlichen Schnitt am Hals oder von innen durch das Laryngoskop ausgeführt werden. Dann wird es möglich, die Kanüle wieder zu entfernen. Der Preis einer solchen Operation ist allerdings eine Beeinträchtigung der Stimmfunktion. Umgekehrt verfährt man bei einer Lähmung der Stimmlippen in Öffnungsstellung mit Tonlosigkeit der Stimme. Man verlagert eine der beiden Stimmlippen in die Mittellinie, um so im beschränkten Maße wieder einen Kehlkopfschluß und damit eine Tongebung bei noch ausreichender Atmung zu ermöglichen.

Gutartige Kehlkopfgeschwülste

Viele der am Kehlkopf, speziell an den Stimmlippen erkennbaren geschwulstartigen Veränderungen sind keine echten Neubildungen. Der sog. *Stimmbandpolyp* ist eine eigenartige Antwort der Schleimhaut über den Stimmlippen auf Entzündungen und die mechanische Belastung durch die Stimmlippenschwingung. Es entwickelt sich am freien Rand der Stimmlippe ein linsen- bis bohnengroßes, weiches und zapfenförmiges Gebilde (Abb. **64**), das die Bezeichnung „Polyp“ erhalten hat. Es legt sich zwischen die Stimmritze, verhindert den Stimmritzenschluß und ruft so eine Heiserkeit hervor. Die Erkrankung ist gutartig. Die Abtragung, die unter Schonung des eigentlichen, für die Tongebung so

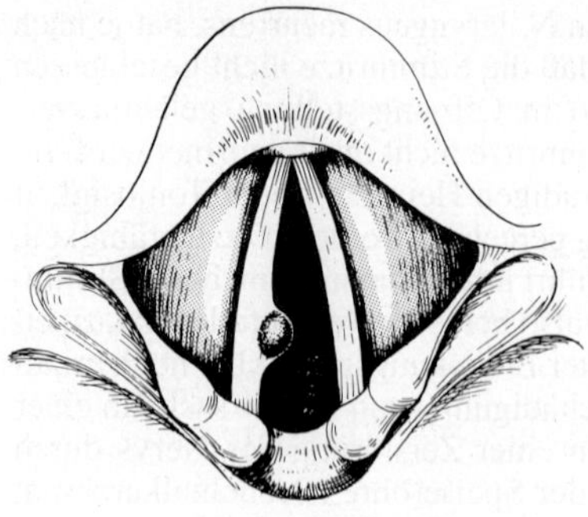

Abb. **64** Spiegelbefund des Kehlkopfes bei der indirekten Laryngoskopie (s. auch Abb. **57**) mit einem Stimmlippenpolypen. Im Bild ist oben der Kehldeckel gezeichnet mit der Vereinigungsstelle beider Stimmlippen

wichtigen Stimmlippengewebes mit höchster Präzision erfolgen muß, ist in indirekter oder besser in direkter Laryngoskopie, dabei dann mit Mikroskopbenutzung, möglich (S. 146).

Sängerknötchen – beim Kind auch als *Schreiknötchen* bezeichnet – sind gleichfalls keine echten Neubildungen, sondern eine mit Verdikkung einhergehende Gewebsreaktion der Stimmlippen nach übermäßiger mechanischer Beanspruchung. Man sieht auf beiden Seiten in der Mitte der Stimmlippen, da, wo sie die größten Ausschläge bei den Schwingungen vollführen, je ein etwa senfkorngroßes weißliches Gebilde, das einer Gewebsverfestigung an der Oberfläche, vergleichbar einer Schwiele, entspricht. Bezeichnenderweise sind Sänger, Redner und auch besonders lebhafte Kinder, also Menschen mit starker stimmlicher Beanspruchung, betroffen. Häufig bilden sich die Stimmknötchen nach einer Stimmschonung oder nach einer Stimmschulung wieder zurück, so daß die besonders schwierige Abtragung vermieden werden kann.

Bei den *Kehlkopfpapillomen* handelt es sich um warzenartige Neubildungen, die sich blumenkohlähnlich auf der Schleimhaut des Kehlkopfs ausbreiten. Auch hier ist eine Heiserkeit das vorherrschende Symptom. Ähnlich wie die an den Händen auftretenden Warzen, sieht man auch die Kehlkopfpapillome fast ausschließlich bei Kindern. Hier wie da hat man eine Virusinfektion als Ursache erkannt.

Kehlkopfpapillome können dann gefährlich werden, wenn sie die bei Kleinkindern noch sehr enge Stimmritze verlegen und so zur Atemnot führen. Eine schlimme Eigenschaft der Papillome ist ihre große Rückfallneigung. Auch nach sorgfältiger Abtragung, die bei Kindern zwangsläufig in Narkose erfolgen muß, entstehen alsbald neue Papillome. So ist man gezwungen, die Kinder oft über Jahre hinaus immer von neuem zu operieren, ehe dann in der Pubertät die Krankheit allmählich ihre Rückfallneigung zu verlieren pflegt. Es hat nicht an Versuchen gefehlt, durch Behandlung aller Art das Wiederauftreten der Papillome zu verhüten (Laserchirurgie, Pinselungen mit einem Zellgift [Mitosehemmer], z. B. dem Podophyllin). Mitunter kann eine Atemnot so bedrohlich werden, daß auch ein Luftröhrenschnitt notwendig wird.

Bösartige Kehlkopfgeschwülste

Wegen ihrer Häufigkeit sind die bösartigen (malignen) Geschwülste des Kehlkopfes von großer praktischer Bedeutung. Fast immer handelt es sich um Karzinome; Männer erkranken etwa 15mal so häufig wie Frauen; bevorzugt ist das höhere Lebensalter, Raucher sind besonders bedroht. Unbehandelt führt die Erkrankung ausnahmslos nach qualvollen Leiden mit Erstickungszuständen, Schluckstörungen und schwersten Schmerzen zum Tode.

Die Geschwulst nimmt meist ihren Ausgang von einer der beiden Stimmlippen. Schon im frühesten Stadium, ganz im Beginn der Erkrankung, wenn die Neubildung noch kaum Linsengröße erreicht hat, zeigt sie sich durch eine Heiserkeit an. Wird dann sogleich eine Kehlkopfuntersuchung vorgenommen, so läßt sich die Geschwulst erkennen und durch Probeexzision in ihrem Charakter bestätigen. Wenn dann unverzüglich die Behandlung angeschlossen wird, sind die Heilungsaussichten sehr gut, um so mehr, als in dieser Zeit krebsige Absiedlungen (Metastasen) noch nicht vorliegen. Ist dagegen die Geschwulst größer geworden, hat sie sich im Kehlkopf bereits ausgedehnt und das Knorpelgerüst ergriffen, kann eine Heilung nur durch große Operationen und tiefgreifende Beeinträchtigungen der Kehlkopffunktion erreicht werden. Krebsgeschwülste, die von anderen Abschnitten des Kehlkopfes ausgehen, vor allem vom Kehldeckel und von den Taschenfalten *(Kehlkopfeingangkarzinom),* oder solche, die ihren Ursprung in den an den Kehlkopf angrenzenden Schleimhäuten des Kehlkopfrachens und des Speiseröhreneingangs haben *(äußere Kehlkopfkarzinome),* werden, da sie oft nur sehr geringe und uncharakteristische Schluckbeschwerden hervorrufen, seltener im Frühstadium erkannt.

Im Frühstadium des Kehlkopfkarzinoms kann eine alleinige Röntgenbestrahlung Heilung bringen. Größer gewordene Krebse werden zumeist kombiniert behandelt, sowohl durch eine Operation als auch eine nachfolgende Bestrahlung.

Die chirurgische Behandlung besteht beim Stimmlippenkarzinom geringer Größe in der Kehlkopfspaltung *(Laryngofissur),* die nach einem Längsschnitt in der Mitte des Halses vorgenommen wird, und in der anschließenden Entfernung der kranken Stimmlippe *(Chordektomie).* Dadurch, daß sich an der Stelle der entfernten Stimmlippe eine Narbe bildet, welche in günstigen Fällen ähnlich wie eine Stimmlippe beschaffen ist, hinterläßt der Eingriff zwar eine heisere, aber doch ausreichend tönende Stimme.

Anders ist es, wenn große Teile des Kehlkopfs entfernt werden müssen. Hier setzt die lebenswichtige Doppelfunktion des Kehlkopfes, nämlich sowohl die freie Atmung als auch den sicheren Verschluß des Kehlkopfes beim Schluckakt zu gewährleisten, den chirurgischen Möglichkeiten Grenzen. Die Teilentfernung von Kehlkopfabschnitten *(Kehlkopfteilresektion)* hat das Ziel, die Geschwulst sicher zu beseitigen und doch noch einen für diese Funktionen ausreichenden Rest des Kehlkopfes zu belassen. Derartige Operationen sind nur bei einer begrenzten Zahl der Kranken möglich; sie sind schwierig und bringen für den Patienten erhebliche Belastungen nach der Operation mit sich.

Schließlich zwingen die Tumoren, die ihrem Sitz oder ihrer Ausdehnung nach keine Teilresektion mehr erlauben, zur Herausnahme des ganzen Kehlkopfs *(Kehlkopfexstirpation).* Das Wesentliche bei dieser Operation ist, daß nach Entfernung des Kehlkopfes das obere Luftröhrenende in eine künstlich geschaffene Hautöffnung am unteren Hals, das *Tracheostoma,* eingenäht wird. Der Schlund und der Speiseröhreneingang haben keine Beziehung zu den Luftwegen mehr (Abb. **65**). Es entsteht so eine bleibende Trennung der bei Gesunden sich kreuzenden Atem- und Speisewege. Der Atemweg beginnt mit dem Tracheostoma, durch welches ein- und ausgeatmet wird. Die oberen Luftwege, nämlich Nase und Rachen, sind hinfort für die Atmung nicht mehr nutzbar und gewissermaßen stillgelegt. Das hat zur Folge, daß die Patienten, die nunmehr eine nicht mehr durch die Nase gefilterte und erwärmte Luft einatmen, bleibend unter einer gewissen Infektanfälligkeit und Reizbarkeit der Bronchien leiden. Auch das Geruchsvermögen, das ja eine normale Durchströmung der Nase zur Voraussetzung hat, ist stark eingeschränkt.

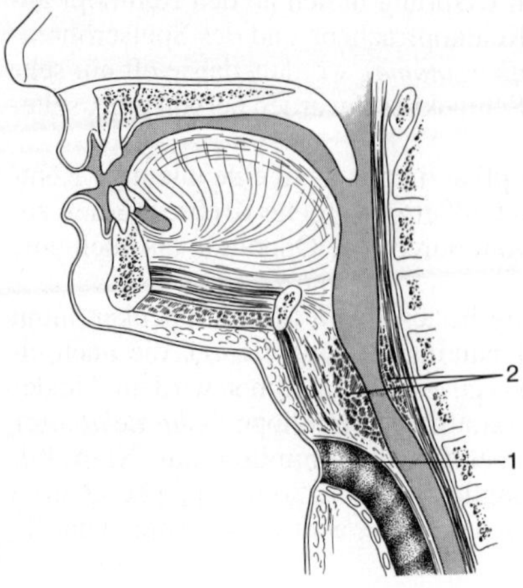

Abb. **65** Zustand nach Entfernung des Kehlkopfs. Die Luftröhre mündet in die vordere Halshaut (1).
2 = Speiseröhreneingangsmuskel

Die pflegerischen Aufgaben bei Kranken nach einer Kehlkopfentfernung sind die gleichen wie nach Teilresektionen. Anfangs muß mit einer Sonde die Ernährung sichergestellt werden, die mit einer Kanüle versehene Luftröhre muß abgesaugt und ihre Durchgängigkeit überwacht werden. Im allgemeinen geht nach einer Exstripation die Heilung rascher vor sich als nach einer Teilresektion. Die häufigste Heilungsstörung ist die Speichelfistel. Sie entsteht dann, wenn die vernähte Rachenöffnung nicht wunschgemäß zusammenwächst und Speichel durch die Operationswunden austritt.

Noch größer ist der Defekt, wenn bei einem äußeren Kehlkopfkarzinom nicht nur der Kehlkopf, sondern auch Teile des Speiseröhreneinganges entfernt werden müssen *(Kehlkopfexstirpation mit Hypopharynxresektion)*. Hier ist ein normaler Schluckakt nur dann wieder möglich, wenn die unterbrochenen Speisewege durch plastische Operationen neu gebildet werden.

Sprache der Kehlkopflosen

Die beim Gesunden für die Tonbildung benötigte Atemluft entweicht beim Kehlkopflosen durch das Tracheostoma ungenutzt nach außen. Er kann jedoch einen Ton dadurch im Rachen erzeugen, daß er Luft schluckt, diese im Magen oder der unteren Speiseröhre sammelt und dann willkürlich diese Luft in den Rachen hineinpreßt. Das ist im Grunde genommen nichts anderes als ein Rülpsen, wobei die tonerzeugenden Schwingungen an der Eingangsenge der Speiseröhre durch Vibrationen der dort gelegenen Schleimhautwülste entstehen. Der Rülpston wird bei längerer Übung einem Kehlkopfton immer ähnlicher, auch kann er längere Zeit angehalten werden. Mit Hilfe dieses Tones bilden die Kehlkopflosen die Vokale. Die Konsonanten können in gleicher Weise wie beim Gesunden durch die von der Operation nicht betroffenen Artikulationsorgane Lippen, Zunge, Gaumen usw. gebildet werden. Die sich so entwickelnde *Speiseröhrenersatzsprache (Ösophagussprache)* hat zwar nicht die Kraft, die Tondauer und die Klangfarbe der Kehlkopfsprache; sie reicht aber aus, ein gut verständliches, wenn auch rauhes und durch immer neues Luftschlucken unterbrochenes Sprechen zu ermöglichen. Manche Patienten erreichen eine außerordentliche Fertigkeit; andere wieder haben große Schwierigkeiten in der Umstellung auf die neue Sprechweise. Ihnen versucht man durch eine Übungsbehandlung zu helfen.

Wird die Ersatzsprache jedoch nicht erlernt, stehen sog. *künstliche Kehlköpfe* zur Verfügung. Dies sind Instrumente, die auf elektrischem Wege einen kräftigen, schnarrenden Ton erzeugen. Man leitet diesen Ton über einen Verbindungsschlauch in die Mundhöhle oder setzt dadurch, daß man das Gerät außen an die Haut des Mundbodens anlegt, die

Luft im Inneren des Rachens in tönende Schwingungen. Der so im Rachen sich ausbreitende Ton kann mit Hilfe der erhaltenen Rachen- und Mundmuskeln zu den verschiedenen Vokalen umgeformt werden, auch lassen sich natürlich die Konsonanten bilden. Es entsteht dann eine zwar monotone, aber doch gut verständliche Sprache.

Mit einer speziellen Operationstechnik strebt man neuerdings an, eine feine, bleibende Verbindung zwischen dem in die Haut eingenähten Luftröhrenende und dem Rachen zu schaffen. Damit kann dann der Patient, wenn er seine Luftröhre zuhält und somit die Atemluft zwingt, in den Rachen einzutreten, gewissermaßen auf natürliche Weise, also mit seiner Lungenluft, sprechen. Das ist ein außerordentlicher Vorteil gegenüber der Speiseröhrensprache. Das Problem ist nur, daß diese Technik bei gewissen Geschwulstausdehnungen aus Gründen der Operationsradikalität nicht möglich ist und daß ferner in manchen Fällen die herbeigeführte Verbindung umgekehrt nun auch den Speisen bei der Nahrungsaufnahme Zutritt in die Luftröhre ermöglicht. Man muß dann die Verbindung wieder verschließen.

Patienten ohne Kehlkopf atmen zeitlebens durch eine Luftröhrenöffnung am Hals. In diese darf kein Wasser eindringen. Der Patient kann also ohne besondere Vorrichtung nicht schwimmen und muß beim Duschen und Waschen vorsichtig sein. Die Luftröhrenöffnung (Tracheostoma) kann, wenn sie sich nicht durch Narbenzug verengt, ohne Luftröhrenkanüle bleiben. Der Patient pflegt einen Schal oder ein Halstuch lose darüber zu tragen.

Intubation, Tracheotomie, Koniotomie

Ein Luftmangel bei Erkrankungen oder Verletzungen des Kehlkopfes oder der Luftröhre ist ein unmittelbar lebensbedrohender Zustand, der unverzüglich Maßnahmen zur Sicherung der Atmung erfordert. Ist das Atemhindernis noch gering, beruht es auf einer entzündlichen Schwellung oder auf einem Ödem oder läßt sich erwarten, daß eine medikamentöse Behandlung rasch einen Rückgang herbeiführt, dann wird unter strengster Beobachtung im Krankenhaus und ständiger Bereitschaft, notfalls sofort operativ einzugreifen, abgewartet werden dürfen. Von solchen Fällen abgesehen, wird bei Atemhindernissen dieser Art die Intubation oder Tracheotomie als lebensrettende Maßnahme notwendig.

Intubation: Ein Atemhindernis im Kehlkopf kann durch Einführen eines Schlauches oder starren Rohres vom Munde aus durchbrochen werden. Man verwendet dazu die für die Narkose gebräuchlichen Narkosetuben und führt sie mit Hilfe eines Intubationsspatels (Laryngoskop) (vgl. Abb. **114**) in den Kehlkopf ein.

Ist bei sehr verengtem Kehlkopf (z. B. beim Karzinom) eine Intubation nicht möglich, kann als Notmaßnahme ein Rohr eingeschoben werden, das

- Notfallbronchoskop (Abb. **66**).

Das Instrument ist mit einem Batteriehandgriff versehen. Es muß immer einsatzbereit sein. Ist es in einem Notfall eingeführt worden, bleibt es liegen, bis der Luftröhrenschnitt ausgeführt wird.

Die Intubation hat Nachteile. Der Tubus kann den erkrankten Kehlkopf schädigen und dadurch das Grundleiden verschlimmern. Tuben sollten schon aus diesem Grunde nur kurze Zeit im Kehlkopf verbleiben. Weiterhin besteht die Gefahr, daß der Tubus aus dem Kehlkopf herausrutscht und dann ein noch bedrohlicherer Zustand eintritt. Die Intubation eines Kehlkopfkranken mit Atemnot ist daher nur eine Notmaßnahme zur Überbrückung der Zeit bis zum Luftröhrenschnitt. Wird nicht wegen einer atmungsbedingten Kehlkopf- und Luftröhrenerkrankung, son-

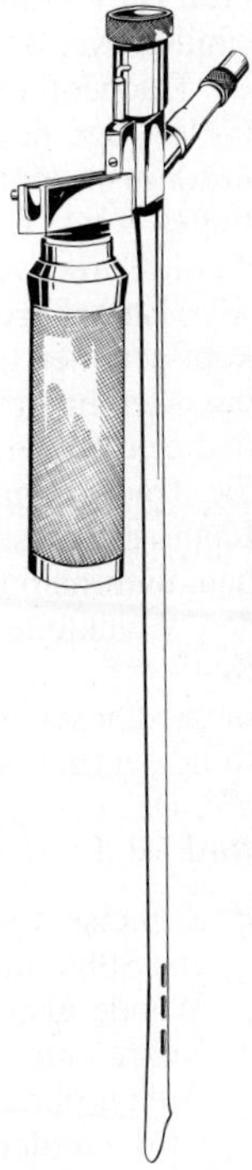

Abb. **66** Notfallbronchoskop mit Batteriehandgriff

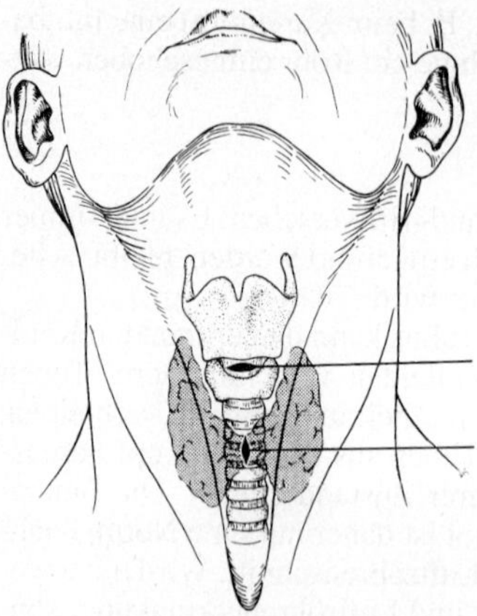

Abb. **67** Lage der Luftröhrenschnitte: 1 = Einschnitt bei der Koniotomie zwischen Schildknorpel und Ringknorpel. 2 = Einschnitt nach Durchtrennung des Schilddrüsenmittelteils der Schilddrüse

dern zur Beatmung eines bewußtlosen, atemgelähmten Patienten mit gesundem Kehlkopf ein Narkosetubus eingeführt, kann auf die nachfolgende Tracheotomie verzichtet werden, falls der Tubus nicht länger als 6–10 Tage liegen muß. Ein längeres Liegen des Tubus *(Dauerintubation),* insbesondere wenn dieser mit geblähter Dichtungsmanschette getragen wird, kann Schäden an der Innenauskleidung der Luftröhre und damit Narbenverengungen (Stenosen) hervorrufen (S. 173).

Luftröhrenschnitt *(Tracheotomie):* Für einen erkrankten Kehlkopf schonender als die Intubation ist die Tracheotomie. Hiermit wird das Atemhindernis umgangen und eine unbehinderte Atmung durch ein in die eröffnete Luftröhre eingeführtes Röhrchen ermöglicht. Man pflegt die Tracheotomie in örtlicher Betäubung oder in Narkose von einem Längsschnitt, seltener auch von einem Querschnitt, in der vorderen Halshaut unterhalb des Kehlkopfs auszuführen. Die die Luftröhre bedeckenden Weichteile, längsgerichtete Muskelstränge und ein unterhalb des Kehlkopfs gelegener Schilddrüsenmittelteil (Isthmus), werden aufgesucht. Dieser wird durchtrennt. Dann ist die Luftröhre als geriffeltes Rohr deutlich sichtbar und fühlbar. Hier wird sie dann eröffnet (Abb. **67**). Das gebogene Röhrchen, das in die eröffnete Luftröhre eingeführt wird, ist die *Trachealkanüle.*

▶ Zumeist werden Kanülen nach Luer verwendet (Abb. **68**). Sie sind aus Silber und damit aus einem bakterienfeindlichen Material, in der Wunde also besonders verträglich. Es handelt sich um gekrümmte Rohre unterschiedlichen Durchmessers (4–15 mm an der Spitze des Außenrohres) bei einer Länge von 45–90 mm. Das Kanülenkaliber wird – leider nicht einheitlich – mit einer Nummer bezeichnet. Nr. 9

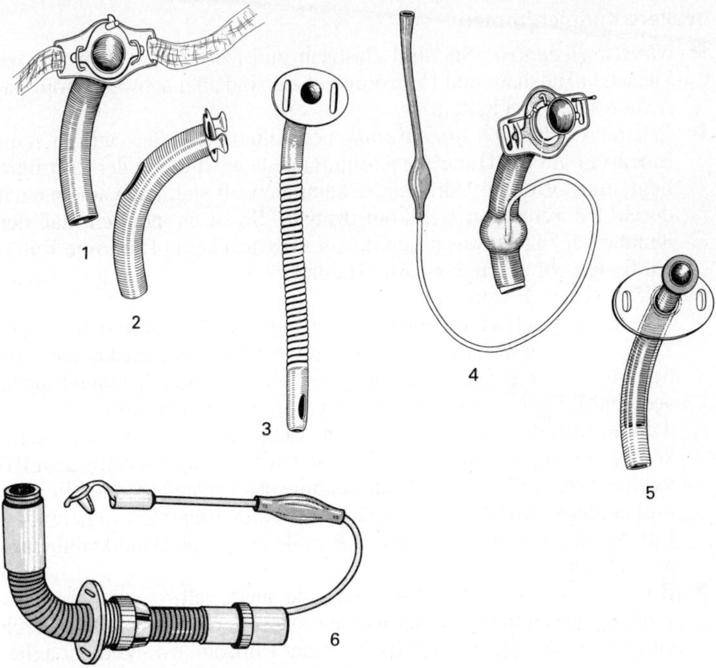

bb. **68** Trachealkanülen: 1 = Trachealkanüle (Silber), 2 = Innenrohr dazu mit Öffnung auf der Wölbung des Rohrs (Sprech- oder Lochkanüle), 3 = Hummerschwanzkanüle, 4 = Beatmungskanüle mit aufgeschobener Gummimanschette und Ballon zum Abdichten der Luftröhre, 5 = Kunststoffkanüle, 6 = Tracheoflexkanüle

z. B. ist eine mittelgroße Kanüle für den Erwachsenen mit 13 mm Durchmesser. Nr. 6 mit 10 mm kommt für Kinder in Betracht. (Bei Nachbestellungen sollte besser immer der Durchmesser angegeben werden.) Die Trachealkanüle besteht aus einem Außenrohr, das mit einem Schild versehen ist. Dieses Schild am Kanülenende liegt bei eingeführter Kanüle der Halshaut auf; an ihm werden zu beiden Seiten Bändchen befestigt, die, hiter dem Hals des Patienten geknüpft, die Kanüle in der Luftröhre sicher zu fixieren gestatten. In das Außenrohr wird ein Innenrohr eingeschoben. Es läßt sich leicht herausnehmen und reinigen. Ein kleiner Hebel („Fahne“) am Kanülenschild erlaubt die Befestigung des Innenrohres.

Weitere Kanülenformen

- *Kunststoffkanülen:* Sie sind elastisch und passen sich dem Winkel zwischen Halshaut und Luftröhre gut an, sind aber schwerer vom Patienten sauber zu halten.
- *Fenster, Loch- oder Sprechkanülen* enthalten im Außen- wie auch im Innenrohr auf der Höhe der Krümmung, da wo diese in der Luftröhre liegt, eine Öffnung. Durch diese kann die Luft statt nach außen auch durch den verengten Kehlkopf dringen. So ist es möglich, daß der Kranke bei zugehaltener Kanüle gut sprechen kann. Derartige Kanülen finden vor allem dann Anwendung, wenn die Kanüle über längere Zeit getragen werden muß.
- *Ventilkanülen:* Hier ist zusätzlich zu der Öffnung an der Kanülenkrümmung am Kanüleneingang eine Klappe angebracht, die sich beim Einatmen einwärts verlagert und der Luft einen leichten Eintritt verschafft, beim Ausatmen aber sich vor die Kanülenöffnung legt, so daß die Luft dort nicht heraustreten kann, sondern durch den Kehlkopf strömen muß. Sie wirkt also wie ein Ventil und verhilft dem Patienten dazu, daß er ohne Zuhilfenahme des verschließenden Fingers immer beim Ausatmen sprechen und beim Einatmen ungehindert Luft schöpfen kann. Auch diese Kanülen sind für Dauerkanülenträger gedacht.
- *Beatmungskanülen:* Für Patienten, die nicht selbst atmen können, sondern maschinell beatmet werden müssen, muß die Kanüle durch eine aufblasbare Gummimanschette der Luftröhrenwand dicht anliegen. Eine solche Gummimanschette kann über eine Luer-Silberkanüle gezogen werden. Sie ist aber z. B. in der Tracheoflexkanüle in der Wand eingefügt.
- *Hummerschwanzkanüle:* Es sind dies besonders lange Trachealkanülen mit beweglichem Kanülenende, mit denen Hindernisse, z. B. Geschwülste, in der Luftröhre überwunden werden sollen.

Nach der Tracheotomie muß die Halswunde selbstverständlich mit einem Verband versehen werden. Anfangs sondert sie Sekret ab; auch entleert sich zunächst aus der Luftröhre reichlich Schleim. Der Verband ist daher häufig zu wechseln. Es empfiehlt sich, einen eingeschnittenen sterilen Mulltupfer um die Kanüle herum auf die Wunde aufzulegen und über diesem Mulltupfer ein ebenfalls eingeschnittenes, handtellergroßes Schürzchen aus einem abwaschbaren Material zu befestigen (Abb. **69**).

In manchen Fällen sondert die Wunde sehr viel Sekret ab, das dann in die Luftröhre hineinlaufen könnte. Dies ist vor allem möglich bei Zuständen nach der Kehlkopfentfernung, wenn bei einer Heilungsstörung Schleim und Speichel aus dem Rachen durch eine Fistel in die Luftröhrenöffnung eindringen kann. Dann pflegt man die Kanüle zu umwickeln. Wie es die Abb. **70** zeigt, wird durch Umwickeln mit einem Mullstreifen

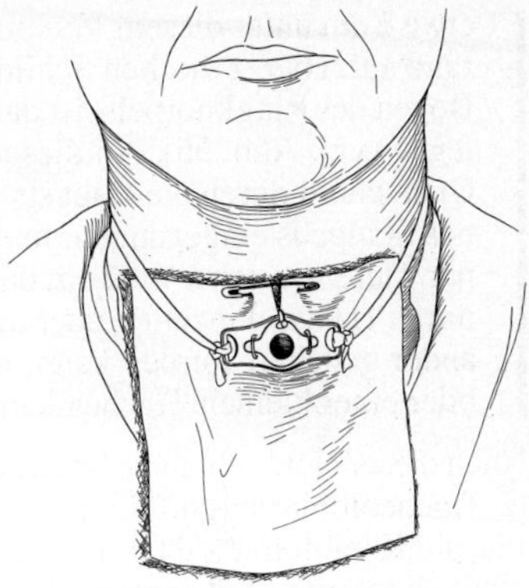

Abb. **69** Kanülenträger mit Schutzverband

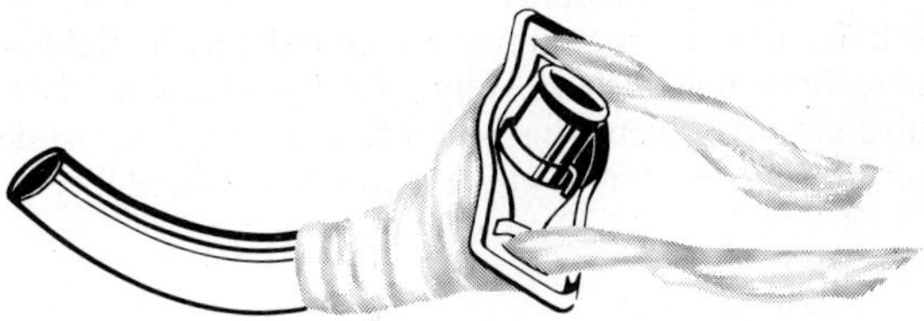

Abb. **70** Umwickelte Kanüle

der Oberteil der Kanüle keilförmig verbreitert, so daß damit die absondernde Wunde an der Luftröhrenöffnung gut abgedeckt ist. Der Mullstreifen muß gut gesichert sein, daß er sich nicht ablösen und in die Luftröhre eindringen kann.

Koniotomie: Als Notmaßnahme, zu der bei Abwesenheit eines Arztes auch erfahrene Schwestern oder Pfleger berechtigt sind, kommt die Koniotomie anstelle der Tracheotomie in Betracht. Hierbei wird ein Einschnitt in dem Gewebsband zwischen Schildknorpel und Ringknorpel vorgenommen (Abb. **55, 67** und **71**). Die Operation wird nur in extremen Fällen höchster Not ausgeführt, praktisch also immer bei bewußtlosen Patienten, und macht daher keine vorausgehende Betäubung erforderlich. Andernfalls kann Novokain unter die Haut gespritzt werden.

Der Patient liegt mit gestrecktem Hals auf dem Rücken (vgl. Abb. **95**). Unter die Schulter wird eine Rolle oder ein Kissen gebracht; Hilfspersonen fixieren Hände und Kopf. Man tastet, auf der rechten Seite stehend, mit der linken Hand den Schildknorpel mit seinem vor allem bei Männern deutlich erkennbaren Vorsprung und sucht den etwa 2 cm unter diesem Vorsprung gelegenen unteren Schildknorpelrand auf. Hier, zwischen Schildknorpel und dem gleichfalls tastbaren Bogen des Ringknorpels, ist das Ringband (Lig. cricothyroideum) gelegen (vgl. Abb. **55**). An dieser Stelle wird nach einem 2 cm großen Querschnitt durch die Haut streng in der Mittellinie mit der Spitze eines Skalpells eingegangen. Je nach der Dicke der Halshaut wird in einer Tiefe von etwa ½–2 cm der Kehlkopf eröffnet. Die Öffnung, die durch Haken, Pinzetten oder auch durch ein Nasenspekulum auseinander gehalten werden kann, muß dann mit einem Gummischlauch oder einer kleinen Trachealkanüle versehen werden.

Nach dieser Notmaßnahme ist es dann möglich, in Ruhe eine sachgerechte Tracheotomie auszuführen und die Wunde wieder zu verschließen. Für die Koniotomie gibt es ein besonderes Instrument, einen Trokar mit einer darübergeschobenen flachen Kanüle (Abb. **71**). Man sticht das Instrument in das Lig. conicum und zieht den Trokar zurück. Die Kanüle liegt dann richtig in dem eröffneten Kehlkopf.

Weitere Indikationen zur Tracheotomie: Man führt den Luftröhrenschnitt nicht nur bei einem Atemhindernis in Kehlkopf und Luftröhre aus, sondern auch dann, wenn es notwendig wird, die tieferen Luftwege, also die Bronchien, von Sekret freizuhalten. Das ist der Fall bei Patienten, die längere Zeit bewußtlos sind (Schädelunfälle, Vergiftungen, Kran-

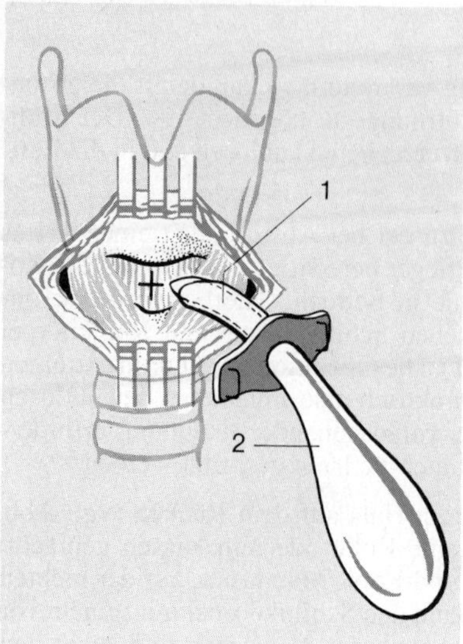

Abb. **71** Koniotomie: 1 = über einen Trokar gestülpte Kurzkanüle, 2 = Trokar mit Griff. + = Stelle, an der das Band zwischen Schildknorpel und Ringknorpel eröffnet wird

ke nach Hirnoperationen) und die ihr Bronchialsekret nicht abhusten können. Auch bei manchen Herz- und Lungenerkrankungen kann der Luftröhrenschnitt durch die Möglichkeit, Sekret abzusaugen, Erleichterung bringen. Selbstverständlich bedürfen auch Kranke mit Atemlähmungen (Poliomyelitis, Hirntumoren) der Tracheotomie, um längere Zeit künstlich beatmet werden zu können.

Kanülenpflege, Kanülenwechsel

Je nach der Stärke der Absonderung muß das Innenrohr in der Kanüle täglich oder auch mehrmals täglich gewechselt werden. Schleim und Sekretborken können durch ein Bürstchen, wie es zum Reinigen von Reagenzgläsern in den Laboratorien benötigt wird, beseitigt werden. Anschließend wird das Innenrohr sterilisiert oder in eine Desinfektionsflüssigkeit gebracht, ehe es wieder eingeführt wird. Dauerkanülenträger erlernen es bald, sich ihr Innenrohr selbst zu reinigen. Je nach dem Zustand der Wunde muß im Abstand von mehreren Tagen, bei Dauerkanülenträgern in größeren Zeiträumen, die gesamte Kanüle gewechselt werden.

Man legt eine sterilisierte Austauschkanüle von gleicher Größe und Krümmung bereit und führt diese sogleich nach Herausnehmen der Kanüle in die Luftröhrenöffnung ein. Es darf dabei nicht lange gewartet werden, da bereits innerhalb weniger Minuten sich die Wunde verengen kann. Man erleichtert sich das Einführen der Wechselkanüle und vermeidet einen falschen Weg dadurch, daß vorbereitend in die neue Kanüle ein Gummikatheter eingeführt wird, der mit seinem stumpfen Ende aus der Kanülenöffnung heraussieht. Man faßt dann die Kanüle mit beiden Händen am Kanülenschild und führt sie mit dem Gummikatheter als Wegweiser in die Halswunde ein, wobei das Kanülenschild in der Weise zu kippen ist, daß die Kanüle dem gekrümmten Wundkanal folgt (Abb. **72**). Wenn die Kanüle in der Luftröhre liegt, muß natürlich der Katheter sofort herausgezogen werden.

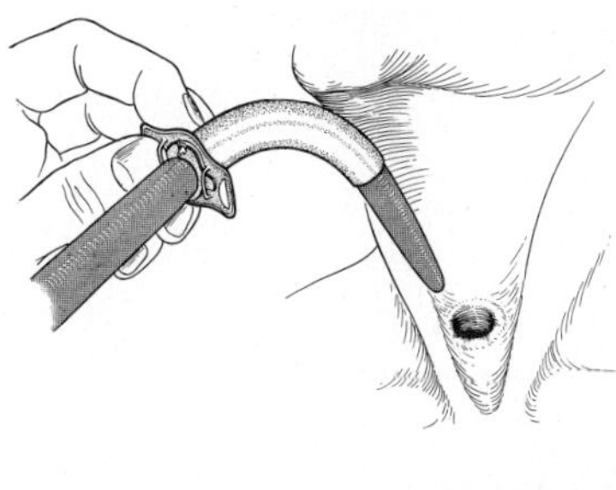

Abb. **72** Einführen der Trachealkanüle mit einem Führungskatheter

Gibt es Schwierigkeiten beim Einführen der Wechselkanüle, ist ein Killian-Nasenspekulum (vgl. Abb. **108**) geeignet, die sich verengende Wunde auseinanderzuspreizen.

Weitere Einzelzeiten über die Pflege Kehlkopfkranker s. S. 223.

Auf die beim Kanülenwechsel besonders wichtigen Schutzmaßnahmen bei Patienten mit Verdacht auf eine AIDS-Infektion wird auf S. 231 eingegangen.

Kanülenentfernung

Ist das Atemhindernis, welches die Tracheotomie notwendig machte, beseitigt, ist der Kehlkopf also wieder luftdurchgängig oder sind andere Gründe, die den Luftröhrenschnitt erforderlich machten, nicht mehr gegeben, wird die Kanüle entfernt. Die Wundöffnung in der Halshaut schließt sich in der Regel ohne weitere Maßnahmen in wenigen Tagen. Gelegentlich stellt man fest, daß nach Herausnehmen der Kanüle trotz durchgängigen Kehlkopfes wieder eine Atemnot eintritt. Sie hat ihre Ursache häufig in einer Verengung der Luftröhre an der Stelle, an der sie eröffnet worden war. Das dadurch hervorgerufene sog. *erschwerte Dekanülement* beobachtet man vor allem, wenn eingestülpte oder weitgehend zerstörte Knorpelbögen, Schleimhautschwellungen und Granulationsbildung am Ort der Luftröhrenöffnung die Durchgängigkeit der Luftröhre behindern.

Luftröhre, Bronchien

Anatomie

Die *Luftröhre* (Trachea) schließt sich an den Ringknorpel des Kehlkopfes an und zieht unter der Vorderfläche des Halses, bedeckt durch die langen Halsmuskeln und einen Teil der Schilddrüse, abwärts in die Brusthöhle hinein. 15–20 schmale, halbkreisförmige Knorpelspangen stützen die Wand und halten sie offen. Unmittelbar hinter der Luftröhre liegt die Speiseröhre, und seitlich von ihr verlaufen die großen Arterien und Venen des Halses. 3–4 cm unterhalb der oberen Brustkorböffnung endet die Luftröhre und geht in die beiden zur Seite abgewinkelten *Hauptbronchien* über. Die Teilungsstelle nennt man die *Bifurkation*. Die Hauptbronchien zweigen sich ihrerseits wieder auf in dünnere Rohre, die zu den Lungenlappen und deren Teilabschnitten, den Lungensegmenten, führen. Das ganze Bronchialsystem wird auch als *Bronchialbaum* bezeichnet.

Untersuchungsmethoden

Tracheobronchoskopie

Zur Besichtigung der Trachea und der Bronchien benutzt man Metallrohre und flexible Glasfiberbronchoskope, die durch Mund, Rachen und Kehlkopf in die Luftröhre und die Hauptbronchien vorgeschoben werden. Im Gegensatz zu den Rohren, die der Speiseröhrenuntersuchung dienen, sind die

- Bronchoskoprohre

mit Fenstern versehen, welche verhindern, daß beim Einführen des Rohres in einen der beiden Hauptbronchien der andere von der Atmung ausgeschlossen ist (Abb. **73**). Die Rohre stehen in unterschiedlicher Länge und verschiedenem Durchmesser zur Verfügung. Während in einem älteren Bronchoskopmodell durch Vorschieben eines Innenrohres in einem Außenrohr die Länge variabel gehalten werden kann, sind die heute zu-

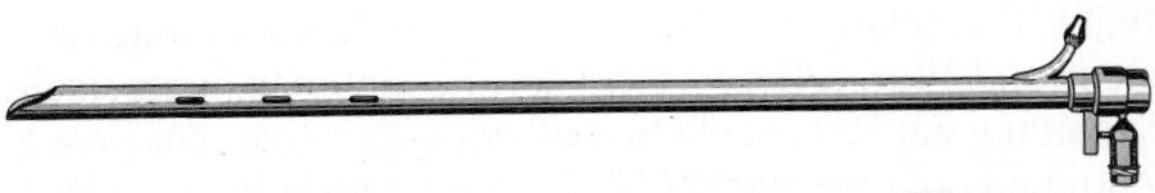

Abb. **73** Bronchoskop mit seitlichem Beatmungsstutzen

meist gebrauchten Bronchoskope nur noch einteilig. Im allgemeinen besteht ein vollständiger Bronchoskopsatz aus 5 verschiedenen Rohren.

- Durchmesser 4 mm, Länge 30 cm für Säuglinge,
  Durchmesser 9 mm, Länge 42 cm für Männer,
  3 Zwischengrößen für Frauen, große und kleine Kinder.

Die Lichtquelle und die Lichtführung sind ebenfalls verschieden. Bei der *proximalen Beleuchtung* findet sich die Lichtquelle seitlich an der äußeren Mündung des Rohres; das Licht wird durch ein Linsensystem oder durch Spiegel in das Rohr hineingeworfen. Die *distale Beleuchtung* besteht in einer am inneren Rohrende angebrachten kleinen Birne, die auf einem dünnen, stabförmigen und an der Innenseite des Rohres befestigten Lampenträger aufgeschraubt ist. Beide Beleuchtungsvorrichtungen lassen sich kombinieren. Statt elektrischer Birnen werden heute auch lichtführende Quarzstäbe oder Glasfasern (Kaltlicht) verwendet.

Das Instrumentarium zur Untersuchung des Bronchialbaumes wird ergänzt durch *Teleskopoptiken.* Es handelt sich um dünne Rohre mit einem lichtstarken optischen Linsen-Prismen-System und einer Lichtquelle. Je nach der Lage der Austrittsöffnung des Linsensystems wird der Blick in einem jeweils verschiedenen Winkel zur Seite gelenkt (Abb. **74**). Mit diesen in das Bronchoskop eingeführten Optiken lassen sich Einblicke in die seitlich abgehenden Lappenbronchien und Segmente ermöglichen. Im allgemeinen benützt man:

- Optiken zum Geradeausblick ohne Abwinkelung,
  Optiken zum Vorausblick mit Abwinkelung um 25 Grad,
  Optiken zum Seitenblick mit Abwinkelung um 90 Grad,
  Optiken zum Rückwärtsblick mit Abwinkelung von 120 Grad.

Statt starrer Optiken verwendet man auch *flexible Endoskope* aus Glasfiberbündeln, die tief in die Bronchialverzweigungen eingeführt werden können und dort gelegene Veränderungen zu erkennen erlauben.

> Um ein Beschlagen des Glases zu verhindern, müssen die Optiken etwa Körpertemperatur haben. Sie werden in einer Heizvorrichtung oder auf einem Heizkissen gelagert und dann bereitgestellt.

Das Instrumentarium wird schließlich ergänzt durch dünne *Saugrohre* zur Entfernung von Blut und Sekret und zum Freimachen der Sicht sowie durch verschieden geformte *Zangen* zur Gewebsentnahme oder zur Entfernung von Fremdkörpern (vgl. Abb. **76**).

Die Bronchoskopie wird im Liegen vorgenommen, entweder in örtlicher Betäubung oder in Narkose. Zur Ausschaltung der störenden Husten- und Würgreflexe sowie der die Untersuchung erschwerenden Anspannung der Halsmuskeln muß entweder eine sehr tiefe Narkose vorgenommen oder bei flacher Narkose ein muskellähmendes (relaxierendes) Medikament gegeben werden. Dadurch wird allerdings kurzzeitig auch

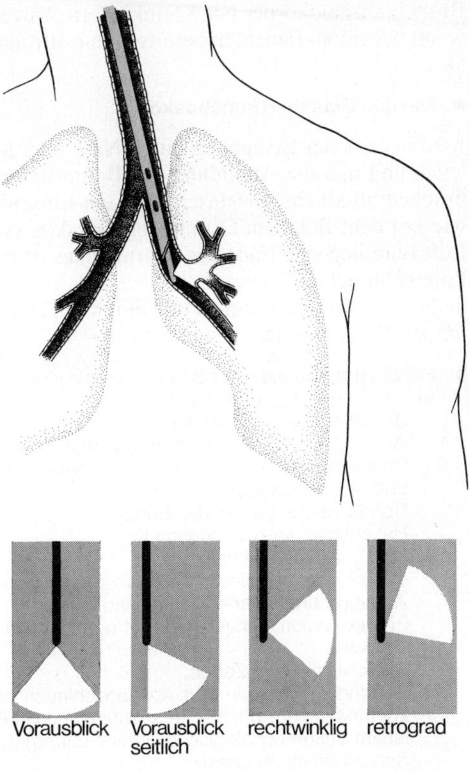

Abb. **74** Bronchoskopische Untersuchung. Das Bronchoskop liegt in der Luftröhre und im Anfangsteil des linken Bronchus. Durch das Bronchoskop ist ein Endoskop eingeführt worden, das den Oberlappenbronchus und seine Verzweigungen beleuchtet. Der Untersucher sieht diesen beleuchteten Abschnitt. Darunter: Endoskope mit verschiedenem Ausblickswinkel

die Atmung ausgeschaltet. Man muß dem Patienten den Sauerstoff durch das Rohr zuführen und ihn bei liegendem Rohr mit dem Atembeutel beatmen. Die hierzu benutzten

- Beatmungsbronchoskope

haben eine mit einem Glasfenster versehene Verschlußkappe am äußeren Rohr und eine Form des Rohrendes, die eine gewisse Abdichtung zwischen Rohr und Luftröhre ermöglicht.

Über die Hilfestellung bei der Bronchoskopie s. Abb. **97**.

Von einer *unteren Bronchoskopie* spricht man, wenn nach vorausgegangenem Luftröhrenschnitt das Rohr durch die Wunde unter Umgehung des Kehlkopfes in die Luftröhre direkt eingeführt wird. Das Verfahren findet nur sehr selten zur Entfernung besonders schwierig gelegener

Bronchialfremdkörper bei Kleinkindern Anwendung, ebenso natürlich, wenn bei einem Patienten bereits eine Luftröhrenöffnung besteht. Das

- **flexible Glasfiberbronchoskop**

wird in örtlicher Betäubung durch Nase oder Mund eingeführt. Die Beleuchtung und die Abbildung des Befundes erfolgen über feinste, sehr bruchempfindliche Glasfasern und ein Linsensystem in gleicher Weise wie bei dem flexiblen Ösophagogastroskop (vgl. Abb. **78**). Das in der Luftröhre liegende Ende des Instrumentes ist beweglich und kann in die Lappenbronchien vorgeschoben werden. Ein Kanal im Bronchoskop erlaubt es, Sekret abzusaugen und durch ihn eine flexible Zange einzuführen zur Gewebsentnahme unter Sicht.

- **Bereitzuhalten** bei einer Bronchoskopie sind:
  a) zur Fremdkörperentfernung:
  Bronchoskop mit Ersatzleuchten,
  Absaugrohre in der passenden Länge,
  Fremdkörperfaßzangen in der passenden Länge (Hechtmaul-, Löffel- und Krallenzangen),
  Sonden in der passenden Länge,
  Häkchen in der passenden Länge;
  b) zur Bronchialdiagnostik:
  starres oder flexibles Bronchoskop,
  Absaugrohre in der erforderlichen Länge,
  Probeexzisionszangen in der erforderlichen Länge,
  Optiken,
  Optik mit flexibler Zange,
  Auffanggläschen, in den Absaugschlauch einzuschalten, wenn Sekret zur bakteriologischen Untersuchung und zur Beurteilung der Gewebszellen im Sekret (zytologische Untersuchung) gewonnen werden soll,
  Schälchen mit Kochsalz,
  Fläschchen mit Formalin.

Röntgenuntersuchung

Die Röntgenuntersuchung der Luftröhre und der Bronchien erfolgt im allgemeinen mit der üblichen Hals- oder Thoraxaufnahme. Die *Schichtaufnahme* (Tomographie) gestattet es, umschriebene Abschnitte der Luftröhren- und Bronchialwandung zu beurteilen sowie Verengungen ihrer Lichtungen zu erkennen. Als *Bronchographie* bezeichnet man das Röntgenverfahren, bei dem die Wände der Bronchien und die der kleineren Verzweigungen durch Benetzen bzw. Anfüllen mit einem Kontrastmittel sichtbar gemacht werden. Ziel der Bronchographie ist der Nachweis von Verschlüssen der Segmentbronchien. Aufschlußreich ist die Computertomographie.

Krankheiten der Luftröhre und der Bronchien

Unter den vielfältigen Erkrankungen dieses Gebietes beschäftigen den HNO-Arzt besonders die Fremdkörper der Luftröhre und der Bronchien sowie die Verengungen der Luftröhre. Bei anderen Erkrankungen, so beim Bronchialkarzinom und bei der Lungentuberkulose sowie bei weiteren Bronchial- und Lungenerkrankungen, hat er diagnostische Aufgaben.

Verengungen der Luftröhre (Trachealstenosen)

In gleicher Weise wie Verengungen des Kehlkopfes führen auch Einengungen der Luftröhrenlichtung zur Atembehinderung und zur Erstikkung. Die Ursache solcher *Verengungen* (Stenosen) sind vielfältig. Erwähnt wurden oben bereits entzündliche Schwellungszustände der Luftröhrenschleimhaut, die vor allem bei Kleinkindern mit einem noch geringen Durchmesser der Luftröhre schwere Gefahren heraufbeschwören. Weiterhin können Tumoren die Ursache solcher Stenosen sein. Hier handelt es sich sowohl um in der Luftröhre wachsende Geschwülste, teilweise bösartigen Charakters, teilweise geweblich von gutartiger Beschaffenheit, als auch um Neubildungen, die die Luftröhre von außen bedrängen. Häufig kann eine Schilddrüsenvergrößerung auf die Dauer die Luftröhre zusammenpressen und sie streckenweise schlitzförmig verengen. Man spricht dann von der *Säbelscheidentrachea.* Schließlich sind die Folgen von Verletzungen, bei denen die Knorpelringe der Luftröhre zerstört werden oder bei denen sich Narbenstränge im Inneren der Luftröhre entwikkeln, von Bedeutung. Hierher gehören die Stenosen nach der Langzeitintubation sowie die schon erwähnten unerwünschten Verengungen, die nach einem Luftröhrenschnitt entstehen mit dem erschwerten Dekanülement. Die Behandlung der Trachealstenosen richtet sich natürlich nach der jeweiligen Ursache. Selbstverständlich müssen Geschwülste im In-

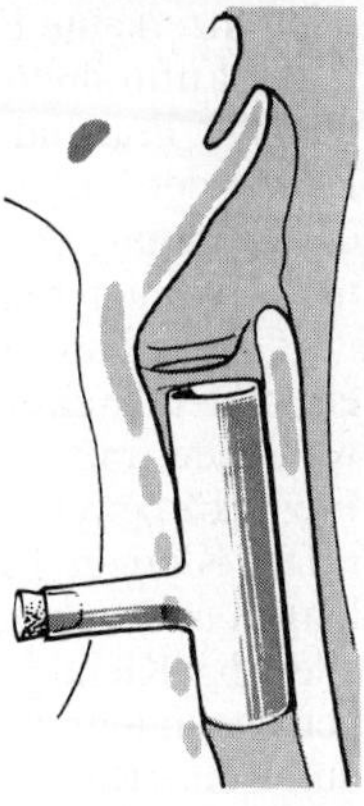

Abb. **75** Silikon-T-Rohr zur Stabilisierung und Erweiterung verengter Luftröhrenabschnitte

neren der Luftröhre entfernt werden, ebenso Schilddrüsenvergrößerungen, die zur Kompression der Luftröhre geführt haben. In beschränktem Umfang lassen sich verengende Narben durch Einlage dehnender Schläuche oder Bolzen erweitern (Abb. **75**). Sind nach der Entfernung von Geschwülsten oder infolge von Verletzungen Knorpelspangen auf größere Strecken nicht mehr als Stütze brauchbar, muß mit Hilfe komplizierter *plastischer Operationen* ein Ersatz der verlorengegangenen Luftröhrenwandung und ihrer Stützelemente angestrebt werden (Trachealplastik).

Ursachen von Luftröhrenverengungen:
- Schleimhautschwellung,
- Geschwülste in der Luftröhre,
- Kompression durch vergrößerte Schilddrüse (Säbelscheidentrachea),
- Narben nach Dauerintubation,
- Narben nach Verletzungen und Operationen.

Fremdkörper

Der Schluckmechanismus, der das Eindringen von Nahrungsteilen in die Luftröhre verhindern soll, versagt bekanntlich manchmal. Während nach einem Einatmen flüssiger oder breiiger Stoffe *(Aspiration)* – man sagt: „Ich habe mich verschluckt" – durch den sofort einsetzenden Hustenreflex diese sogleich wieder herausgeschleudert werden, verhindert die „sparbüchsenartige" Beschaffenheit der Stimmritze, daß in gleicher Weise feste Dinge, die einmal in die Luftröhre gelangt sind, wieder entleert werden. So verbleiben Nadeln, Perlen, Kerne, bei Kindern auch in den Mund genommene und in den Kehlkopf gerutschte Spielzeugteile oder unzerkaute Erdnußkerne und Bohnen als gefährliche Fremdkörper in der Luftröhre oder in den Bronchialästen. Sie rufen dort Reizerscheinungen, Entzündungen, Bronchialverschlüsse und Eiterungen hervor. Es war der Laryngologe Killian, der Ende des vorigen Jahrhunderts mit der Erfindung der Bronchoskopie erstmals solche bis dahin meist verlorene Patienten retten konnte.

Einen Hinweis darauf, daß ein Fremdkörper aspiriert wurde, geben ein plötzlich einsetzender, heftiger Hustenreiz und die alsbald deutlich werdende, mit Schleimabsonderung einhergehende Bronchitis. Ist der Fremdkörper groß, kann er den Atemweg verlegen und Atemnot hervorrufen. Kleinere Fremdkörper können in tiefere Bronchialabschnitte gelangen und sich der alsbaldigen Erkennung entziehen. Nicht selten, vor allem bei Kleinkindern, wird dann eine Bronchitis oder hartnäckige Lungenentzündung vermutet, ehe der schuldige Fremdkörper entdeckt und durch eine Bronchoskopie entfernt werden kann.

Ein glatter und runder Fremdkörper, insbesondere ein Erdnußkern, kann einen Bronchus vollständig verlegen. Die Folge davon ist, daß die jenseits des Verschlusses gelegenen Lungenanteile nicht mehr beatmet werden und zusammensinken. Es entsteht eine im Röntgenbild sichtbare Verdichtung des Lungengewebes, eine *Atelektase*. Auch Ventilwirkungen sind möglich in der Weise, daß Luft an dem Fremdkörper vorbei in die Lunge gelangt, beim Ausatmen aber nicht wieder austreten kann. Dann entwickelt sich eine Überblähung der befallenen Seite. Alle diese Erscheinungen sind im Röntgenbild und bei der Untersuchung der Brustorgane mit dem Hörschlauch erfaßbar. Ist ein Fremdkörper schattengebend, also aus Metall, wird er im Röntgenbild gut erkennbar sein; nicht schattengebende Fremdkörper aus Kunststoff oder aus pflanzlichem Material entziehen sich leicht dem Nachweis.

Zur bronchoskopischen Entfernung, die mitunter außerordentlich schwierig sein kann, muß der Fremdkörper bronchoskopisch aufgesucht und mit schlanken, langen Zangen gefaßt werden, ehe er dann mitsamt dem Rohr herausgezogen werden kann. Das Auffinden kleiner metallischer Fremdkörper (z. B. Nadelteile), kann durch eine Röntgenkontrolle während des Eingriffs erleichtert werden.

Bronchialfremdkörper rufen hervor:
- anfänglichen Hustenreiz,
- hartnäckige eitrige Bronchitis,
- Überblähung einer Lungenseite oder
- Atelektase der anderen Lungenseite.

Diagnostische Aufgaben bei weiteren Erkrankungen

Das in unserer Zeit so häufig gewordene Bronchialkarzinom gibt am meisten Anlaß zur bronchoskopischen Untersuchung. Eine operative Entfernung der erkrankten Lungen- und Bronchialabschnitte durch den Chirurgen ist nur dann aussichtsreich, wenn es gelingt, sehr früh die Geschwulst zu erkennen. Sie muß nach einer Gewebs- oder Sekretentnahme durch *histologische und zytologische Untersuchung* eindeutig nachgewiesen sein. Da Bronchialkarzinome meistens an den abgelegenen, bei dem Einblick in das Bronchialrohr nicht unmittelbar sichtbaren Segmentbronchien entstehen, kann die Erkennung im Frühstadium schwierig sein. Nur unter Zuhilfenahme aller Untersuchungsverfahren, insbesondere der Untersuchung mit verschiedenen Optiken, gelingt es, einen Befund zu klären.

Viele weitere Erkrankungen der Brustorgane, die im Röntgenbild an charakteristischen Verschattungen des Lungengewebes erkennbar sind, können gleichfalls durch eine Bronchoskopie abgeklärt werden. Hierzu gehört vor allem die Tuberkulose der Bronchialwandung.

Speiseröhre

Anatomie

Die Speiseröhre (Ösophagus), die an der Enge des vom Kehlkopfrachen (Hypopharynx) gebildeten Trichters hinter dem Kehlkopf beginnt und am Eintritt in den Magen endet, ist ein mit Schleimhaut ausgekleideter Muskelschlauch. Ihre Länge beträgt beim Erwachsenen etwa 25 cm. Am Beginn der Speiseröhre, auch Speiseröhreneingang oder Speiseröhrenmund genannt, findet sich ein ringförmiger Muskelwulst, der sog. Schleudermuskel. Dieser Muskel schließt im Ruhezustand die Speiseröhre gegen den Rachen ab. Beim Schluckakt öffnet er sich reflektorisch und läßt die Nahrung eintreten. Ein ähnlicher, aus mehreren Muskelsystemen zusammengesetzter Verschluß findet sich am unteren Speiseröhrenende, am Übergang von der Speiseröhre in den Magen. Man nennt ihn die *Kardia.* Die Muskeltätigkeit gewährleistet, daß unter normalen Umständen die Speisen nicht aus dem Magen in die Speiseröhre zurücktreten können. Geschieht dies bei bestimmten Muskelstörungen oder Anomalien dieser Region dennoch, spricht man von einem *Reflux* des Mageninhaltes. Dabei kann die Magensäure die unteren Speiseröhrenabschnitte schädigen. Beim Brechakt werden der obere und der untere Speiseröhrenverschluß gesprengt.

Untersuchungsmethoden

Speiseröhrenendoskopie (Ösophagoskopie)

Zur Ösophagoskopie werden ähnlich wie bei der Bronchoskopie Metallrohre benutzt, die jedoch keine seitlichen Öffnungen besitzen. Gebräuchlich sind verschiedene Modelle. Einmal handelt es sich um Systeme, bei denen ein Außenrohr durch ein verschiebbares Innenrohr verlängert werden kann. Zum anderen, und neuerdings bevorzugt, benutzt man einteilige Rohre. Das Ösophagoskop ist mit einem Handgriff versehen, der ein leichteres Einführen und Vorschieben gegen den Widerstand der Schlundmuskeln gestattet.

- **Ösophagoskopgrößen**
  Länge 45 cm, Durchmesser 13 mm für Männer,
  Länge 20 cm, Durchmesser 5 mm für Kleinkinder,
  Zwischengrößen für Frauen und Kinder.

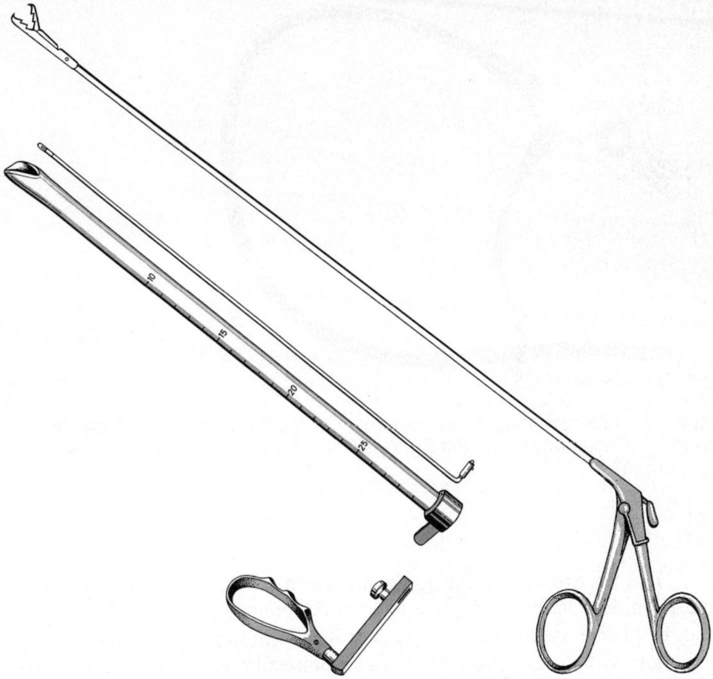

Abb. **76** Ösophagoskop mit Handgriff und Lampenträger. Oben: Faßzange

Der Beleuchtung dient ein an der äußeren Röhrenöffnung angebrachtes Beleuchtungssystem (Glühlampe, Kaltlicht), wobei das Licht durch Spiegel oder Prismen in das Rohr hineingeworfen wird. Neben dieser *proximalen Beleuchtung* kann zusätzlich oder allein am Rohrende eine Lichtquelle, eine *distale Beleuchtung,* angebracht sein (Abb. **76**).

Neben dem starren Ösophagoskoprohr findet für diagnostische Zwecke das

- **flexible Ösophagogastroskop** (Abb. **77**)

Verwendung. Die Beleuchtung des Untersuchungsgebietes und die Abbildung des dort erhobenen Befundes am Einblicksstutzen erfolgen über viele Bündel von sehr dünnen Glasfasern und ein Linsensystem in gleicher Weise wie beim flexiblen Bronchoskop (S. 172). Das Instrument wird vornehmlich für die Untersuchung des Magens benutzt. Zur Entfernung von Fremdkörpern ist es weniger geeignet.

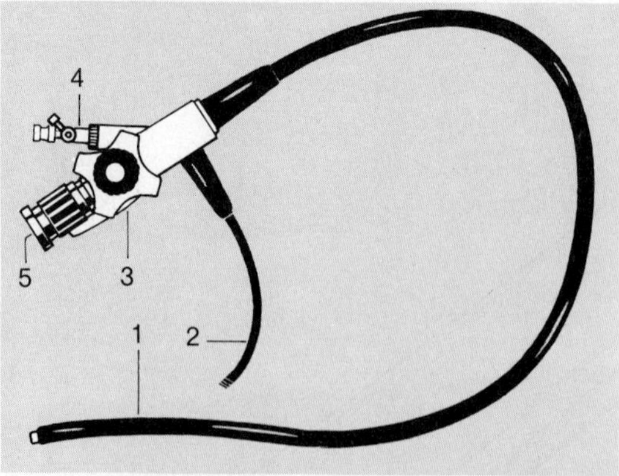

Abb. **77** Fiberösophagoskop (flexibel) mit Glasfaseroptik (1), Kaltlichtzuleitung (2), Bedienungshandgriff (3), Ansatz für Saugapparatur (4) und Einblicksstutzen (5)

Die Untersuchung erfolgt entweder in örtlicher Betäubung oder in Narkose. Das Rohr wird am liegenden Patienten bei stark zurückgeneigtem Kopf vom Rachen aus hinter dem Kehlkopf in die Speiseröhre vorgeschoben, wobei die Muskelenge des Speiseröhreneingangs zu überwinden ist. Bei weiterem Einführen entfaltet sich durch das Rohr die Speiseröhre; man kann ihre Wandbeschaffenheit, ihren Inhalt und ihre Weite beurteilen. Das Rohr läßt sich ggf. bis an die Kardia vorschieben. Das flexible Ösophago-Gastroskop wird in Seitenlage eingeführt.

Als Hilfsinstrumente sind *dünne Absaugrohre* erforderlich. Sie dienen dem Absaugen von Speichel, zurücktretendem Mageninhalt oder verbliebenen Speisen. Ferner benötigt man *Zangen* unterschiedlicher Form zur Entfernung von Fremdkörpern und zu Gewebsentnahme aus veränderten Abschnitten der Speiseröhrenwand (Abb. **76**).

Zur Bestimmung der Lage einer krankhaften Veränderung in der Speiseröhre gibt man den Abstand in Zentimetern an, den diese Veränderung von der bei der Ösophagoskopie dem Rohr bzw. dem Endoskop anliegenden oberen Zahnreihe hat. Beim Erwachsenen ist der Speiseröhreneingang etwa 15 cm vom Oberkiefer entfernt, die Kardia 45–50 cm.

- **Bereitzuhalten** zur Ösophagoskopie sind:
  starres Ösophagoskop oder flexibles Ösophagogastroskop,
  Absaugrohre in passender Länge,
  Probeexzisionszangen oder Fremdkörperfaßzangen,
  Sonde,
  Zentimetermaß.

Röntgenuntersuchung

Zur Darstellung der Speiseröhre bei der Röntgendurchleuchtung läßt man ein schattengebendes Kontrastmittel schlucken. Beurteilt wird, wie das Kontrastmittel die Speiseröhre durchläuft, ob sich Verengungen, Wandveränderungen oder Aussackungen, in denen der Kontrastbrei zurückbleibt, finden (vgl. Abb. **80**). Der bei der Durchleuchtung erhobene Befund kann durch Röntgenaufnahmen, mit größerem Aufwand auch durch Filmaufnahmen, festgehalten werden.

Krankheiten der Speiseröhre

Verätzung

Wird eine gewebsschädigende Flüssigkeit – zumeist handelt es sich um stärkere Säuren oder Laugen, Essigessenz oder Reinigungsmittel – versehentlich oder in Selbstmordabsicht geschluckt, entstehen an Rachen- und Speiseröhrenschleimhaut und gelegentlich auch an der des Magens mehr oder weniger tiefgreifende Zerstörungen. Die Auswirkungen sind abhängig von der Art und der Konzentration der ätzenden Flüssigkeit. In leichteren Fällen beschränkt sich der Schaden auf eine nur oberflächliche Wundsetzung; in schweren Fällen kann die Schleimhaut und die unterliegende Speiseröhrenmuskulatur zerstört werden. Hier besteht dann die Gefahr, daß das Innere des Brustraums einbezogen wird und durch Einwandern von Bakterien aus der Speiseröhre die gefürchtete Entzündung des Mittelfells (Mediastinum), die *Mediastinitis,* entsteht. Ätzmittel, die in hoher Konzentration in den Magen gelangen, können auch dort erhebliche Schäden, ja sogar eine Perforation des Magens hervorrufen.

Bei schweren Verätzungen bestimmen zunächst der Wundschmerz und der Verletzungsschock das Bild der Erkrankung. Da zumeist auch Mund- und Rachenschleimhaut geschädigt sind, bestehen gleichzeitig Schluckschmerzen und ein vermehrter Speichelfluß. Stunden oder Tage später können sich dann die Folgen einer tiefergreifenden Verätzung mit der Zerstörung der Speiseröhrenwand aufzeigen. Die Mediastinitis wird erkennbar am Fieber, an zunehmenden Schmerzen hinter dem Brustbein, zwischen den Schulterblättern und im Oberbauch sowie durch Einbeziehung des Rippenfells mit Kurzatmigkeit und Schmerzen beim Atmen. Auf die Möglichkeit, daß das Ätzmittel den Kehlkopfeingang zum Schwellen bringen und mit einem Kehlkopfeingangsödem auch ein Luftmangel eintreten kann, wurde bereits hingewiesen.

Sind diese unmittelbaren Gefahren überstanden und ist es nicht zur Mediastinitis oder zur Magenperforation gekommen, so folgt eine Phase, in der der Patient sich zunehmend erholt und die Auswirkungen der Verätzung scheinbar überwunden sind. Dieser Heilungszustand ist trügerisch, denn nach 2–3 Wochen machen sich dann die schlimmen Spätfolgen bemerkbar. Durch Narbenbildung in den verätzten Gebieten der Speiseröhre entwickelt sich in zunehmendem Maße eine Verengung *(Stenose)* und damit eine wachsende Behinderung bei der Nahrungsaufnahme. In schweren Fällen kann schließlich die Passage durch die Speiseröhre auf große Strecken ganz aufgehoben sein.

Die Behandlung einer frischen Verätzung gilt vor allem dem Allgemeinzustand und dem Wundschock, gelegentlich auch der durch das Kehlkopfeingangsödem bedingten Atemnot. Man bemüht sich, durch Infusionen den Kreislauf zu regulieren und zugleich durch Gaben von Antibiotika die Einwanderung von Bakterien in das geschädigte Gewebe zu verhüten. Unter Berücksichtigung bestimmter Nebenwirkungen sind auch die Nebennierenrindenpräparate angezeigt, die die Eigenschaft haben, die Gewebsreaktion und damit die gefürchtete Schwellung im Kehlkopf sowie die spätere Narbenbildung und die dadurch bedingte Verengung der Speiseröhre in Schranken zu halten. Versuche, das Ätzmittel durch Einnahme von neutralisierenden Stoffen, also bei Laugen durch Gaben von verdünnter Essigsäure und bei Säuren von Sodalösung usw. unschädlich zu machen, sind allenfalls sofort nach der Schädigung nützlich, da die Ätzflüssigkeit sehr schnell im Gewebe gebunden wird und der damit angerichtete Schaden nicht mehr rückgängig zu machen ist. Von Magenspülungen ist abzusehen, wegen der Gefahr einer Magenperforation, ebenso sind Brechmittel nicht angezeigt.

Ist die erste Gefahr gebannt, muß der Arzt mit einer Ösophagoskopie klären, in welchem Umfang Verätzungen entstanden sind und wie demgemäß die weitere Behandlung vor sich zu gehen hat. Sind Narbenstenosen zu erwarten, werden in der zweiten Woche, also noch ehe eine Narbenbildung einsetzt, Dehnungen der Speiseröhre vorgenommen. Man führt anfangs unter Sicht, später auch blind,

- Gummi- bzw. Hartgummibougies

in steigendem Durchmesser ein und setzt diese Bougierung in regelmäßigen Abständen so lange fort, bis sich bei Kontrollen mittels Ösophagoskopie gezeigt hat, daß eine Narbenverengung nicht mehr wahrscheinlich ist. In manchen Fällen ist diese Bougierungsbehandlung über viele Monate, ja sogar lebenslang notwendig (Abb. **78**).

Ist es einmal zur *Narbenstriktur* gekommen, muß zunächst mit dünnsten Bougies, dann bei langsamer Steigerung des Bougiedurchmessers die Speiseröhre wieder aufgedehnt werden. Hierbei gibt es oft erhebliche Schwierigkeiten, die mit vielfältigen Hilfsmitteln überwunden werden müssen. Nicht selten ist es notwendig, eine Magenöffnung anzulegen, eine sog. *Witzel-Fistel,* um zunächst den Patienten wieder ausreichend ernähren zu können. Bei sehr engen Stenosen der Speiseröhre, bei denen ein Versuch der Bougierung leicht dazu führt, daß eine Perfora-

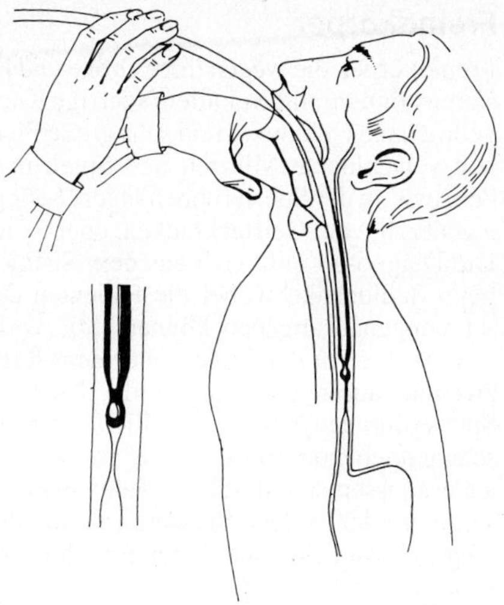

Abb. **78** Bougierung der Speiseröhre

tion und eine Mediastinitis entstehen, versucht man mitunter einen Faden schlucken zu lassen, diesen Faden zur Witzel-Fistel herauszuleiten und über diesen Faden eine Hohlbougie zu führen, mit dem ohne die Gefahr eines falschen Weges die Aufdehnung bei steigender Dicke der Bougies möglich wird. Extrem schwere Verengungen, die sich auf diese Weise nicht behandeln lassen, müssen durch umfangreiche operative Maßnahmen (Ersatz der Speiseröhre durch verlagerte Darmabschnitte) angegangen werden.

▶ Das Kaliber der Bougies wird in Charrière (Charr) angegeben, zumeist von 7–48. 1 Charr entspricht $^1/_3$ mm.

● **Bereitzuhalten** zur Bougierung sind:
ein Satz Speiseröhrenbougies.
Vor der Verwendung müssen Hartgummibougies in heißem Wasser erweicht werden. Die Gleitfähigkeit wird durch Bestreichen mit einem in Paraffin oder Öl getränkten Lappen erhöht.

Gefahren der Speiseröhrenverätzung:
- sofort: Schock und Kehlkopfödem,
- nach 1–2 Tagen: Mediastinitis,
- nach 2–3 Wochen: Stenose.

Maßnahmen:
- sofort: Infusion, Antibiotika, Kortison,
- nach einigen Tagen: Ösophagoskopie,
- bei schwerer Schädigung: Dehnungsbehandlung,
- bei schwersten Narbenstenosen: operativer Speiseröhrenersatz.

Fremdkörper

Fremdkörper, die wegen ihrer Größe und Form die Speiseröhre nicht passieren können, sind vor allem sperrige Knochen, größere Fischgräten, abgebrochene Gebißteile und sehr große Fleischbrocken. Bei Kindern bleiben verschluckte Münzen und Spielzeugteile sowie einspießende Nadeln usw. in der Speiseröhre hängen. Sehr große Fremdkörper werden gelegentlich von Geisteskranken oder von Strafgefangenen geschluckt. Die Diagnose ergibt sich aus dem Schmerz oder einer Mißempfindung beim Schluckakt, wobei die Patienten den Sitz des Fremdkörpers nur sehr ungenau angeben können. Mit Vorliebe verweilen Speiseröhrenfremdkörper in der Enge hinter dem Kehlkopf, etwas seltener in einer zweiten, durch den Verlauf der Körperschlagader (Aorta) bedingten Speiseröhrenenge und schließlich vor der Kardia. Das Röntgenbild zeigt schattengebende, insbesondere metallische Fremdkörper sehr deutlich, andere lassen sich durch die Röntgenbreipassage darstellen. Gefahrvoll sind vor allem solche Speiseröhrenfremdkörper, die die Wand verletzen oder durchspießen und damit einer Mediastinitis den Weg bereiten können.

Fast immer läßt sich ein Speiseröhrenfremdkörper ösophagoskopisch entfernen (Abb. **79**), wobei jedoch bei eingespießten Haken, Knochen und Nadeln sowie bei besonders großen Fremdkörpern beträchtliche Schwierigkeiten entstehen können. Es gibt eine Vielzahl von Zangen, die für die Extraktion sperriger Fremdkörper konstruiert worden sind. Nur in sehr seltenen Fällen ist man gezwungen, die Speiseröhre

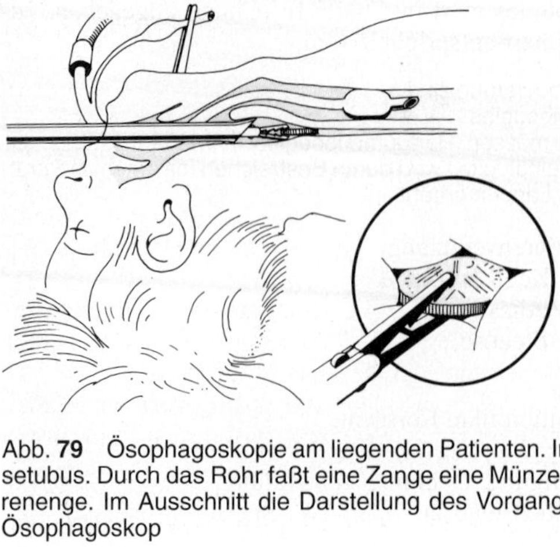

Abb. **79** Ösophagoskopie am liegenden Patienten. In der Luftröhre ein Narkosetubus. Durch das Rohr faßt eine Zange eine Münze in der oberen Speiseröhrenenge. Im Ausschnitt die Darstellung des Vorganges beim Blick durch das Ösophagoskop

von außen zu eröffnen, um den Fremdkörper entfernen zu können *(Ösophagotomie)*. Speiseröhrenfremdkörper, die die Kardia passiert haben, gelangen fast immer auf dem natürlichen Weg durch den After wieder aus dem Körper heraus.

Nach jeder ösophagoskopischen Fremdkörperentfernung muß der Patient wegen der Gefahr einer Mediastinitis sehr sorgfältig überwacht werden (Temperaturmessung, Beachten von Angaben über Schmerzen im Rücken, im Oberbauch oder hinter dem Brustbein).

Aussackungen (Divertikel)

Ausstülpungen und sackförmige Erweiterungen der Speiseröhre entstehen entweder dadurch, daß der Zug einer schrumpfenden Narbenbildung in der Umgebung der Speiseröhre diese an einer Stelle zipfelig auszieht *(Traktionsdivertikel)* oder durch die Ausstülpung eines Wandabschnittes von innen her infolge einer Wandschwäche *(Pulsionsdivertikel)*. Die Traktionsdivertikel entwickeln sich häufig unbemerkt im Verlauf einer abheilenden Brustlymphknotentuberkulose. Sie sind in der Regel ein bedeutungsloser Zufallsbefund bei einer Röntgenuntersuchung der Speiseröhre mit Kontrastbrei. Gelegentlich werden leichte Mißempfindungen beim Schlucken angegeben.

Ein Pulsionsdivertikel, auch Zenker-Divertikel genannt, entsteht immer am Speiseröhreneingang, also hinter dem Kehlkopf an einer muskelschwachen Stelle. Dort führt der lebenslange Druck im Inneren der Speiseröhre beim Schlucken bei manchen Menschen zur Ausstülpung und schließlich zur Bildung eines Sackes, der sich neben bzw. hinter der Speiseröhre langsam vergrößert. Die Speisen nehmen dann zum Teil ihren Weg nicht in die Speiseröhre, sondern in diesen Sack und stauen sich dort. Bei größer werdendem Divertikel nimmt immer weniger Nahrung den richtigen Weg und immer mehr sammelt sich in dem Sack, um dann von Zeit zu Zeit in die Mundhöhle zurückzutreten. Die Patienten – wegen der langen Entstehungszeit sind es meist sehr alte Menschen – leiden in zunehmendem Maße unter den Schluckstörungen und geben an, daß nach oder bei den Mahlzeiten völlig unverdaute Speisen in die Mundhöhle zurückgelangen. Sie magern allmählich ab und werden sehr hinfällig.

Pulsionsdivertikel werden durch die Röntgenkontrastbreiuntersuchung nachgewiesen (Abb. **80**). Sie sind ihrer Natur nach nur mit einer Operation zu heilen. Zumeist geht man so vor, daß man nach einem Schnitt am seitlichen Hals die Speiseröhre mit dem Divertikel freilegt, den Sack abträgt und abschnürende Muskelteile durchtrennt. Eine andere, heute weniger gebräuchliche Operationsmethode besteht darin, daß man ein Ösophagoskop vom Mund aus in die Speiseröhre bis an die Öffnung des Divertikelsackes heranführt und dann mit einer Spezialschere

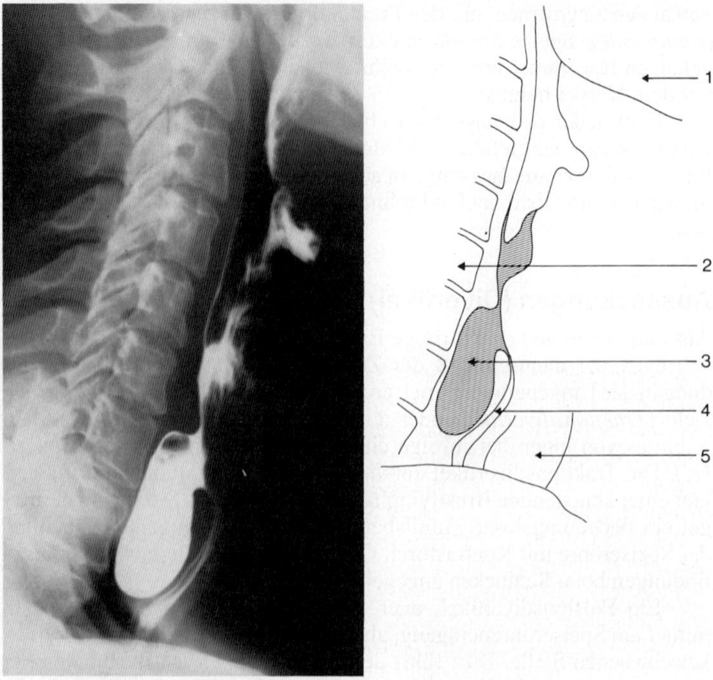

Abb. **80** Röntgenaufnahme eines Ösophagusdivertikels mit Kontrastfüllung und erläuternde Skizze. Der Kontrastbrei füllt den Divertikelsack (3) und fließt nur spärlich in die Speiseröhre (4) ab. 1 = Unterkiefer, 2 = Wirbelkörper, 5 = Luftröhrenschatten

die Trennwand zwischen Speiseröhre und Divertikel gänzlich durchschneidet, den Sack also breit mit der Speiseröhre vereinigt *(endoskopische Divertikeloperation).*

Speiseröhrenausgangsverengung (Kardiospasmus, Achalasie)

Die Nahrungsaufnahme ist ebenfalls schwer gestört bei einer krankhaft erhöhten Spannung der am Speiseröhrenausgang *(Kardia)* gelegenen Muskeln *(Kardiospasmus).* Offensichtlich liegt bei Menschen mit einem solchen Leiden eine komplexe Störung vor, da man bei ihnen zugleich eine abnorm erweiterte und erschlaffte Speiseröhre *(Megaösophagus)* findet. Die Erkrankung wird auch als *Achalasie* bezeichnet. Die Behandlung besteht darin, daß man die Muskeln, welche den Durchtritt der Speisen in den Magen verhindern, mit einem chirurgischen Eingriff von der Bauchhöhle aus durchtrennt. Bei einem anderen Verfahren führt man ein Dehnungsinstrument, das sich regenschirmartig öffnen kann,

- den Kardialdilatator nach Starck,

im geschlossenen Zustand vom Munde aus in die Speiseröhre ein, schiebt es unter Röntgenkontrolle bis zur Kardia vor und spreizt es dann durch einen Hebeldruck. Dadurch werden die verengenden Muskelfasern mächtig überdehnt, die Passage in den Magen ist wieder frei. Auch dieser Eingriff ist wegen der Gefahr einer Mediastinitis nicht harmlos.

Geschwülste

Am wichtigsten ist das *Speiseröhrenkarzinom.* Es kann sich in allen Abschnitten des Ösophagus entwickeln und macht sich zuerst durch eine Störung beim Schlucken und eine Behinderung der Nahrungsaufnahme bemerkbar. Gelegentlich kann auch eine Kehlkopflähmung durch Einbeziehung der seitlich der Speiseröhre liegenden Kehlkopfnerven auf die Krankheit hinweisen. Bei einer Röntgenuntersuchung nach Schlucken eines Kontrastmittels zeigen sich ein Passagehindernis und die durch die Geschwulst hervorgerufene Einengung und Wandveränderung in der Speiseröhre. Die Ösophagoskopie schließlich kann in fast allen Fällen mit einer Probeexzision aus der Geschwulst die Diagnose sichern. Die Behandlung, die teils in einer Röntgenbestrahlung, teils auch in einer umfangreichen Operation besteht, fällt nur dann in die Zuständigkeit des HNO-Arztes, wenn die Erkrankung am oberen, hinter dem Kehlkopf gelegenen Abschnitt der Speiseröhre ihren Sitz hat. Bei unheilbaren Geschwülsten kann das ösophagoskopische Einführen eines trichterförmigen Kunststoffrohres in die verengten Abschnitte der Speiseröhre dem Patienten im beschränkten Umfang wieder die Nahrungsaufnahme ermöglichen. In anderen Fällen muß man eine äußere Magenöffnung, eine *Witzel-Fistel,* anlegen.

Äußerer Hals

Anatomie

In den seitlichen Abschnitten des Halses beiderseits neben Kehlkopf, Luftröhre und Speiseröhre liegen unter dem *Kopfnickermuskel,* dem M. sternocleidomastoideus, die *große Halsschlagader,* die A. carotis communis, und die große Halsvene, die V. jugularis. Die A. carotis communis gabelt sich in Höhe des oberen Kehlkopfrandes in die das Gehirn mit Blut versorgende A. carotis interna und die mit zahlreichen Ästen den Gesichtsschädel versorgende A. carotis externa. Schlagader und Vene liegen beidseits inmitten eines lockeren Binde- und Fettgewebes, in dem sich zahlreiche *Lymphknoten* befinden. Diese Lymphknoten, die von der Schädelbasis bis zum Schlüsselbein die seitlichen Halspartien in kettenförmiger oder haufenartiger Anordnung durchsetzen, haben als Quellge-

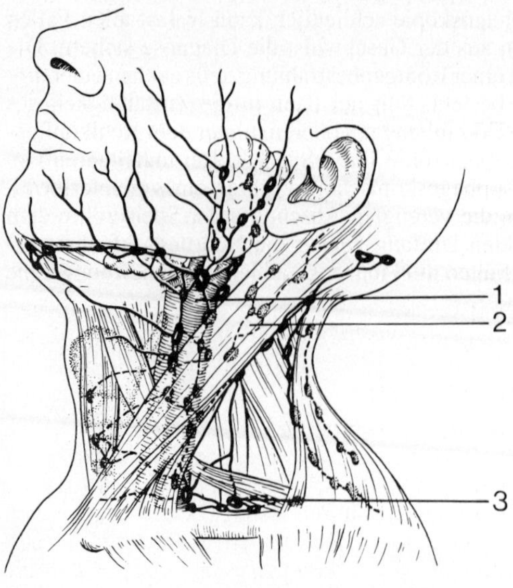

Abb. **81** Lymphknoten und Lymphbahnen des Halses. Man erkennt die Anhäufung von Lymphknoten um die V. jugularis (1), unter dem Kopfnickermuskel (2) und in der Schlüsselbeingrube (3)

biet die Nase und die Nebenhöhlen, die Mundhöhle mit Zähnen, Zunge und Lippen, die Rachenorgane, den Kehlkopf und die Speiseröhre (Abb. **81**). Zahlreiche Erkrankungen in diesem großen Gebiet rufen an einzelnen dieser Lymphknoten krankhafte Veränderungen hervor. Das gilt für bakterielle, entzündliche Erkrankungen und ebenso für Geschwülste.

Krankheiten der Halsweichteile

Halszysten, Halsfisteln

Während der embryonalen Entwicklung gehen in der Halsregion außerordentlich verwickelte Umwandlungsprozesse vor sich. Der Embryo macht bekanntlich eine Phase durch, in der das Halsgebiet kiemenähnliche Furchen trägt. Aus diesem komplizierten Werdegang der Hals- und der seitlichen Kopfregion leitet sich die Tatsache ab, daß dort besonders häufig im späteren Leben Fehlbildungen anzutreffen sind. Die wichtigsten solcher Fehlbildungen sind aus sezernierendem Gewebe gebildete Zysten, die sich gelegentlich durch die Halshaut entleeren und dann als Fisteln imponieren. Die in der Mitte des Halses gelegenen und daher als *mediane Halsfisteln* und *Halszysten* bezeichneten Fehlbildungen haben ihren Ursprung in der embryonalen Anlage der Schilddrüse. Man sieht bei Kindern, manchmal auch erst im späteren Leben, in der Mittellinie vor dem Zungenbein oder dem Kehlkopf unter der Haut eine kugelige, durch eine Zyste gebildete Vorwölbung oder häufiger noch eine feine Fistelöffnung, aus der sich spärlich trübes Sekret entleert. Dringen Bakterien in die Fistelgänge oder in die Zysten ein, entsteht daraus ein Abszeß.

In gleicher Weise sieht man Zysten oder Fisteln auch seitlich am Hals. Sie werden dann als *laterale Halfisteln* oder *Halszysten* bezeichnet und haben oft einen Verbindungsgang zum Rachen. Die Behandlung besteht in der operativen Entfernung der Fistel bzw. der Zyste, wobei besonders wichtig ist, die zum Rachen bzw. zum Mundboden ziehenden Fistelgänge vollständig zu entfernen, da sonst das Leiden wiederkehrt.

Lymphknotenerkrankungen

Entzündliche Lymphknotenerkrankungen *(Lymphadenitis).* Eine schmerzhafte, sich rasch vergrößernde Schwellung eines oder mehrerer Lymphknoten in den seitlichen Halsabschnitten findet man häufig bei bakteriell-entzündlichen Prozessen an den Zähnen, den Gaumenmandeln und der Mundhöhlenschleimhaut. Zumeist pflegt unter der Behandlung und nach Beseitigung der Erkrankung im Quellgebiet die Lymphknotenentzündung allmählich ohne Rückstände wieder abzuheilen; gelegentlich aber kommt es zur eitrigen Einschmelzung und zu einem Abszeß, der dann eröffnet werden muß. Vergrößerungen der Halslymphknoten sieht man auch bei Viruserkrankungen, z. B. der HIV-Infektion (AIDS).

Die **Halslymphknotentuberkulose,** teils Folgeerkrankung einer Infektion der Rachenschleimhaut und der Gaumenmandeln mit dem Tuberkelbazillus durch verseuchte Kuhmilch, teils ausgehend von anderen Tuberkuloseherden im Körper und auf dem Blutwege entstanden, äußert sich gleichfalls in einer Lymphknotenschwellung, die aber wesentlich weniger Entzündungszeichen aufweist. Die Schwellung besteht lange Zeit, ist kaum schmerzhaft und kann schließlich gleichfalls eitrig einschmelzen. Entleert sich der Eiter einer solchen Halslymphknotentuberkulose nach außen, entstehen die bekannten häßlichen, zipfelförmigen Narben. Man pflegt heute tuberkulöse Halslymphknoten unter dem Schutze der antituberkulösen Medikamente noch vor der Einschmelzung operativ zu entfernen.

Seltenere Ursachen einer Halslymphknotenschwellung sind die *Toxoplasmose* sowie andere vom Tier auf den Menschen übertragbare Infektionen, die durch spezielle Untersuchungsverfahren des Blutes abgrenzbar sind.

Lymphknotengeschwülste. Von den Lymphknotenschwellungen entzündlicher Natur sind bösartige, sich gleichfalls in einer Verdickung der Halslymphknoten äußernde Veränderungen zu unterscheiden. Hierzu zählen eine Reihe von Erkrankungen, die einzelne oder nach und nach viele Lymphknoten geschwulstartig zu befallen pflegen, wie die *Lymphogranulomatose* (Hodgkin-Erkrankung), die Lymphknotenschwellungen bei der *Leukämie* und *Sarkome des lymphatischen Gewebes.* Man spricht von *malignen Lymphomen* oder Non-Hodgkin-Lymphomen.

Schließlich können vergrößerte Lymphknoten Absiedelungen *(Metastasen)* einer bösartigen Geschwulst sein. An diese Möglichkeiten muß man denken, wenn ein allmählich größer werdender, isolierter und schmerzfreier Lymphknoten am Hals tastbar ist. Bei der stets notwendigen Untersuchung des Quellgebietes für diese Lymphknoten, also der Nase, des Rachens, des Kehlkopfes und der Speiseröhre, findet man dann häufig den bösartigen Ursprungs-(Primär-)Tumor. Viele der in diesen versteckten Abschnitten wachsenden Geschwülste können bereits Metastasen hervorgerufen haben, wenn sie selbst noch sehr klein und unscheinbar sind. Aber auch ferngelegene Tumoren, so solche der Lunge, der Brustdrüse, der Niere, des Magens usw., vermögen in den Halslymphknoten Metastasen zu setzen und manchmal damit zuerst in Erscheinung zu treten.

Zur Abklärung der Natur einer Halslymphknotenschwellung ist in den meisten Fällen, insbesondere bei geschwulstverdächtigen Lymphknotenvergrößerungen, die histologische Untersuchung angezeigt. Mancherorts wird die Punktion der Lymphknoten mit einer dicken Kanüle und die nachfolgende Untersuchung des angesaugten Gewebszylinders angewandt: sicherer für die Diagnose ist die Herausnahme des ganzen erkrankten Lymphknotens. Beim Bronchialkarzinom und bei der Tuberkulose der Brustorgane ist nicht selten eine Lymphknotengruppe oberhalb des Schlüsselbeins befallen. Zu diagnostischen Zwecken wird häufig diese Lymphknotengruppe, auch wenn sie nicht tastbar vergrößert erscheint, nach einem kleinen Hautschnitt über dem Schlüsselbein aufgesucht und zur histologischen Untersuchung herausgenommen. Man nennt diesen Eingriff nach den Muskeln, über denen sich die Lymphknotengruppe befindet, die *Skalenusbiopsie* oder auch die *Daniels-Biopsie.*

Radikale Halslymphknotenentfernung

Zur operativen Behandlung von bösartigen Geschwülsten in Nase, Rachen und Kehlkopf genügt es in den meisten Fällen nicht, sich auf die Entfernung dieser Tumoren selbst zu beschränken, da sie häufig bereits in den Halslymphknoten Metastasen gesetzt haben und da diese Absiedelungen, falls sie verbleiben, schließlich den Tod des Patienten herbeiführen. Man ist deshalb bestrebt, mit der Geschwulst zugleich auch die regionalen Lymphknoten zu entfernen. Dabei geht man mehr und mehr dazu über, die zugehörigen Lymphknoten auch dann anzugehen, wenn sie noch keinen verdächtigen Tastbefund abgeben, weil zu befürchten ist, daß sie dennoch bereits befallen sind.

Als radikale Halsausräumung (engl.: *Neck dissection*) bezeichnet man ein Operationsverfahren, bei dem ein- oder notfalls auch beidseitig die Masse der Halslymphknoten mit ihrer Umgebung in einem großen, zusammenhängenden Gewebsblock herausgenommen wird. Man entfernt dabei den Kopfnickermuskel, die V. jugularis und das gesamte Fettgewebe mit den eingelagerten Lymphknoten von der Schädelbasis bis zum Schlüsselbein. Nur die lebenswichtigen Strukturen des seitlichen Halses, die Halsschlagader und einige Nerven, bleiben erhalten. Die große Operation ruft meist nur geringe Funktionsstörungen hervor; allenfalls muß eine Bewegungseinschränkung der Schulter wegen der Resektion eines Nervs in Kauf genommen werden. Durch dieses Operationsverfahren und das Prinzip der Blockresektion der Lymphknoten ist es gelungen, den Prozentsatz der durch eine Operation geheilten Patienten nach Krebserkrankungen an Hals und Rachen zu erhöhen. Nicht selten findet man bei der späteren histologischen Aufarbeitung des entnommenen Gewebes in äußerlich unscheinbaren Lymphknoten bereits feinste Krebszellnester, die, wären sie verblieben, zu neuen gefährlichen Krebsgeschwülsten angewachsen wären.

Ursachen von Vergrößerungen der Halslymphknoten:
- entzündlich (Bakterien, Viren, HIV),
- geschwulstartige Wucherungen des lymphatischen Gewebes (maligne Lymphome),
- Metastasen von Geschwülsten der Nachbarschaft (Rachen, Kehlkopf, Schilddrüse),
- Metastasen von ferngelegenen Geschwülsten (Lunge, Magen, Mamma, Prostata).

Stimm- und Sprachheilkunde

(Phoniatrie-Pädaudiologie)

Die Behandlung von Störungen der Stimme und des Sprechvermögens ist in unserer Zeit, in der die Menschen besonders auf ihre Kommunikationsfähigkeit angewiesen sind, eine wichtige ärztliche Aufgabe geworden. Ihr widmen sich speziell ausgebildete HNO-Ärzte, die *Phoniater.* Ihre Helfer sind die *Logopäden.* Da bei Störungen des Sprechvermögens häufig eine angeborene oder in der frühen Kindheit erworbene Schwerhörigkeit eine Ursache sein kann, befassen sich die Phoniater auch in besonderen Maße mit der schwierigen Untersuchung der Hörfähigkeit bei Säuglingen und Kleinkindern. So ist das Aufgabengebiet der Phoniatrie ergänzt worden durch die Untersuchung und Behandlung schwerhöriger oder tauber Kinder *(Pädaudiologie).*

Stimmstörungen

Die anatomischen Grundlagen und die Funktionsabläufe bei der Lautbildung (Phonation) im Kehlkopf wurden oben (S. 141) besprochen, dazu die erforderliche Untersuchung des Kehlkopfes mit dem Spiegel oder dem Endoskop. Dabei werden grobe Veränderungen am Kehlkopf, z. B. Entzündungen, Lähmungen, Stimmlippenpolypen oder Kehlkopftumoren, als Ursache erkannt und die notwendige Behandlung in der Klinik oder der Praxis eingeleitet. Der Phoniater bzw. der phoniatrisch tätige HNO-Arzt befaßt sich darüber hinaus speziell mit solchen Stimmstörungen, denen ein beeinträchtigter Funktionsablauf zugrunde liegt. Man bezeichnet eine Stimmschwäche oder einen anormalen Stimmklang als *Dysphonie.*

Stroboskopie

Um eine Dysphonie abzuklären sind besondere Untersuchungsverfahren erforderlich. Am häufigsten wird die Stroboskopie eingesetzt. Bei der einfachen Laryngoskopie lassen sich die Öffnungs- und Schließungsbewegungen der beiden Stimmlippen, also das Öffnen und Schließen der Glottis, erkennen. Hingegen ist es dem Auge nicht möglich, den bei der Tongebung entstehenden Schwingungen der Stimmlippen zu folgen, weil sie jenseits seines Auflösungsvermögens liegen. Sollen sie sichtbar gemacht werden, bedient man sich der stroboskopischen Untersuchung. Wird die zur Kehlkopfspiegelung benutzte Lichtquelle mit einer *Blitzlampe* vertauscht, die in regelmäßigen Abständen sehr kurze Lichtblitze aussendet, beispielsweise in einer Frequenz von 100/Sek., und erfolgt die Untersuchung eines Tones von 300 Schwingungen/Sek., so wird jede dritte Stimmlippenschwingung jeweils immer in der gleichen Schwingungsphase von der Blitzlampe beleuchtet. Der Untersucher sieht dann eine scheinbar stillstehende Stimmlippe. Verschiebt sich das Zahlenverhältnis ein wenig und beleuchtet jeder Blitz die Stimmlippe in einer etwas weiter fortgeschrittenen Schwingungsphase, dann wird eine scheinbar verlangsamte Schwingung sichtbar. (Der gleiche Effekt ist bei Filmaufnahmen geläufig, die einen fahrenden Zug zeigen und in denen die Räder dieses Zuges scheinbar stillstehen oder sich sogar zurückdrehen. Dies ist immer dann der Fall, wenn die Umdrehung der Räder genau oder annähernd in einem ganzzahligen Verhältnis zur Zahl der in der Sekunde aufgenommenen Filmbilder steht.) Die Blitzfrequenz der stroboskopischen Untersuchungslampe kann durch ein an den Kehlkopf des Patienten angelegtes Mikrophon gesteuert werden, so daß die Zahl der Blitze in eine feste Beziehung zur Frequenz des gesungenen Tones gebracht wird. Die Blitzlampe folgt somit jeder unbeabsichtigten Tonhöhenänderung des Patienten. Mit der stroboskopischen Untersuchung werden feine Schwingungsunregelmäßigkeiten erfaßt.

Ursachen von Dysphonien

Störungen beim *Stimmbruch (Mutationsstörungen):* Durch den Einfluß der Geschlechtshormone kommt es während der Pubertät zu einem raschen, sprunghaften Wachstum des Kehlkopfs und zu einer Vergrößerung der Stimmlippen. Dadurch wird die Tonlage der Stimme tiefer, bei Mädchen lediglich um einige Tonstufen, bei Jungen hingegen etwa um eine Oktave. Man bezeichnet diesen Vorgang, der nur beim männlichen Geschlecht eine deutliche bemerkbare Umstellung mit sich bringt, als Stimmwechsel oder *Stimmbruch* (Mutation). Manchmal gelingt es dem mutierenden Jüngling nicht recht, sich bei der Bedienung seines Kehlkopfes den neuen anatomischen Gegebenheiten anzupassen, die Stimme „schnappt über". Gelegentlich wird eine Fehlfunktion lebenslang beibehalten in der Weise, daß trotz normal vergrößerter Stimmlippen die Stimmlage hoch bleibt. Eine solche *Fistelstimme* beruht somit auf einem „Bedienungsfehler" und nicht auf einem Hormonmangel. Ein Mangel an Keimdrüsenhormonen hingegen hat zur Folge, daß die Pubertät und damit das Kehlkopfwachstum ausbleiben und daher die Knabenstimme fortbesteht. In früheren Jahrhunderten wurden die Stimmen solcher Kastraten künstlerisch sehr geschätzt. Eine andersartige hormonal bedingte Stimmstörung ist manchmal bei Frauen zu beobachten, die mit männlichen Keimdrüsenhormonen behandelt werden müssen. Es kommt zu einem Tiefertreten der Stimmlage.

Hormonale Stimmveränderungen lassen sich kaum beeinflussen, während bei Mutationsstörungen durch eine frühzeitige logopädische Übungsbehandlung ein normaler Stimmklang erreichbar ist.

Fehl- oder Überbeanspruchung der Stimme: Bei Sängern und Angehörigen von Sprechberufen (Lehrer, Schauspieler, Politiker) führen erhöhte stimmliche Belastungen bei einer unzureichenden Stimmtechnik häufig zur Dysphonie. Es liegt auch hier ein Bedienungsfehler vor. Auch in der Veranlagung liegende Gegebenheiten können bei diesem Personenkreis zum Versagen der Stimmleistung führen, ein Grund dafür, daß z. B. Sänger vor ihrer Ausbildung phoniatrisch beraten werden sollten. Es gibt verschiedene Formen einer Dysphonie, einmal eine durch eine erhöhte Muskeltätigkeit, ein Quetschen, hervorgerufene krankhafte Stimmleistung, häufig mit ständigem Räuspern einhergehend, oder auch als Gegenstück ein hauchiger, schwacher Stimmklang. Immer ist eine Übungsbehandlung erforderlich, bei Sängern auch eine Überprüfung der Gesangstechnik.

Psychogene Stimmstörungen: Die Stimme ist oft auch Ausdruck seelischer Zustände. Als psychogen *Aphonie* (Tonlosigkeit) bezeichnet man eine auf seelischer Grundlage (innere Konflikte) beruhende Unfähigkeit, trotz intakter und bewegungsfähiger Stimmlippen, die Stimmritze zur Phonation zu schließen. Es liegt gewissermaßen eine unbewußte innere Sperre vor. Die Behandlung muß auf die Ursachen eingehen.

Sprachstörungen

Verzögerte Sprachentwicklung: Das Kind erwirbt das Sprachvermögen durch Nachahmung, also den Hörvergleich der Eigenproduktion mit der Sprache anderer. Normalerweise bildet es Einwortsätze in der Mitte des 2. Lebensjahres und an dessen Ende Zweiwortsätze. Im 3. Jahr sollten Mehrwortsätze möglich und im 4. Jahr der Spracherwerb vollzogen sein. Für einen verzögerten Spracherwerb gibt es mehrere Ursachen. Nach dem oben (S. 59) Gesagten sind eine Schwerhörigkeit oder Taubheit die wichtigsten Ursachen. Weiterhin können Hirnschäden und Intelligenzdefekte dafür verantwortlich sein. Ferner können Anomalien an den Artikulationsorganen (Zunge, Lippen, Gaumen) Grund für eine nicht normale Entwicklung der Sprachlautproduktion sein. Das in früherer Zeit gern beschuldigte verkürzte Zungenbändchen ist nie die Ursache. Schließlich gibt es auch erbliche Gründe für ein verspätet einsetzendes Sprechen. Als *Mutismus* bezeichnet man eine Hemmung bereits erworbener Sprachfähigkeiten auf psychischer Grundlage.

Stammeln (Dyslalie) nennt man die Unfähigkeit, Laute oder Lautverbindungen normal zu bilden. Ein Beispiel für diese im einzelnen vielfältigen und häufigen Aussprachefehler ist die falsche S-Lautbildung *(Lispeln, Sigmatismus).* Wenn nicht Hörstörungen (s. oben) oder Veränderungen an den Lautbildungsorganen (Zunge, Zähnen, Gaumen usw.) vorliegen, ist – häufig als Angewohnheit – ein fehlerhaft eingewöhntes Bewegungsmuster die Ursache. Stammelfehler bedürfen der frühzeitigen Abhilfe durch Behandlung der Ursachen und logopädische Maßnahmen. Das *Näseln (Rhinophonie)* entsteht durch eine beeinträchtigte Nasenresonanz.

Beim *Stottern (Balbuties)* handelt es sich um eine beeinträchtigte Koordination und Hemmung des Sprechablaufes, während beim *Poltern (Tachyphemie)* ein überhasteter, undeutlicher Redeablauf vorliegt. Die logopädische Behandlung des Stotterns ist schwierig und oft nur begrenzt erfolgreich.

Als *Aphasie* wird der völlige oder teilweise Verlust der bereits erworbenen Sprache bezeichnet. Hirnschäden (Schädeltraumen, Schlaganfälle) sind die häufigsten Ursachen.

Die Behandlung von Sprachstörungen erfordert eine genaue Analyse der einzelnen Erscheinungen und eine Untersuchung aller beim Sprechen beteiligten Organe, des zentralen Nervensystems, des Gehörs, der Rachenorgane, des Kehlkopfs usw. Man ist bestrebt, ursächliche Schäden zu korrigieren und beispielsweise eine Hörstörung beim Kind durch ein Hörgerät zu beheben. Stets sind eine über lange Zeit sich erstreckende Schulung und fortdauernde intensive Übung notwendig. Hierbei ergänzen sich ärztliche und pädagogische Maßnahmen.

Stimmstörungen bei:
- Entzündungen der Stimmlippen,
- Bewegungsstörungen der Stimmlippen,
- Geschwulstbildung im Kehlkopf,
- Mutationsstörungen,
- Über- und Fehlbeanspruchung der Stimmlippen,
- psychogene Einflüsse.

Sprachstörungen bei:
- angeborenen Hörstörungen,
- Hirnschäden,
- Intelligenzdefekten,
- Schäden an den Artikulationsorganen,
- fehlerhaften Bewegungsabläufen.

HNO-Sprechstunde und Ambulanz

Die Aufgabe der in der Sprechstunde mitarbeitenden Schwester oder der Sprechstundenhilfe liegt in der Unterstützung am Behandlungsplatz bei Handreichungen zu den verschiedenen Untersuchungs- und Behandlungsmaßnahmen, in der Bereitstellung des Instrumentariums sowie in der Verabreichung der angeordneten physikalischen Behandlung. Dazu kommen die notwendigen organisatorischen Aufgaben (Aufnahme der Patienten, Führung der Kartei, Abrechnung usw.).

Behandlungsplatz

Die Untersuchung wird im allgemeinen am sitzenden Patienten vorgenommen. Nur für wenige besondere Verfahren, z. B. einen Teil der Vestibularisprüfung und für einige endoskopische Methoden, muß der Patient liegen. Der *Behandlungsstuhl* soll mit seiner Lehne und den Armstützen dem Kranken einen festen Halt geben. Eine Kopfstütze, wie sie beim Zahnarzt erforderlich ist, wird für die einfache HNO-Untersuchung nicht benötigt; sie ist im Gegenteil störend, da der Kopf frei beweglich sein muß. Sie wird nur dann gebraucht, wenn der Kopf des Patienten für kleinere Eingriffe fixiert sein muß. Vorteilhafter ist es in solchen Fällen, wenn die Helferin den Kopf festhält, wie in den Abb. **31** und **62** gezeigt wird.

Zur *Untersuchung und Behandlung ängstlicher Kinder* ist eine unerläßliche Voraussetzung, daß diese keine plötzlichen Abwehrbewegungen machen können, also zuverlässig festgehalten sind. Hier insbesondere muß die Schwester helfen.

Sie setzt sich selbst auf den Behandlungsstuhl, nimmt den kleinen Patienten auf ihren Schoß und zwängt die Beine des Kindes fest zwischen ihre Knie. Mit ihrer linken Hand faßt sie dann den rechten Unterarm des Kindes, während dessen linker Arm hinter den linken Oberarm der Schwester gesteckt wird und so gesichert ist. Die noch freie rechte Hand legt die Schwester gegen die Stirn oder die Schläfe des Kindes und drückt den Kopf gegen ihre Brust. Der Kopf ist also in der jeweils erforderlichen Stellung fixiert; die zu untersuchenden Organe sind dem Arzt gut zugänglich (Abb. **82**).

Es bedarf eines großen Einfühlungsvermögens und psychologischen Geschicks, um zu erreichen, daß das Kind in dieser Situation sich in seiner Wehrlosigkeit nicht ängstigt, sondern sich vielmehr geborgen fühlt.

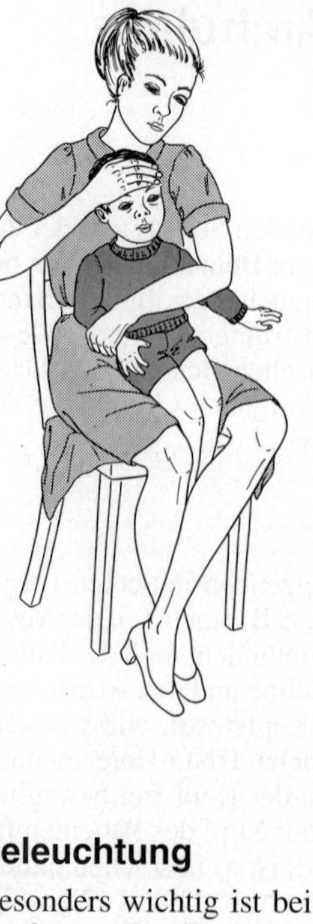

Abb. **82** Halten eines Kindes zur Untersuchung

Beleuchtung

Besonders wichtig ist bei jeder HNO-ärztlichen Untersuchung die Beleuchtung. Es gilt, feinste Einzelheiten an den in schwer zugänglichen Hohlräumen gelegenen Erkrankungsgebieten zu erkennen. Hierzu bedient sich der Arzt meist des *Stirnreflektors,* auch Stirnspiegel oder Ohrenspiegel genannt. Der flach gewölbte Hohlspiegel, der mit einem Kugelgelenk beweglich an einem über der Stirn getragenen Reifen befestigt ist, wird vor das Auge des Arztes geschwenkt. Der Spiegel sammelt das Licht einer starken, mattierten, elektrischen Birne (mindestens 60 W) und wirft es gebündelt in das zu untersuchende Organ. Der Arzt, der dem Patienten gegenüber auf einem Hocker sitzt, muß also von der Birne beschienen werden. Diese ist deshalb so anzubringen, daß sie dem Arzt gegenüber auf der Seite des Kranken, etwa in Höhe der Ohrmuschel oder des Scheitels sich befindet. Um zu verhindern, daß der Arzt mit seiner rechten, die Behandlung vornehmenden Hand sich selbst im Licht ist, pflegt man die Birne dem Arzt links gegenüber, also neben der rechten Kopfseite des Kranken anzubringen (Abb. **83**). Ein Loch in der Mitte des Spiegels ermöglicht es dem Arzt, in der Mitte des reflektierten Lichtbündels in die Mundhöhle bzw. die Nase oder den Gehörgang hineinzusehen. Sehachse und Lichtachse fallen also zusammen. Dieses in seiner Einfachheit geniale Verfahren, das ganz wesentlich die Entwicklung der

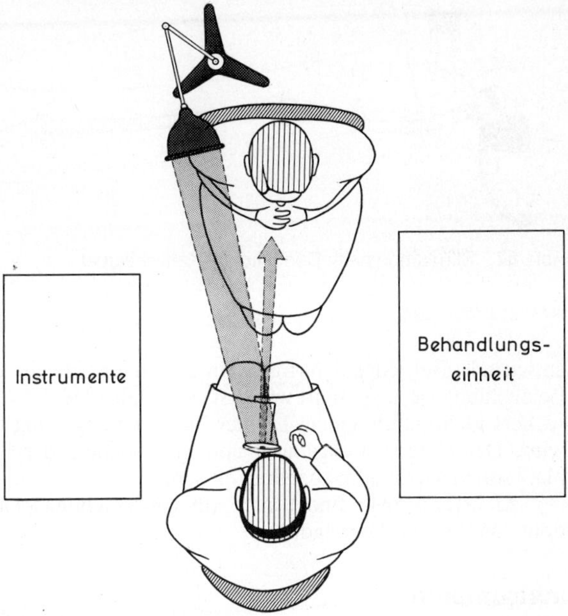

Abb. **83** Untersuchungsplatz. Die Untersuchungslampe befindet sich rechts seitlich vom Patienten. Die Lichtstrahlen werden vom Stirnreflektor des Arztes gebündelt und zum Patienten gebracht

praktischen Hals-Nasen-Ohren-Heilkunde gefördert hat, wurde vor 150 Jahren von dem praktischen Arzt Friedrich Hofmann ersonnen. Der der Untersuchung des Augenhintergrundes dienende Augenspiegel, der später eingeführt wurde, beruht auf dem gleichen Prinzip. Statt des Stirnreflektors werden auch *Stirnlampen* verschiedener Konstruktion benutzt, die, ebenfalls an einem Stirnreifen befestigt, eine in Höhe der Nasenwurzel gelegene elektrische Birne als Lichtquelle haben, deren Licht durch Linsen oder kleine Spiegel gleichfalls gebündelt in das Organ hineinscheint. Der Strom wird von einem Transformator oder einer Batterie bezogen.

Neuerdings findet mehr und mehr auch das sog. *Kaltlichtverfahren* Verwendung. Hier ist eine starke Lichtquelle in einem Gehäuse in der Nähe des Untersuchungsplatzes angebracht. Von dort aus wird das Licht durch gebündelte Glasfasern an die Stelle gebracht, an der sich bei der Stirnlampe die Birne befindet (Abb. **84**). Dieses Licht ist dadurch charakterisiert, daß es an der Austrittsstelle, wie der Name sagt, keine Wärme

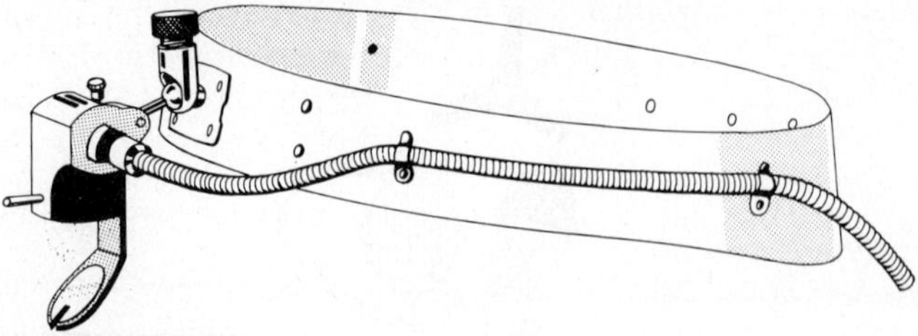

Abb. **84** Stirnlampe nach Denecke mit Kaltlichtkabel

entwickelt. Bei jeder derartigen Untersuchung, gleichviel mit welcher Beleuchtung sie ausgeführt wird, ist es wichtig, daß das Auge des Untersuchers nicht durch andere Lichter im Raum abgelenkt oder geblendet wird. Der Untersuchungsraum und insbesondere der Untersuchungsplatz sollen also mäßig abgedunkelt sein.

Mehr und mehr findet auch am Untersuchungsplatz das (Operations-)Mikroskop Verwendung.

Instrumente

Die Instrumente, die für jede Untersuchung der Ohren, der Nase und des Halses benötigt werden und die daher je nach der Anzahl der zu behandelnden Patienten in mehr oder minder großer Zahl bereitliegen müssen, wurden in den vorausgehenden Kapiteln aufgeführt und teilweise abgebildet. Während seltener gebrauchte Instrumente zumeist in Schränken aufbewahrt sind, müssen die häufig gebrauchten, gewissermaßen die *Grundinstrumente,* also Ohrtrichter, Nasenspekula, Nasenrachen- und Kehlkopfspiegel, Pinzetten, Watteträger usw. unmittelbar erreichbar sein. Sie finden deshalb auf seitlich aufgestellten Instrumententischen neben dem Hocker des Arztes ihren Platz. Im einzelnen ist die Anordnung von der Art der Instrumententische und auch von der Gewohnheit des Arztes abhängig. So kann der rechts vom Arzt gelegene Tisch die Instrumente beherbergen, während der auf der linken Seite sich befindende Tisch der Ablage dient oder umgekehrt. Wesentlich ist nur, gleichviel wie die Anordnung gewählt wird, daß stets die sterilen und unbenutzten Instrumente streng von den benutzten und unsterilen getrennt werden. Für ein Instrument bzw. eine Instrumentengruppe, die der Arzt bei demselben Patient mehrfach benötigt und die er zwischendurch ablegen muß, muß die Ablagefläche mit einer für jeden Patienten neu bereitzustellenden Schale oder einem stets frischen Ablagetuch oder Ablagepapier versehen sein, um zu verhindern, daß Sekret und damit Keime von einem Patienten auf den anderen übertragen werden.

Immer häufiger werden in der Praxis des HNO-Arztes und ebenso in der Ambulanz der Klinik *Behandlungseinheiten* aufgestellt. Sie liefern Druckluft zum Versprühen von Medikamenten sowie zur Lufteinblasung in die Tube, Spülflüssigkeit für die Ohrspülung und die Kieferhöhlenspülung und enthalten ferner eine Absaugvorrichtung, eine Speischale sowie elektrische Anschlüsse für Schwachstrom und weitere Zusatzteile. Diese Behandlungseinheiten machen viele Handreichungen der Helferin überflüssig und erlauben es ihr, sich anderen Aufgaben zuzuwenden.

Über Reinigung, Pflege und Sterilisieren der Instrumente unterrichtet ein Abschnitt im letzten Kapitel des Buches. Eine Besonderheit ergibt sich in der Sprechstunde (Ambulanz/Poliklinik) gegenüber dem Operationssaal beim Keimfreimachen der empfindlichen Endoskope. Wie im späteren Abschnitt (S. 240) besprochen, kommt dafür im Operationssaal bei immer nur vereinzelter Benutzung die *Gassterilisation* in Betracht. Nun werden heutzutage endoskopische Untersuchungen an Nase, Rachen und Kehlkopf in der Sprechstunde außerordentlich häufig, oft bei mehreren Patienten hintereinander vorgenommen. Auch wenn mehrere Endoskope bereitliegen, ist wegen ihres Zeitaufwandes eine Gassterilisation ungeeignet.

Vielmehr wird ein benutztes Endoskop mit alkoholgetränkten Tupfern gesäubert. Danach wird der distale Teil, der mit dem Patienten in Berührung gekommen war, in ein zylindrisches Gefäß verbracht, das eine Desinfektionslösung enthält. Dort verbleibt das Instrument die von der Herstellerfirma der Lösung angegebene Zeit – meist nicht unter 30 Minuten – und wird dann mit Aqua destillata abgespült, ehe es wieder eingesetzt werden kann. Nur bei Endoskopen mit sog. Arbeitskanälen, wie sie eher im Operationssaal als in der Sprechstunde benutzt werden, durch die Sekret angesaugt oder Gewebe entnommen wird, gelten besondere Vorschriften.

Die Desinfektionslösung ist nach den Herstellerangaben zuzubereiten und täglich zu wechseln. Beim Umgang mit Desinfektionsmitteln sollen flüssigkeitsdichte Handschuhe getragen werden.

Nach der Behandlung von nachweislich infektiösen Kranken gelten strengere Regeln für Sterilisation und Desinfektion, wie später besprochen wird. Über die Maßnahmen bei der Untersuchung von Patienten mit AIDS s. S. 231.

Medikamente

Die häufig zur ambulanten Untersuchung und Behandlung gebrauchten Medikamente haben gleichfalls griffbereit auf einem der Abstelltische ihren Platz. Aus der Fülle der jeweils geeigneten Medikamente, sei es, daß es sich um Apothekenzubereitungen, sei es, daß es sich um Fertigpräparate handelt, trifft jeder HNO-Arzt nach seiner persönlichen Erfahrung eine Auswahl. Eine Aufzählung kann daher hier nicht gegeben werden. So soll die nachfolgende Aufstellung nur einen Überblick über den Zweck einzelner Medikamentengruppen geben.

Oberflächenbetäubung (S. 256): Beabsichtigt ist damit eine Ausschaltung der von der Schleimhaut ausgelösten Nies- und Würgereflexe und der Berührungsempfindlichkeit. Wie der Name sagt, erreicht die Betäubungswirkung nicht die Tiefe des Gewebes und ist deshalb für tiefergreifende Eingriffe nicht ausreichend. Das Medikament wird als Spray oder mit einem Wattepinsel auf die Schleimhaut aufgebracht. In die Nasenhöhle können auch Mullstreifen, die mit dem Betäubungsmittel getränkt wurden, eingelegt werden. Zu beachten ist jeweils die zulässige maximale Dosis. Benutzt wird vorwiegend Pantocain 1%ig. Um Verwechslungen mit injizierbaren Flüssigkeiten zu vermeiden, pflegt man das Pantocain anzufärben. Weiterhin gibt man dem Pantocain zur Verengung der Schleimhautgefäße und damit zur Vermeidung einer zu raschen Aufnahme des Medikaments in den Körper Suprarenin zu, und zwar von der üblichen Stammlösung (1 : 1000) 1 Tropfen auf 1 ml Pantocain. Auch Arterenol oder Privin werden benutzt. Fertigpräparate mit gleichen Eigenschaften sind: Xylocain 1%ig bis 4%ig, Salicain 2%ig und Novesin 1%ig.

Medikamente zum Abschwellen: Man kann bei der Nasenuntersuchung Einzelheiten im Naseninnern besser erkennen, wenn man die Muscheln zum Abschwellen bringt, besonders dann, wenn diese bei Entzündungen vergrößert sind. Das Medikament wird gleichfalls mit Spray, Wattepinsel oder getränktem Mullstreifen in die Nase eingebracht. Benutzt werden meist Fertigpräparate, wie Privin, Otriven, Nasivin u. a.

Ätzmittel werden nur da eingesetzt, wo Gewebe zerstört werden soll, so, falls nicht die Elektrokoagulation mit der bipolaren Pinzette eingesetzt wird, bei blutenden Gefäßen der Nasenschleimhaut oder überschießendem Granulationsgewebe während der Wundheilung. Gelegentlich ätzt man auch vergrößerte Nasenmuscheln, um durch die dann entstehenden Narben eine Verkleinerung der Muschel zu erzielen. Benutzt werden Trichloressigsäure und Chromsäure, diese auch in Form der Chromsäureperle, wie auf S. 84 beschrieben. Eine Ätzwirkung entfaltet auch der Höllenstein, als Höllensteinstift bei der Wundbehandlung und als Höllensteinlösung (Argentum-nitricum-Lösung) zur Schleimhautätzung gebraucht. Bereitgehalten werden 5%ige bis 10%ige Lösungen. Ätzmittellösungen dürfen nicht größere Schleimhautabschnitte schädigen und werden deshalb nur umschrieben mit dem Wattepinsel aufgebracht. Sorgfältig zu schützen ist die Haut der Oberlippe und des Naseneingangs vor einer Berührung mit einem Ätzmittel. Argentum nitricum hinterläßt auf der Haut eine schwarze Verfärbung.

Medikamente zum Verfestigen der Schleimhaut *(Adstringentien):* Man beabsichtigt, chronisch-entzündlich verdickte Schleimhäute sowohl der Nase wie des Rachens durch eine milde Gerbwirkung zu verfestigen. Bevorzugt wird u. a. vor allem das Targesin in 3%iger Lösung, das auf die Schleimhaut aufgepinselt oder in die Nase eingetropft wird. Auch die oben erwähnte Argentum-nitricum-Lösung in starker Verdünnung, z. B. ½%ig, kann als adstringierendes Mittel aufgepinselt werden, da in dieser geringen Konzentration kaum eine Ätzwirkung besteht. Ferner ist Tanninglycerin 10%ig gebräuchlich.

Medikamente zur Entzündungsbekämpfung: Beabsichtigt ist, die Durchblutung der erkrankten Schleimhaut zu verbessern, ihren Stoffwechsel günstig zu beeinflussen, ebenso die Bakterien zu schädigen. Benutzt werden u. a. Kamillenextrakt und viele andere bewährte Mittel, z. B. verschiedene Salzlösungen sowie eine große Zahl von Fertigpräparaten zur Behandlung der entzündlich veränderten Schleimhäute. Diese Medikamente werden in die Nase geträufelt, zum Gurgeln und zum Spülen benutzt, auf die Schleimhäute mit dem Spray aufgebracht und schließlich auch inhaliert.

Medikamente zur Behandlung trockener Schleimhäute: Ihre Wirkung besteht in der Anregung der Sekretion der verbliebenen Schleimdrüsen und einer Verflüssigung des zähen Schleims. Bevorzugt wird hier neben Fertigpräparaten die Jod-Jodkali-Lösung (Lugol-Lösung), die man aufpinselt oder auch als Spray einbringt.

Medikamente zur Behandlung nässender Ohroperationshöhlen oder **chronischer Mittelohreiterungen** sind in Puderform: Antibiotika, Sulfonamide und der entzündungshemmende Borsäurepuder; als Lösung: der Boralkohol, antibiotische und kortisonhaltige Lösungen. Die puderförmigen Medikamente werden mit einem Puderbläser in den Gehörgang eingebracht, die Lösungen als Ohrtropfen benutzt, mit dem Watteträger aufgepinselt oder zusammen mit Mullstreifen in die Gehörgänge bzw. Ohroperationshöhlen eingelegt.

Zur Behandlung der Erkrankungen der äußeren Haut (Gehörgang, Naseneingang, Oberlippe) werden schließlich noch eine Reihe von Salben bereitgehalten, so die Borsalbe, Antibiotika enthaltende Salben, Salben mit Nebennierenrindenhormonen usw.

Besuchskoffer

Für Krankenbesuche außer Haus und für die beratungsärztliche Tätigkeit in Kliniken muß in einem handlichen Koffer oder in einer Tasche eine Auswahl des vorgehend aufgeführten Instrumentariums bereitgehalten werden. Stets wird man das Grundinstrumentarium, also Ohrtrichter, Nasenspekula, Kehlkopfspiegel und Nasenrachenspiegel sowie Watteträger in mehreren Exemplaren in verschiedenen Größen aufnehmen, ergänzt durch Watte, Zellstoff und Fläschchen mit einem Oberflächenbetäubungsmittel, einem Spiritusflämmchen usw. Nicht zu vergessen sind Handschuhe. Wichtig ist, daß in einer solchen Untersuchungstasche stets die sterilen Instrumente getrennt von den benutzten aufbewahrt werden, letztere also in einem besonderen Ablagebeutel.

Empfehlenswert ist auch eine Anordnung, in der die für nur einen Patienten jeweils benötigten Instrumente in einem sterilen Päckchen zusammengefaßt sind, welches durch einen Klebestreifen verschlossen ist. Die Tasche enthält dann mehrere solcher Päckchen, gesondert solche für die Untersuchung von Kindern und Erwachsenen. Nach Abschluß der Untersuchung muß dann nur das jeweils angebrochene Päckchen neu hergerichtet werden.

Physikalische Behandlung

Die Ausnutzung der Heilwirkung des elektrischen Stroms, der Licht- und Wärmestrahlen, der Abkühlung durch Verdunstung, um nur einiges zu nennen, wird als physikalische Therapie bezeichnet. Sie ergänzt die medikamentöse und operative (sowie auch die psychologische) Behandlung des Kranken. Da die in der HNO-Heilkunde gebräuchlichen physikalischen Behandlungsverfahren vornehmlich bei ambulanten Patienten eingesetzt werden, wenn sie natürlich auch in den Kliniken betrieben werden, seien sie hier besprochen.

Die Behandlung verlangt die Bedienung technisch teilweise sehr komplizierter Geräte, die ständig in neuen und verbesserten Modellen in den Handel kommen. Es wäre nicht nützlich, detaillierte Bedienungsvorschriften zu geben. Vielmehr soll das Prinzip der jeweiligen Methoden kurz umrissen werden. Die Helferin ist angehalten, das ihr anvertraute Behandlungsgerät genau zu studieren, sich über die Bedienung unterrichten zu lassen und streng nach den jeweiligen Vorschriften und den Anweisungen des Arztes zu verfahren. Das gilt ganz besonders für die Dosierung der physikalischen Therapie. Sie muß sich immer vor Augen halten, daß manche der hierher gehörenden Behandlungsverfahren durchaus nicht harmlos sind und für den Patienten nicht nur eine Belästigung, sondern auch eine Gefährdung mit sich bringen können.

Wärmestrahlen

Langwellige Strahlen im roten Anteil des Lichtes und im infraroten Spektrum sind von besonderer Wärmewirkung. Sie erzeugen im Körpergewebe eine Steigerung der Durchblutung, damit eine Erhöhung des Stoffwechsels und begünstigen so die Heilung vorwiegend entzündlicher Veränderungen. Allerdings haben Wärmestrahlen nur eine beschränkte Eindringtiefe und erreichen daher praktisch nur die Haut und die dicht unter der Haut gelegenen Gewebe. Der durchblutungsfördernde Effekt wird bekanntlich durch die Rötung der Haut nach einer solchen Wärmeanwendung erkennbar. Generell gilt, daß natürlich eine Hautverbrennung verhütet werden muß und daß nach jeder Wärmebehandlung die Wiederabkühlung langsam erfolgen soll. Aus diesem Grunde müssen die Patienten noch eine Weile vor Kälte und Zug geschützt werden.

Solluxlampe: Sie besteht aus einem großen Glühlampenkolben von 300–1000 W und einem Reflektor, der die Licht- und Wärmestrahlen bündelt. Sie wird vorwiegend bei oberflächlichen Entzündungen an Lippe, Wange und an der äußeren Nase sowie am Gehörgang angewandt. Man bestrahlt aus 20–30 cm Abstand jeweils 5–20 Min.

▶ Metall- und Kunststoffteile im Strahlungsgebiet (Kämme, Haarspangen usw.) sind zu entfernen, da sie sich überhitzen oder gar in Brand geraten könnten.

Rotlicht-, Infrarotlichtlampe: Bei diesen Lampen wird durch eine Filterung mit Hilfe vorgeschalteter farbiger Gläser erreicht, daß vornehmlich die wärmewirksame langwellige Strahlung zur Anwendung kommt. Auf dem gleichen Prinzip beruht die Blaulichtlampe. Hierbei wird ein Effekt erreicht, der einer milden Wärmeanwendung entspricht.

Lichtkasten: Benutzt wird in der HNO-Praxis vorwiegend der Kopflichtkasten. Er wird über den Kopf des liegenden oder sitzenden Patienten gebracht. Anwendungsgebiete sind hauptsächlich die Nebenhöhlen- und Rachenentzündungen. Die Wärme wird durch Heizspiralen oder Kohlenfadenlampen in dem Kasten erzeugt. Der Effekt der Wärmeverabreichung ist dadurch besonders groß, daß zur Wärmezufuhr eine Wärmestauung hinzukommt, daß also das bestrahlte Gebiet gegen die Außenwelt isoliert wird. Der Kasten soll deshalb den Kopf möglichst vollständig überdecken. Ein Tuch oder eine Zellstofflage muß locker um die Halsöffnung des Kastens gelegt werden, so daß zwar die Atmung nicht behindert wird, jedoch eine stärkere Wärmeabgabe vermieden werden kann. Der Kragen des Patienten ist zu öffnen, seine Augen werden durch ein Tuch oder eine dunkle Brille geschützt. Die Anwendungsdauer der Kopflichtkastenbehandlung beträgt 10–20 Min.

▶ Es handelt sich dabei um eine anstrengende Maßnahme, bei der es nicht nur zum Schweißausbruch, manchmal auch zu Beklemmungs- und Angstempfindungen, sondern auch zu erheblichen Störungen des Kreislaufs mit Kollapszuständen kommen kann. So sind die Kranken ständig zu überwachen, große Vorsicht ist vor allem bei alten Menschen am Platze. Diese müssen aufgefordert werden, sich sofort zu melden, wenn die Wärmewirkung als zu stark empfunden wird und ihnen die Belastung zu groß erscheint.

Nach der Behandlung muß das Gesicht abgerieben werden, der Patient bleibt zur Abkühlung noch weitere 10–15 Min. in einem warmen, nicht zugigen Raum. Das Prinzip der Wärmestauung wird auch beim Halslichtkasten verfolgt. Hier liegt nur der Hals in dem abgedeckten Gebiet; das Gesicht bleibt frei.

Hochfrequenzbehandlung (Kurzwelle, Mikrowelle): Während bei der soeben erörterten Lichtbehandlung die Wärme von außen zugeführt wird, entsteht sie bei der Hochfrequenztherapie erst im Inneren des Körpers durch die im Gewebe erzeugte Widerstandswärme bei der Absorption der elektrischen Energie. Anders als bei der im letzten Abschnitt beschriebenen Diathermie (S. 237), die zur Koagulation von Gewebe bei der Operation benutzt wird, ist der Körper bei der Kurzwellen- und Mikrowellenbehandlung nicht unmittelbar an das elektrische Leitungssystem angeschlossen. Die wirksamen elektrischen Wellen, die das zu behandelnde Organ durchfluten, bilden sich in Kondensatoren, die in einem geringen Abstand von der Körperoberfläche, also ohne unmittelbaren Kontakt mit ihr, angebracht werden.

Im Kurzwellentherapiegerät werden elektrische Schwingungen von 10–100 Millionen in der Sekunde erzeugt und zwischen zwei Kondensatoren durch das zur Behandlung vorgesehene Organ oder Körpergebiet gelenkt. Die Wellenlängen sind mit Rücksicht auf den Funkverkehr international festgelegt und liegen im Bereich von 7–22 m. Bei den Mikrowellengeräten hingegen werden noch viel höhere Schwingungszahlen, 300 Millionen in der Sekunde, erreicht, bei noch kleinere Wellenlänge von etwa 12 cm. Je nach der Konstruktion der einzelnen Geräte finden sich verschieden gebaute Kondensatoren oder Strahler. Zur Kurzwellenbehandlung sind die tellerförmigen Kondensatoren gebräuchlich, die speziell zur Nebenhöhlenbehandlung beiderseits seitlich des Kopfes in einem Abstand von 10–20 cm an Haltearmen fixiert angebracht werden. Bei den Mikrowellengeräten kommt man mit einem einzigen Strahler, einem sog. Rundfeldstrahler, aus, der gleichfalls in einer vorher vom Arzt festgelegten Entfernung fixiert wird. Die Dosis, die für die erhoffte therapeutische Wirkung benötigt wird, ist für jeden Patienten vom Arzt individuell festzulegen und ergibt sich aus der Stromstärke und der Behandlungsdauer.

▶ Die Patienten empfinden nicht wie bei der Wärmebestrahlung eine deutliche Erhitzung, sondern allenfalls eine geringfügige Erwärmung. Das erklärt sich daraus, daß in den hierbei erwärmten tiefer gelegenen Geweben weniger registrierende Nervenendigungen vorhanden sind als in der Haut. Kommt es nun unter einer Kurzwellen- oder Mikrowellenbehandlung zu einem deutlichen Hitzegefühl, so ist immer Gefahr im Verzug. Sorgfalt ist nicht nur im Hinblick auf die Dosis der Kurzwellen- und Mikrowellenbestrahlung, sondern auch auf die Einstrahlungsrichtung am Platze. Es muß verhindert werden, daß die Energiegabe im Gewebe an Stellen erfolgt, an denen sie schädlich sein könnte, so z. B. im Halsmark.

Elektrotherapie

Unter dieser Bezeichnung, die strenggenommen natürlich auch für die Kurzwellenbehandlung angebracht wäre, versteht man im engeren Sinne die Behandlung mit galvanischem Gleichstrom und Niederfrequenzstrom. Mit niedriger Spannung (30–50 V) und geringer Stromstärke (0,2–20 mA) wird durch das zu behandelnde Gewebe entweder ein kontinuierlicher Gleichstrom geschickt oder ein Strom, der periodisch unterbrochen wird, um mit immer neuen Impulsen durch das Körpergewebe zu fließen. Man bezeichnet ihn als niederfrequenten Impulsreizstrom. Die Anwendung beschränkt sich im allgemeinen auf die Behandlung von Nerven- und Muskellähmungen, vorwiegend im Gesicht, also im Bereich der vom Gesichtsnerv (N. facialis) versorgten Muskeln sowie am äußeren Hals zur Behandlung von Muskelstörungen am Kehlkopf. Unter dem Einfluß des Stroms kontrahieren sich noch funktionstüchtige Muskelteile; es entsteht also eine Zuckung. Diese trägt ihrerseits zur besseren Durchblutung und Wiederherstellung des Muskelgewebes, zugleich auch zur Wiederbelebung der angeschlossenen Nervenfasern bei.

Aus der Art, wie ein Muskel auf verschiedene Stromstärken, Stromarten und Stromrichtungen anspricht, lassen sich Aussagen machen über den Grad der Schädigung des zum Muskel gehörenden Nervs und über die Reaktionsfähigkeit des Muskelgewebes sowie schließlich damit über die Aussichten einer Wiederherstellung. Die Methode wird also auch zu diagnostischen Zwecken benutzt.

Für die Elektrotherapie dieser Art erhält der Patient eine mit einem feuchten Tuch überzogene handtellergroße Elektrode, die er in der Faust hält. Gereizt wird mit der kleinen, knopfförmigen differenten Elektrode, die gleichfalls mit angefeuchtetem Stoff bedeckt ist und meist eine Einschaltvorrichtung für den Strom enthält. Soll der Gesichtsnerv oder die Muskulatur des Gesichts gereizt werden, wird die differente Elektrode in dem Gebiet der Gesichtsnervenverzweigung vor der Ohrmuschel oder am äußeren Augenwinkel sowie am Mundwinkel angesetzt.

Iontophorese: Flüssige Medikamente können offenbar Haut und Schleimhaut besser durchdringen, wenn die Region von einem schwachen galvanischen Strom durchflossen wird. Das Verfahren findet u. a. Anwendung bei der Behandlung von Ohrgeräuschen, wobei ein gelöstes, die Durchblutung förderndes Medikament in den Gehörgang eingebracht und Elektroden angelegt werden. Seine Wirksamkeit ist noch umstritten (S. 58).

Trommelfellmassage, Kehlkopfvibration

In dem Bestreben, Verfestigungen der Gehörknöchelchen bei einem Tubenkatarrh zu verhüten und damit die dadurch hervorgerufene Schalleitungsschwerhörigkeit zu bekämpfen, wird vielerorts die Trommelfellmassage angewandt. Sie besteht darin, daß mit Hilfe eines kleinen Pumpmotors über einen Schlauch und eine in den Gehörgang eingeführte Olive vor dem Trommelfell im raschen Wechsel ein Unter- oder Überdruck erzeugt wird. Das Trommelfell und die angeschlossenen Knöchelchen sollen dadurch bewegt werden. Es ist sehr umstritten, ob dieses Verfahren wirklich von Wert ist.

Bei manchen Stimmstörungen erweist es sich als nützlich, bei der Übungsbehandlung zur Tonbildung gleichzeitig dem Kehlkopf von außen feine Druckstöße zuzuführen. Diese Vibrationen, die von Geräten mit schwingenden Membranen auf den Kehlkopf übertragen werden, sollen dem Frequenzbereich des zu übenden Gesangstones entsprechen.

Inhalation

Eine Inhalationsbehandlung ist bei entzündlichen Erkrankungen der Nasen-, Rachen- und Kehlkopf- sowie Luftröhrenschleimhaut sehr wertvoll. Drei verschiedene Wirkungsweisen sind dabei möglich und ergänzen sich. Wirksam ist einmal die *Wärme,* die in oben schon besprochener Weise auf dem Wege über eine stärkere Durchblutung der behandelten Gewebe zur Heilung beiträgt. Nützlich ist ferner die bei der Inhalation eintretende starke *Befeuchtung* der Schleimhäute, die zur Folge hat, daß Austrocknungserscheinungen und Verschleimungsneigungen sich verringern. Schließlich wird auch noch das jeweils inhalierte *Medikament* zur Heilung beitragen.

Zur häuslichen Behandlung wird vielfach das *Kopfdampfbad* benutzt. Hierbei wird allerdings praktisch nur heißer Wasserdampf inhaliert, während die dem kochenden Wasser beigegebenen Medikamente mit Ausnahme von leicht verdunstenden ätherischen Ölen nicht mit eingeatmet werden können. Der Heilfaktor liegt neben der Wärme in den sich auf den Schleimhäuten niederschlagenden Wassertröpfchen. Die elektrisch betriebenen *Bronchitiskessel* liefern gleichfalls heißen Wasserdampf, der aus einem Austrittsrohr hervortritt. Wird dieser Dampfstrahl nun an der Öffnung eines vorgeschalteten Gefäßes, welches ein Medikament enthält, vorbeigeführt, reißt er aus diesem Gefäß feine Medikamententeilchen mit. Hier kommt nun, anders als beim Kopfdampfbad, zur Wärme und zur Feuchtigkeit noch die Wirkung des Medikamentes bei der Behandlung hinzu.

▶ Die aus diesem Grunde sehr vorteilhafte Therapie mit dem Bronchitiskessel verlangt, sorgfältig darauf zu achten, daß heiße Dämpfe keine Schäden, insbesondere keine Verbrühungen verursachen können. Dies gilt vor allem dann, wenn benommene oder gar bewußtlose Patienten behandelt werden sollen. Dann ist immer der Abstand des Gerätes so zu wählen (50–100 cm), daß der Dampfstrahl sich etwas verteilt und hinreichend abgekühlt hat.

Als *Aerosol* bezeichnet man einen feinen Nebel, der kleinste Teilchen einer Flüssigkeit bzw. einer Medikamentenlösung enthält. Diese Nebelteilchen sind um ein Vielfaches kleiner als die Wassertröpfchen beim Inhalieren. Sie entstehen dadurch, daß die Flüssigkeit mit Hilfe von Druckluft durch eine feine Düse gepreßt wird. Der aus der Düse austretende Strahl prallt mit hoher Geschwindigkeit gegen eine Metallfläche, wodurch die Flüssigkeit in kleine, schwebende Teilchen zerstäubt wird. Auch Ultraschall kann zur Zerstäubung benutzt werden. Je nach der Größe der Düse und der Stärke der Druckluft entstehen Aerosole mit unterschiedlichen Teilchengrößen. Man kann allgemein sagen, daß Wasserdampftröpfchen und größere Aerosolteilchen sich an der Rachen- und Kehlkopfschleimhaut niederschlagen, während die sehr kleinen Teilchen im Atemstrom bis in die tiefen Luftwege gelangen und vorwiegend dort erst wirken können.

Sämtliche Formen der Inhalation lassen sich am einzelnen Patienten vor entsprechenden Geräten oder an ganzen Patientengruppen in geschlossenen Räumen ausführen. Wird bei der Einzelbehandlung über einen Schlauch inhaliert, sind Mundstücke oder Nasenstutzen bzw. auch Gesichtsmasken, die auf das Ende des Inhalationsschlauches aufzusetzen sind, für jeden Patienten frisch sterilisiert bereitzuhalten.

Der Zwischenfall in der Sprechstunde

Am häufigsten beobachtet man einen **Kollaps.** Unter dem Einfluß der psychischen Anspannung und Angst, die sich bei vielen Menschen bei der Untersuchung der Kopforgane einstellt, begünstigt durch eine individuell unterschiedliche Neigung zu Regulationsstörungen des Kreislaufs und gefördert durch den Umstand, daß im Sitzen untersucht und behandelt wird, kann es zu einem Absinken des Blutdrucks und damit dann zu einer Minderdurchblutung des Gehirns kommen. Die Patienten geben an, es wäre ihnen „flau“; gelegentlich setzt auch ganz unvermittelt eine Bewußtlosigkeit ein. Man erkennt den sich anbahnenden Kollaps an der Blässe, am Schweißaustritt, an tiefen Atemzügen und einem schlechter fühlbaren Radialispuls.

Bei den ersten Anzeichen eines Kollapses muß der Patient flach gelagert werden. Die Beine sollen angehoben werden. Beengende Kleidungsstücke sind zu lockern; es ist für frische Luft zu sorgen und, wenn sich der Puls nicht alsbald besser, ein Kreislaufmittel zu injizieren.

Überempfindlichkeitsreaktionen gegen Medikamente, die in der Sprechstunde verabreicht wurden, können selten einmal in der Form des anaphylaktischen Schocks auftreten. Dieses gefährliche Ereignis, das sich ähnlich einem Kreislaufkollaps mit bedrohlichem Blutdruckabfall, Blässe, Schweißausbruch, statt der Ohnmacht jedoch in einer Unruhe sowie in Übelkeit und mit einer Pulsbeschleunigung äußert, bedarf sofortiger Maßnahmen, insbesondere der Infusionsbehandlung und der Anwendung von Kortisonpräparaten. Einzelheiten s. S. 228.

▶ Da nach jeder Lokalbehandlung, vor allem aber nach einer Injektion, z. B. von Penizillin, also nach Maßnahmen, die in der Sprechstunde häufig vorgenommen werden, eine solche anaphylaktische oder hyperergische Reaktion eintreten kann, müssen die Patienten nach der Injektion noch einige Zeit unter Kontrolle bleiben.

Selten sind auch **Reflexstörungen der Atmung** und der Herztätigkeit, am ehesten als Atem- oder Herzstillstand, nach Eingriffen am Kehlkopf und im Halsgebiet. Hierüber wird auf S. 274 berichtet. Immer muß die Pflegekraft in der Lage sein, unverzüglich die notwendigen Wiederbelebungsmaßnahmen sachgerecht auszuführen (Beatmung, äußere Herzmassage).

HNO-Krankenstation

Einrichtung

Die Bettenstationen, in denen HNO-Kranke behandelt werden, weichen in ihrer Raumaufteilung und Ausstattung kaum von denen anderer Krankenhausabteilungen ab. Da Angehörige aller Altersgruppen, also auch Kinder zu behandeln sind, müssen Krankenzimmer vorhanden sein, die die für Kinderabteilungen üblichen Voraussetzungen erfüllen. Sie sollen durch große Flurfenster gut überseh- und überwachbar sein; die Außenfenster sind so zu sichern, daß sie nicht von den Kindern geöffnet werden können.

Viele Patienten sind über längere Zeit ihres Krankenhausaufenthaltes nicht bettlägerig. Für sie müssen Aufenthaltsräume zur Verfügung stehen. Frischoperierte nach umfangreichen Eingriffen sowie Kranke mit schweren Kopf- und Halsverletzungen, bei denen noch eine unmittelbare Lebensgefahr besteht, bedürfen der intensiven Überwachung und Pflege. Sofern nicht eine zentrale Intensivpflegeabteilung des Krankenhauses in Anspruch genommen wird, müssen geeignete Zimmer, möglichst in der Nähe der Operationsräume, vorhanden sein, die mit den Geräten für die Überwachung von Kreislauf und Atmung ausgestattet sind.

Viele HNO-Kranke leiden unter Veränderungen der Schleimhäute, für die eine *trockene und verunreinigte Luft* nicht zuträglich ist. So muß in solchen Fällen besonders auf eine ausreichende Luftfeuchtigkeit geachtet werden, vornehmlich in der Heizperiode. Da eine Klimatisierung der Krankenräume allenfalls in Krankenhausneubauten erwartet werden kann, hilft man sich mit Vorrichtungen, die durch Wasserverdunstung die Luftfeuchtigkeit erhöhen.

▶ Aus dem gleichen Grunde kann das Rauchen in Krankenzimmern keinesfalls geduldet werden.

In allen Krankenzimmern, in denen Kanülenträger sowie Patienten mit schweren Schluckstörungen liegen, müssen *Absaugvorrichtungen* vorhanden sein, mit deren Hilfe der übermäßig gebildete Luftröhrenschleim der Kanülenträger sowie der Speichel schluckunfähiger Patienten entfernt werden kann. Moderne Kliniken haben eingebaute Saugleitungen mit Anschluß an jedem Krankenbett. Man kann auch Absauggeräte am Bett aufstellen. Billig und funktionssicher ist schließlich die an jede Wasserleitung anschließbare *Wasserstrahlpumpe*. Ihre Wirkungsweise, die in der Abb. **85** veranschaulicht wird, beruht auf dem Sog, den ein an einer Düse vorbeiströmender Wasserstrahl ausübt. Das abgesaug-

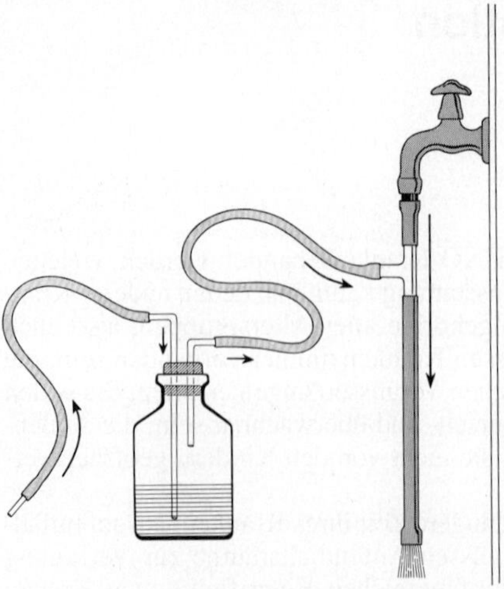

Abb. **85** Wasserstrahlpumpe mit Auffangflasche

te, bakterienhaltige Sekret darf nicht in das Rohrnetz gelangen, es wird in zwischengeschalteten Auffangflaschen gesammelt.

Bei atemgefährdeten Kranken muß für die Möglichkeit, sofort *Sauerstoff* zuzuführen, gesorgt werden. Wenn nicht am Krankenbett Sauerstoffleitungen vorhanden sind, ist eine Sauerstoffflasche (S. 239) mit Schlauchanschluß bereitzustellen.

Untersuchung und Behandlung auf der Krankenstation

Untersuchung am Bett

Die Untersuchung und Behandlung gehfähiger stationärer Patienten erfolgt mit Ausnahme endoskopischer Untersuchungsmethoden und schwieriger Verbandswechsel, die im Operationsraum vorgenommen werden, im Behandlungszimmer. Hier gilt über den Behandlungsplatz und das Instrumentarium das gleiche, was im vorausgehenden Kapitel im Hinblick auf die Ambulanz- bzw. die Sprechstundenpraxis erörtert wurde. Das Instrumentarium am Untersuchungsplatz muß ebenso vollständig sein wie dort.

Die Untersuchung nicht gehfähiger Patienten muß auf der fahrbaren Liege oder im Krankenbett vor sich gehen. Sie ist schwieriger als am sitzenden Kranken. Sofern der Arzt nicht mit einer elektrischen Stirnlampe, sondern mit dem Stirnreflektor ausgerüstet ist, wird es notwendig, als Lichtquelle eine helle Lampe mit mattierter Birne an das Krankenbett heranzubringen. Es gibt hier geeignete Handlampen; auch helle

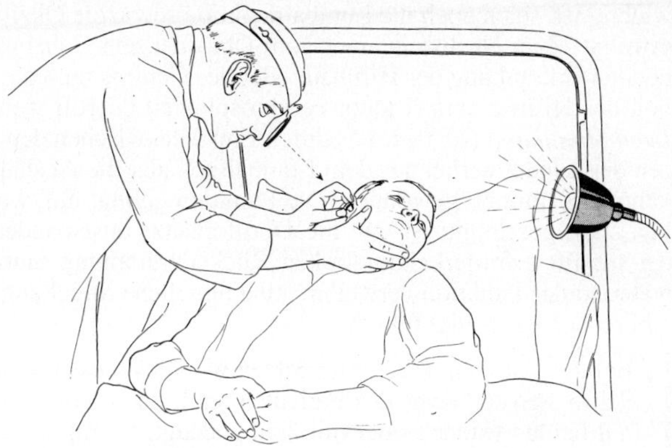

Abb. **86** Untersuchung am Krankenbett. Man beachte die Stellung der Lampe

Nachttischlampen mit mattierter Birne erfüllen diesen Zweck. Aus Gründen, die im vorausgehenden Abschnitt erörtert wurden, muß sich diese Lampe stets hinter dem Kopf des Patienten, also *dem untersuchenden Arzt gegenüber* befinden (Abb. **86**). Sie soll aus einem Abstand von etwa 35 cm den Spiegel des Arztes voll bescheinen. Die Schwester stellt sich also immer ihm gegenüber an der anderen Seite des Krankenbettes am Kopfende auf.

Verbandswechsel am Bett

Für das Verbinden von Patienten im Bett auf der Station hat sich der auf chirurgischen Krankenstationen gebrauchte Verbandswagen, der, steril und in Glaskästen aufbewahrt, die notwendigen Instrumente (Scheren, Pinzetten, Sonden, Klemmen usw.) enthält, bewährt. Diese dürfen nur mit einer Faßzange, die selbst in antiseptischer Lösung aufbewahrt wird, den Kästen entnommen werden. Der Wagen enthält ferner in einer Trommel sterile Mullplatten, Tupfer, Mullstreifen und Watte in der weiter unten beschriebenen Zubereitung sowie das übliche Verbandsmaterial (Verbandsschere, Mullbinden, Pflaster), ferner Salben, Medikamente und Waschäther. Gebrauchte Instrumente und der abgelegte Verband werden in einen Abwurfeimer verbracht. Ist es notwendig, beim Verbandswechsel infizierte Gebiete mit der Hand zu berühren, sind sterile Handschuhe anzulegen.

Lumbal- und Okzipitalpunktion

Von den Untersuchungsmaßnahmen, die gleichfalls in der Regel am Bett vorgenommen werden und bei denen die Hilfe der Schwester besonders wichtig ist, seien noch die Lumbalpunktion sowie die Okzipitalpunktion erwähnt. Zum Nachweis einer vom Ohr oder den Nebenhöhlen ausgehenden Erkrankung der Hirnhaut oder des Gehirns muß die Beschaffenheit des Hirnwassers (Liquor cerebrospinalis) geprüft werden. Bei der *Lumbalpunktion* (LP) wird es durch Einstich zwischen den Dornfortsätzen der Lendenwirbel aus dem Lumbalsack, der die Ausläufer des Rükkenmarks umgibt, gewonnen. Die Punktion gelingt nur, wenn der Rükken stark gekrümmt ist und die Dornfortsätze auseinanderweichen. In der hierfür erforderlichen starken Rückenkrümmung muß der Patient während der Punktion verweilen; eine plötzliche Streckung könnte zum Abbrechen der Nadel führen.

Bei der Lumbalpunktion im Sitzen wird aus diesem Grunde von der Schwester der Kopf des Patienten stark nach abwärts gebeugt und mit beiden Händen oder mit dem gebeugten Arm in dieser Stellung festgehalten. Beim liegenden Kranken faßt sie, wie es die Abb. **87** zeigt, mit dem einen Arm den Nacken des Patienten, mit dem anderen die Kniebeuge und fixiert so die Rückenkrümmung. Der Rücken des Patienten selbst ragt dann über die Bettkante.

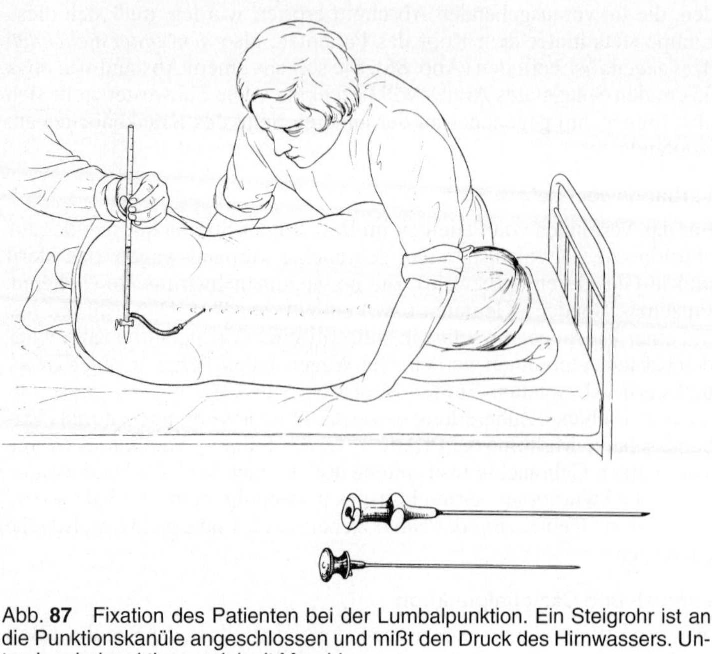

Abb. **87** Fixation des Patienten bei der Lumbalpunktion. Ein Steigrohr ist an die Punktionskanüle angeschlossen und mißt den Druck des Hirnwassers. Unten Lumbalpunktionsnadel mit Mandrin

Die Abb. **87** zeigt weiter die gebräuchliche Lumbalpunktionsnadel mit dem dazugehörigen Mandrin und ferner das nach der Punktion an die Nadel angeschlossene Steigrohr, das beim liegenden Patienten erlaubt, den Liquordruck zu messen. Ein steriles Reagenzglas nimmt das abtropfende Hirnwasser auf, das im Laboratorium auf seinen Gehalt an Eiweiß und Entzündungszellen untersucht wird. Bereits am Bett kann man sich über den Eiweißgehalt dadurch einen Eindruck verschaffen, daß man einige Tropfen des Liquors in ein dunkles Porzellanschälchen eintropfen läßt, das mit der Pandy-Reagenzlösung gefüllt ist. Eine dort entstehende rauchige Trübung ist der Hinweis auf eine krankhafte Eiweißvermehrung. Die *Okzipitalpunktion* wird meist im Sitzen ausgeführt bei nach vorn an die Brust angewinkeltem Kopf. Die Einstichstelle ist die Membran zwischen der Hinterhauptschuppe und dem obersten Halswirbel.

Nach einer Lumbalpunktion sollte wegen möglicher Zirkulationsstörungen des Liquors und dadurch entstehender Kopfschmerzen der Patient einen Tag lang liegen. Die Punktionsstelle wird mit einem Pflaster geschützt.

- **Bereitzuhalten** für die Lumbalpunktion und Okzipitalpunktion sind:
  Jod oder antiseptische Lösung zur Hautdesinfektion,
  Wattepinsel,
  Lumbalpunktionsnadel,
  steriles Reagenzglas,
  Steigrohr (zweiteilig) zur Druckmessung,
  Pflaster,
  allenfalls zur Hautbetäubung: Lokalanästhetikum mit Spritze und Kanüle,
  bei Prüfung der Eiweißreaktion: schwarzes Porzellanschälchen und Pandy-Reagenz.

Visiteninstrumente, Verordnungsbögen

Bei der Visite werden wegen der erschwerten Untersuchungsmöglichkeiten am Bett die Kontrollen der HNO-Befunde zumeist anschließend im Behandlungszimmer im Sitzen und nur in Ausnahmefällen am Krankenbett selbst vorgenommen. So beschränken sich die Maßnahmen bei der Visite auf die Überprüfung der Beschwerden des Kranken, die Kontrolle der allgemeinen Befunde unter Berücksichtigung der in der Fieberkurve und im Krankenblatt vorliegenden Daten sowie die Festlegung der weiteren Behandlungsmaßnahmen. Eigentliche Untersuchungen bei der Visite gelten etwaigen Funktionsstörungen der Atmung, des Kreislaufs, Hautveränderungen usw. Vereinzelt werden jedoch orientierende Funktionsüberwachungen und Befundkontrollen auch bei der Visite vorgenommen. Es ist deshalb zweckmäßig, wenn einige Untersuchungsinstrumente mitgeführt werden („Visitenkörbchen").

Gleich nach der Visite werden die dort getroffenen Anordnungen zur medikamentösen Therapie, zur physikalischen Behandlung, zur Kostform u. a. in vorgedruckte, mit Uhrzeit und Datum versehene Bögen eingetragen und ggf. vom Stationsarzt abgezeichnet. So wird auch nach einem Schichtwechsel die notwendige Kontinuität der Behandlung und die Verantwortlichkeit sichergestellt.

- **Mitzuführen** bei der Visite sind:
  Lärmtrommel und a¹-Stimmgabel zur Kontrolle des Hörorgans,
  Nystagmusbrille zur Prüfung vestibulärer Störungen,
  Zungenspatel zur einfachen Besichtigung der Mundhöhle,
  Stethoskop, Reflexhammer.

Operationsvorbereitung auf der Station

Der Umfang der Operationsvorbereitungen wird durch die Art des vorgesehenen Eingriffs bestimmt. Die nachfolgend angeführten Maßnahmen sind vor allem dann erforderlich, wenn größere Operationen geplant sind. Sie gelten in einzelnen Punkten aber für jeden Eingriff.

Am Tage vor der Operation

- ▶ Die ärztliche Voruntersuchung ist zum Abschluß gebracht worden: alle Befunde (Laboratorium, Röntgen) müssen vorliegen. Ist eine Bluttransfusion vorgesehen, muß die Blutgruppe bestimmt und die Konserve bei der Blutbank bestellt sein. Operationszeit und Prämedikation (Einzelheiten s. unten) sind festgelegt.
- ▶ Der Patient ist über den vorgesehenen Eingriff unterrichtet und hat die Einwilligungserklärung unterschrieben; bei Kindern unterschreiben die Erziehungsberechtigten.
- ▶ Reinigungsbad, Sorge für Stuhlgang.
- ▶ Rasur der Kopfhaare vor Ohroperation: Sind keine Komplikationen zu behandeln, genügt ein zwei Querfinger breites haarfreies Feld hin-

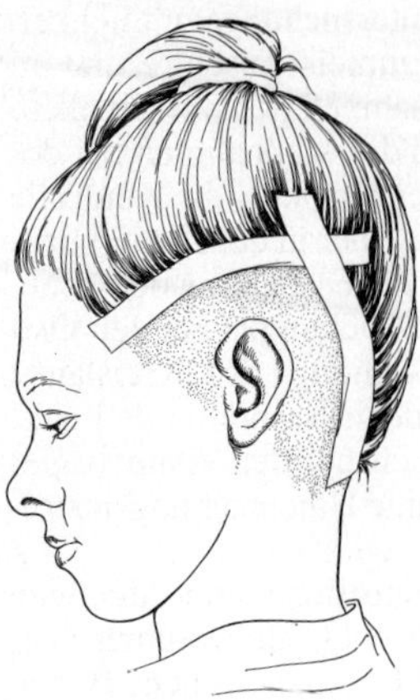

Abb. **88** Rasur vor Ohroperation (bei retroaurikulärer Schnittführung). Bei enauraler Schnittführung genügt ein 1 cm breiter Rasursaum über und vor dem Ohr

ter und über der Ohrmuschel (Abb. **88**), bei Operationen, die durch den Gehörgang ausgeführt werden, auch weniger. Die Haare am Rand des Rasurbezirkes werden mit Heftpflasterstreifen fixiert. In manchen Kliniken wird am Vortag bereits ein Alkoholverband über dem Operationsfeld angelegt. Stirnhöhlenoperationen machen die Rasur der Augenbrauen nicht notwendig. Brust-, Hals- und Gesichtsbehaarung muß je nach dem Ausmaß der vorgesehenen Operation und etwaiger Hautplastiken abrasiert sein.

- Leicht verdauliches Abendbrot, kein Alkohol.
- Baldige Bettruhe, ggf. nach Anweisung mit einem Schlafmittel (s. Prämedikation).

Am Operationstag

- Der Patient bleibt nüchtern. Um Irrtümer bei der Austeilung des Frühstücks zu verhüten und um den Patienten nachdrücklich auf das Verbot, Nahrung zu sich zunehmen, hinzuweisen, ist es zweckmäßig, schon am Abend ein Schild mit dem Vermerk „nüchten" am Bett anzubringen.
- Anziehen des Operationshemdes, Ablegen von Zahnprothesen, Schmuck usw.
- Wasserlassen, Stuhlgang.
- *Prämedikation:* Durch zeitgerechte Gaben von Medikamenten, die beruhigend wirken, die die Erregbarkeit des Nervensystems, speziell auch die vegetativen Funktionen dämpfen und die Sekretion der Schleimhaut herabsetzen, wird die Narkose erleichtert und die Menge des benötigten Narkosemittels verringert. Auch Eingriffe in Lokalanästhesie sind nach einer Prämedikation besser möglich und verträglicher. Zugleich wird die Gefahr unerwünschter und gefährlicher Reflexe (Atem- und Kreislaufstörungen, Würgreiz, Erbrechen) vermindert. Die Medikamente werden teilweise kombiniert verabreicht (Mischspritze). Menge und Art der Medikamente sowie Zeitpunkt der Verabreichung werden bereits am Vortag, zumeist vom Anästhesisten, festgelegt. Das geschieht zweckmäßig auf einem Formblatt mit der Unterschrift des dafür verantwortlichen Arztes. Die Schwester bestätigt dann am Operationstag durch ihre Unterschrift jeweils nach der erfolgten Injektion des Mittels, daß dieses in der vorgesehenen Menge gegeben wurde, und notiert die Uhrzeit. Nach Beginn der Prämedikation darf der Patient nicht mehr aufstehen; es besteht Kollapsgefahr.
- Eine etwa vorgesehene Blutkonserve wird beschafft und mindestens 1 Std. vor der Übertragung bei Zimmertemperatur aufbewahrt. Vergleich der Beschriftung der Konserve mit dem Begleitzettel (Name, Blutgruppe). Kreuzprobe (Mischung von Empfängerserum mit Spenderblutkörperchen und umgekehrt) durch den Arzt vornehmen und ablesen lassen.

▶ Der Patient wird rechtzeitig mit Fieberkurve, Röntgenbildern, Audiogramm usw., Einwilligungserklärung, Prämedikationsprotokoll sowie ggf. der Blutkonserve und zugehörigen Begleitzetteln zum Operationstrakt bzw. zum Vorbereitungsraum gebracht.

Maßnahmen nach der Operation

Der Frischoperierte ist besonders gefährdet, vor allem nach Narkosen und größeren Operationen. An vielen Kliniken gibt es speziell eingerichtete Aufwachräume, in denen alle solche Patienten, sofern sie nicht auf eine Intensivstation kommen, für einige Stunden oder für einen Tag verbleiben, ehe sie in ihr Krankenzimmer zurückverlegt werden.

Grundsätzlich gilt, daß ein narkotisierter Patient so lange nicht aus den Augen gelassen werden darf, bis er aus der Narkose erwacht und voll ansprechbar ist. Schläfrige Kranke müssen auf Anruf erweckbar sein, ehe die Überwachung gelockert werden kann. Die Kontrolle gilt dabei der Atmung, dem Kreislauf (Puls, Lippenfarbe), etwaigem Erbrechen und einer Blutung. Über die Kennzeichen eines Blutverlustes durch Verschlucken von Blut nach Rachenoperationen s. S. 122 und 221.

Bei längeren Eingriffen in Narkose kommt es zu einer Störung der Wärmeregulation und zur vermehrten Wärmeabgabe, die sich durch eine Hautrötung anzeigt. Das Bett, in das der Patient gebracht wird, soll daher vorher durch einen Lichtbügel oder durch Wärmflaschen erwärmt werden. Der Patient ist gut zugedeckt zu halten. Unruhige Kranke, die noch nicht vollständig erwacht sind, müssen notfalls durch Festbinden der Arme am Bett fixiert werden; sie müssen daran gehindert werden, sich den Verband abzureißen oder eine Nährsonde herauszuziehen. Eine Störung der Blasenentleerung darf bei längere Zeit Bewußtlosen nicht übersehen werden. Erst 5–6 Std. nach der Operation beginnt die erste Nahrungsaufnahme, die sich am 1. Tag im allgemeinen auf gesüßten Tee beschränkt, um dann über Schonkost bzw. breiige Kost allmählich gesteigert zu werden. Nach leichteren Eingriffen kann natürlich großzügiger verfahren werden.

Pflege und Überwachung HNO-Kranker

Die Kenntnis der allgemeinen Krankenpflege, deren Grundsätze und Technik selbstverständlich im vollen Umfang auch für die HNO-Kranken anzuwenden sind, wird hier vorausgesetzt. Das gilt für die allgemeinen pflegerischen Maßnahmen (Betten, Lagerung, Dekubitusverhütung, Regelung der Darmtätigkeit, Blasenentleerung) ebenso wie für die ärztlich verordnete Behandlung (Injektion, Überwachung einer Infusion, Brust- und Wadenwickel usw.).

Nachfolgend seien einige speziell für die Pflege und Überwachung

HNO-Kranker wichtige Gesichtspunkte ergänzend erwähnt und sodann diejenigen Symptome angeführt, die auf eine Komplikation hinweisen und die die Pflegekraft kennen muß. Sie wird bei solchen Zeichen den Arzt von ihrer Beobachtung sogleich verständigen. Im einzelnen werden die Ursachen, die zu den Komplikationen führen können, und die Zusammenhänge, die die jeweiligen Symptome bedingen, nicht noch einmal eingehend erörtert, da darüber im Hauptteil des Buches ausführlicher berichtet wurde. Stichwortartige Hinweise sollen hier genügen.

Besonderheiten bei der Pflege Ohrenkranker

Lagerung: Strenge Bettruhe mit völliger Ruhigstellung des Kopfes ist geboten bei Erkrankungen mit Beteiligung des Labyrinths oder nach solchen Ohroperationen, die mit einer Labyrintheröffnung einhergehen (Steigbügelplastik usw.). Die Kranken empfinden meist ohnehin bei Bewegungen des Kopfes Schwindelerscheinungen und verhalten sich entsprechend. Das Liegen auf dem operierten Ohr wird gleichfalls in den ersten Tagen vermieden.

Verband: Über den Ohrverband unterrichtet das folgende Kapitel. Er kann nach dem ersten oder zweiten Vebandswechsel durch eine mit einem sterilen Mullkissen unterlegte Ohrklappe (Dreieckstuch mit Haltebändern) ersetzt werden. Nur bei unvernünftigen Patienten und bei Kindern, die dazu neigen, die Ohrwunde mit ihren Händen zu berühren, muß der Verband länger getragen werden, notfalls gesichert durch eine Stärkebinde. Vereinzelt ist es notwendig, eine Operationswunde, aus der Drainageröhrchen herausgeleitet sind, oder eine tiefgreifende erkrankte oder verletzte Ohrmuschel vor dem Druck des Verbandes zu schützen. Hier bewährt sich der mit Mullbinden umwickelte

- Wattering,

der so angebracht wird, daß er das Operationsgebiet vollständig umgibt und die Ohrmuschel im Inneren des Ringes druckfrei hält.

Medikamentöse und physikalische Behandlung: Die Verabreichung von Medikamenten erfolgt bei Brechreiz bzw. Schluckunfähigkeit durch Injektion, Infusion oder durch Suppositorien. Ohrtropfen werden beim liegenden Patienten bei seitlich gedrehtem Kopf eingeträufelt. Sie sollten körperwarm sein. Physikalische Behandlungsmethoden finden in der Form der Sollux- oder Rotlichtbestrahlung Anwendung. Bei akuten Mittelohrentzündungen werden häufig feuchte Umschläge verordnet. Hierbei wird ein mit kaltem oder lauwarmem Wasser befeuchtetes Leinentuch ganz über Ohrmuschel und Warzenfortsatz gelegt, darüber ein Flanell- oder Wolltuch gebreitet und dieses über dem Kopf mit der Nadel fixiert. Behandlungsdauer im allgemeinen 30 Min. bis 1 Std. ggf. mehrmals täglich.

Kost: Bei manchen Labyrintherkrankungen, z. B. der Ménière-Erkrankung, wird eine flüssigkeits- und kochsalzarme Diät verabreicht, um zur Entwässerung des Innenohres beizutragen, Frischoperierte erhalten Schonkost; nach längerem Erbrechen bei Innenohrerkrankungen sind zum Ausgleich des Flüssigkeitsverlustes und vor allem des Natriumverlustes Infusionen notwendig.

Komplikationszeichen bei Ohrkrankheiten

Erbrechen kann ein Hinweis auf eine Hirnkomplikation (Meningitis, Hirnabszeß) oder eine Erkrankung des Labyrinthes sein. Der Schwindel, insbesondere der Drehschwindel, weist auf Labyrinthkomplikationen hin. Benommenheit, Schläfrigkeit, Teilnahmslosigkeit und schließlich Bewußtlosigkeit sind, wie oben geschildert, Zeichen einer Hirnerkrankung. Der Schüttelfrost wird bei Übergreifen einer Mittelohrentzündung auf die Blutleiter beobachtet (Sinusthrombose). Ein Berührungsschmerz der Ohrmuschel weist auf eine Ohrknorpel- oder Gehörgangsentzündung hin. Der tief empfundene, klopfende Schmerz, der in Schläfe und Gesicht ausstrahlt, wird bei Entzündungsprozessen in der Tiefe des Knochens (Mastoiditis, Petrositis) beobachtet.

Eine Gesichtslähmung, die bei Ohrkranken eintritt, ist ein wichtiges Zeichen für das Übergreifen der Erkrankung auf den N. facialis. Doppeltsehen durch eine Augenmuskellähmung kommt bei Krankheitsprozessen in der Tiefe des Felsenbeines vor und ist gleichfalls ein Komplikationszeichen.

Werden bei der Pflege Ohrkranker erstmals folgende Symptome bemerkt, muß sogleich der Arzt verständigt werden:
- Schwindel,
- Erbrechen,
- Benommenheit – Bewußtlosigkeit,
- Schüttelfrost,
- Gesichtsnervenlähmung,
- Doppeltsehen.

Besonderheiten bei der Pflege Nasen- und Nebenhöhlenkranker

Lagerung: Beim Nasenbluten wird der Patient mit erhöhtem Oberkörper gelagert. In den ersten Tagen nach einer Kieferhöhlenoperation ist das Schneuzen verboten, da der Überdruck in der Nase die Naht öffnen kann.

Verband: Nach Eingriffen im Naseninneren wird herausfließendes Wundsekret durch

- die Nasenschleuder

aufgefangen. Diese besteht aus einem beidseits eingeschnittenen breiten Mullstreifen, dessen Mittelteil nach Watteeinlage zu einer Rolle zusammengedreht wird. Ihre Anbringung wird auf Abb. **89** gezeigt. Sie ist ggf. mehrfach täglich zu wechseln. Äußere Verbände nach Nebenhöhlen- und Gesichtsopertionen bedecken häufig zwangsläufig das Auge. Meist können sie bald entfernt werden; die vernähten Wunden bleiben frei. Die notwendige Pflege des Auges (Augensalbe, Augentropfen nach Anweisung) darf nicht vernachlässigt werden. Gipsverbände nach Korrekturoperationen der Nase sollen 8–10 Tage liegenbleiben. Zur Bekämpfung einer Wangenschwellung nach Kieferhöhlenoperationen verordnet man feuchte Umschläge; auch die Auflage von Eiskompressen oder kleineren Sandsäcken am Operationstag ist üblich.

Medikamentöse und physikalische Maßnahmen: Über die Wärmebehandlung in Form des Kopflichtbades, der Inhalation und der Kurzwellenbehandlung wurde bereits berichtet (S. 204). Nasenspülungen werden mit einem Irrigator über dem Waschbecken oder über einer Schüssel bzw. auch mit Hilfe eines Nasenspülkännchens ausgeführt.

Die körperwarme Spüllösung wird nach Anordnung vorbereitet (Salzlösungen, Kamillenlösungen u. ä.). Das Einträufeln von Nasentropfen muß in Seitenlage bei nach rückwärts geneigtem Kopf erfolgen, so daß das Medikament die seitliche Nasenwand erreicht und nicht sogleich in den Rachen abfließt.

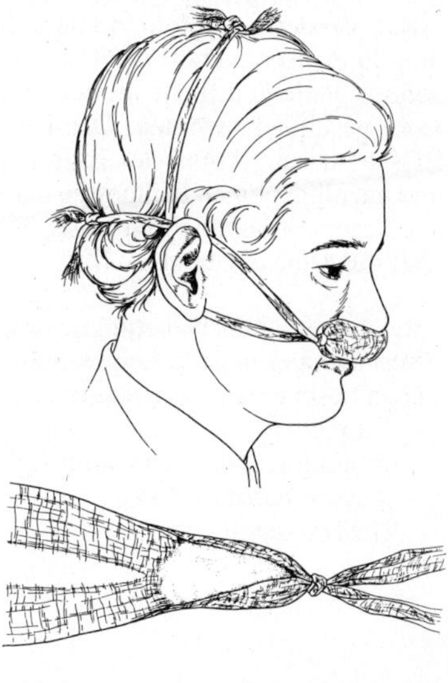

Abb. **89** Nasenschleuder und ihre Anbringung

Kost: Bei Kranken mit einem Oberlippen-Nasen-Furunkel ist eine flüssige Kost geboten, um mechanische Belastungen des erkrankten Gebietes durch das Kauen auszuschließen. Auch nach Oberkieferoperationen muß flüssige oder breiige Kost verabreicht werden. Kranke, bei denen nach Verletzungen an der Hirnhaut plastische Verschlußoperationen ausgeführt wurden, dürfen nicht pressen und dadurch ihren Schädelinnendruck erhöhen. Hier ist es wichtig, gut verdauliche Kost zu geben und für einen leichten Stuhlgang zu sorgen.

Komplikationszeichen bei Nasen- und Nebenhöhlenkrankheiten

Der Abfluß von wasserklarer Flüssigkeit, vor allem beim Pressen und bei vornübergeneigtem Kopf, fast immer nur auf einer Seite, ist ein wichtiges Zeichen dafür, daß die Hirnhaut beschädigt ist und durch eine Verbindung zwischen den Liquorräumen des Gehirns und der Nasenhöhle Hirnwasser austritt. Dem Patienten droht eine aufsteigende Hirnhauteiterung. Gelegentlich ist eine Verwechslung des Abgangs von Hirnwasser mit dem des wasserklaren Sekrets eines vasomotorisch-allergischen Schnupfens möglich.

Erbrechen, Benommenheit, Bewußtlosigkeit und Schläfrigkeit sind wie bei Ohrkranken auch hier Zeichen einer Hirnkomplikation (Hirnabszeß, Hirnhautentzündung).

Eine zunehmende Schwellung der Augenlider, eine Beweglichkeitsstörung und ein Hervortreten des Augapfels *(Protrusio bulbi)* weisen auf das Übergreifen einer Erkrankung der Nebenhöhlen auf den Augenhöhleninhalt hin und können auch Zeichen einer Erkrankung der hinter dem Auge gelegenen Hirnblutleiter sein (Sinus-cavernosus-Thrombose). Zu den Symptomen, die auf eine derartige gefahrvolle Verwicklung hinweisen, gehört auch der Schüttelfrost. Blutungen sind beim liegenden Patienten nicht immer sogleich äußerlich erkennbar; das Blut kann geschluckt werden. Der Blutverlust wird dann an zunehmender Blässe und am Abfall des Blutdrucks mit Verschlechterung des Pulses und am allgemeinen Kollapszustand erkennbar. Ein Ohrschmerz nach einer Nasenerkrankung und Nasenoperation weist auf eine auf dem Wege über die Tube entstandene Mittelohrentzündung hin.

Bei Nasen- und Nebenhöhlenerkrankungen nach Operationen und Verletzungen am Gesichtsschädel sind folgende Komplikationszeichen besonders zu beachten und sogleich zu melden:
- Erbrechen,
- Benommenheit – Bewußtlosigkeit,
- Augenliderschwellung,
- Hirnwasseraustritt.

Besonderheiten bei der Pflege Rachenkranker

Lagerung: Nach Tonsillektomien und Adenotomien, die in Narkose ausgeführt wurden, besteht bis zum Erwachen bzw. bis zur vollen Wiederkehr der Rachen- und Kehlkopfreflexe die Gefahr einer Aspiration von Blut, Speichel und Erbrochenem. Daher sind die Kranken flach und in Seitenlage zu lagern (Abb. **90**). Wurde eine Tonsillektomie in örtlicher Betäubung vorgenommen, ist in den ersten Stunden nach der Operation zur Verhinderung eines Blutandranges im Wundgebiet und damit einer Nachblutung eine Lagerung mit angehobenem Oberkörper vorteilhaft.

Medikamentöse und physikalische Behandlung: Schluckbeschwerden und Schluckhindernisse machen es notwendig, die verordneten Medikamente zu injizieren oder in der Form von Suppositorien zu verabreichen. Der Eisschlauch, mit einem Tuch umhüllt und wiederholt mit frischen Eisstückchen gefüllt, schafft nach Tonsillektomien Schmerzlinderung und trägt zur Blutstillung bei. Gegen die in die Ohren ausstrahlenden Schmerzen einige Tage nach der Operation ist ein wärmender Watteverband über beiden Ohren hilfreich. Bei entzündlichen Rachenerkrankungen, insbesondere bei Anginen, verordnet man den *feuchten Halswickel.* Ein Leinentuch mit kaltem (18 °C) oder warmem Wasser – je nach Anordnung – getränkt, ausgewrungen und faltenlos von einer Halsseite zur anderen gelegt, wird mit einem vom Kinn bis zum Schlüsselbein reichenden, völlig abschließenden, trockenen Umschlag mit einem Flanelltuch bedeckt. Der Halswickel bleibt 30 Min. bis 1 Std. liegen. Seine Wirkung beruht auf einer reflektorischen Beeinflussung der Durchblutung der tiefer gelegenen Halsorgane. Kälte und Wärme sind im Prinzip von gleicher Wirkung. Immer ist es letztlich die Abdunstung von Feuchtigkeit, die die gewünschte Wirkung erzielt. Der trockene Halswickel (Fla-

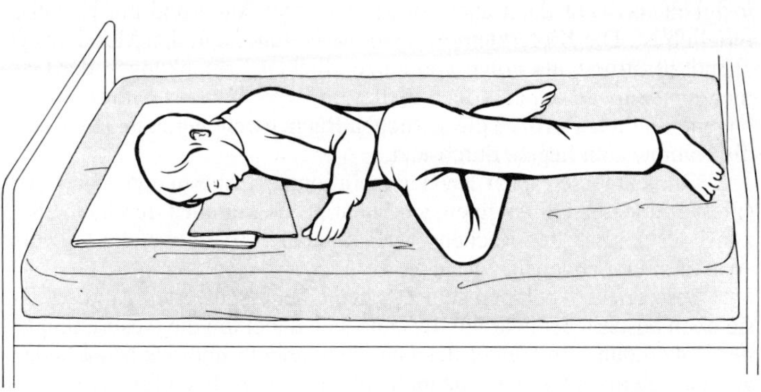

Abb. **90** Lagerung nach Narkosetonsillektomie

nelltuch, Wollschal) wird ergänzend verordnet bzw. im Anschluß an den feuchten Umschlag angelegt. Nach Operationen an der Zunge, an den Wangenschleimhäuten und am Mundboden, ebenso aber auch bei den vielfältigen Schleimhauterkrankungen dieses Gebietes sind Mundspülungen abgebracht. Sie sind vor allem deshalb notwendig, weil die Erkrankung die Kautätigkeit herabsetzt und so die Selbstreinigung der Schleimhäute und des Zahnfleisches vermindert. Wirksam ist auch eine Behandlung mit einem Druckluftspray, dem

- Atomiseur,

der zur Reinigung des Zahnfleisches und der Zahntaschen dienlich ist.

Kost: Frischoperierte erhalten nach 5–6 Std. ungesüßten kalten Tee, später geht man zu Breikost über. Nach einer Mandeloperation müssen in der 1. Woche gewürz- und säurehaltige Speisen vermieden werden. Obstsäfte und Früchte (Bananen) erzeugen heftige Schmerzen. Am 2. oder 3. Tag kann Weißbrot ohne Rinde gegeben werden. Zweckmäßig ist es, ½ Std. vor der Nahrungsaufnahme schmerzstillende Mittel zu verabreichen. Kranke mit Schluckhindernissen müssen zur Deckung ihres Kalorienbedarfs häufiger Zwischenmahlzeiten erhalten. Über Sonderernährung s. S. 225.

Komplikationszeichen bei Rachenkrankheiten

Über die Nachblutung nach der Tonsillektomie und deren Anzeichen wurde im 1. Teil dieses Buches ausführlich berichtet. Es sei nochmals darauf hingewiesen, daß die Blutung nicht immer am Blutaustritt aus dem Mund erkennbar ist, da manche Patienten das Blut unbemerkt schlucken. Man beobachtet dann eine zunehmende Blässe, einen flachen und weicher werdenden Puls und schließlich einen Kollapszustand. Hier ist besondere Gefahr in Verzug, da bei Eintritt einer Bewußtlosigkeit das Blut dann auch aspiriert werden kann und ein Ersticken möglich ist. Die Kieferklemme, also die Unfähigkeit, den Mund ausreichend zu öffnen, als Folge von entzündlichen Erkrankungen der Gaumenmandeln oder Operationen in diesem Bereich, weist darauf hin, daß ein entzündlicher Prozeß die seitlichen Rachenweichteile, in denen auch die Kaumuskeln liegen, durchsetzt.

Ohrschmerzen nach Rachenoperationen, insbesondere nach Tonsillektomien und bei Anginen, sind häufig. Sie kommen durch eine Reizung der seitlich des Rachens verlaufenden Nerven, welche teilweise Äste zum Ohr abgeben, zustande.

Sehr ernst zu nehmen sind Zeichen einer erschwerten Atmung, wie sie oben beschrieben wurden. Es kann sich dabei um die Ausbreitung einer Entzündung im Gebiet der Gaumenmandeln und des Mundbodens auf den Kehlkopfeingang handeln mit einem Kehlkopfeingangsödem als Folge oder um eine ödematöse Verschwellung des Kehlkopfeinganges im Zusammenhang mit einem operativen Eingriff. Die dann notwendigen Maßnahmen wurden gleichfalls oben erörtert.

Schließlich sieht man bei Kindern nach einer Adenotomie gelegentlich, daß die Beweglichkeit des Halses eingeschränkt ist. Hierbei handelt es sich um eine durch die Operation bedingte Reizung der vor der Wirbelsäule gelegenen Bänder, in der Regel also um ein harmloses Symptom, das nicht mit der Nackensteifigkeit, die auf eine Hirnhautentzündung hinweist, gleichzusetzen ist.

Größte Gefahr bei der Pflege von Patienten nach Rachenoperationen, besonders nach Tonsillektomien und Adenotomien, bringen nicht beachtete oder bemerkte Nachblutungen. Sorgfältig sind Frischoperierte, insbesondere benommene Patienten und Kinder, zu beobachten auf:
- Blutaustritt aus Mund oder Nase,
- Blutschlucken,
- zunehmende Blässe,
- flachen Puls.

Besonderheiten bei der Pflege Kehlkopfkranker

Verband: Frischoperierte mit einer Trachealkanüle leiden vor allem durch den übermäßig gebildeten Schleim der Luftröhre, der die Kanüle und auch die Luftröhre zu verstopfen droht, Atemschwierigkeiten bereitet und schließlich auch Lungenkomplikationen hervorrufen kann. Es ist deshalb erforderlich, den Trachealschleim an der Kanülenöffnung regelmäßig abzusaugen. Hierzu verwendet man stets frisch sterilisierte oder in einer antiseptischen Lösung aufbewahrte dünne und weiche Gummi- oder Kunststoffschläuche mit abgerundeter, nicht scharfkantiger Öffnung. Sie werden an die Saugvorrichtung angeschlossen und zunächst nur in die Kanüle eingeführt. Nur wenn das Sekret danach noch nicht hinreichend entleert ist und weiterhin keine befriedigende Freiheit der Atmung erreicht wurde, darf vorsichtig mit leichter Hand unter langsamen Auf- und Abbewegen des Schlauches tiefer in die Luftröhre eingegangen werden. Hierbei müssen strikt alle Beschädigungen der Luftröhrenschleimhaut verhütet werden. Die Hände sollten nicht mit dem Schleim und der Wunde in Berührung kommen; deshalb sind wie beim Verbandswechsel Gummihandschuhe nötig. Zum Schutz von einer durch ausgehustetes Blut möglichen HIV-Infektion ist überdies ein Mundschutz notwendig. Zum ebenfalls oft notwendigen Absaugen von Speichel aus der Mundhöhle bei gleichzeitig schluckunfähigen Kranken muß selbstverständlich ein gesonderter Absaugschlauch benutzt werden.

Die bei großen Weichteiloperationen am Hals entstehenden Wundtaschen werden zum Abfluß des sich dort bildenden Wundsekretes drainiert. Die Heilung wird beschleunigt, wenn durch solche Schläuche das Sekret und nachsickerndes Blut kontinuierlich abgesaugt werden. Dies geschieht dadurch, daß ein Gummi- oder Kunststoffdrain luftdicht aus der Wunde herausgeleitet und an eine luftleer gepumpte Flasche oder einen entsprechend vorbereiteten Vakuum-Plastikbeutel angeschlossen wird. Man bezeichnet eine solche Form der Saugdrainage auch als

- Redon-Drainage

oder geschlossene Wundabsaugung. Die Saugflasche, die das Sekret aufnimmt, gibt es in verschiedenen Größen; auch Vakuumbeutel werden benutzt. Die Flasche wird am Bett angebunden und muß nach Abklemmen des Schlauches von Zeit zu Zeit gegen eine neue Vakuumflasche bzw. -beutel ausgetauscht werden. (Abb. **91**).

Patienten nach Kehlkopfexstirpation mit umfangreichen Hals- und Rachennähten müssen in den ersten Tagen mit leicht vorgebeugtem Kopf gebettet werden, um schädliche Spannungen im Nahtgebiet und ein Aufreißen der Wunde zu verhindern.

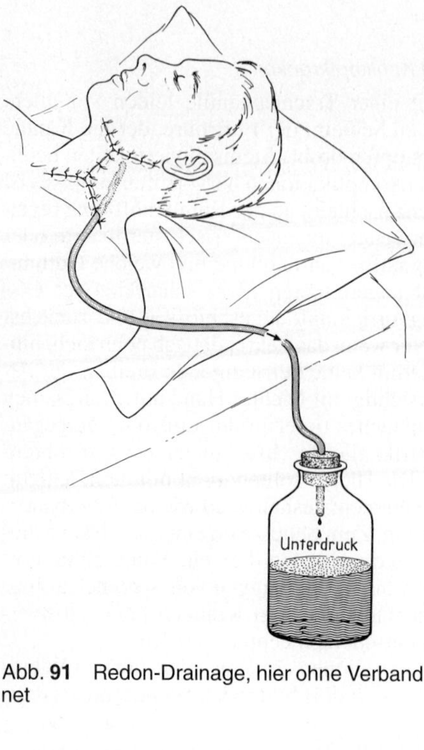

Abb. **91** Redon-Drainage, hier ohne Verband und fixierende Pflaster gezeichnet

Physikalische Behandlung: Hier ist am wichtigsten die Inhalationsbehandlung, die bei den Erkrankungen des Kehlkopfes und der Luftröhre ihre Heilwirkung entfaltet. Besonders Kranke mit einer Luftröhrenkanüle bedürfen zur Pflege ihrer gereizten Luftröhrenschleimhaut und zur Verhinderung einer Borkenbildung in den Luftwegen der Inhalation. Immer ist die Feuchtinhalation, wie sie S. 206 beschrieben wurde, vorzuziehen. Bei Kindern mit der gefürchteten borkenbildenden Tracheitis und der stets drohenden Erstickungsgefahr muß diese Inhalation zur Erhöhung des Feuchtigkeitsgehaltes der Atemluft mit besonderer Intensität betrieben werden. Man verbessert die Wirkung dadurch, daß das Bett des Kindes durch eine zeltartige Überdeckung mit einer Klarsichtfolie in eine feuchte Kammer verwandelt wird, in die hinein die Inhalationsdämpfe eingebracht werden (Dampfbett).

Ernährung: Nach größeren Kehlkopfoperationen und Eingriffen an den Speisewegen müssen viele Kranke eine *Nährsonde* tragen, da die frisch vernähten Speiseröhrenabschnitte dem beim Schluckakt entstehenden Druck noch nicht gewachsen sind. Die Nährsonde wird zumeist schon bei der Operation durch die Nase in die Speiseröhre eingeführt; sie kann mit einer Schlinge über der Ohrmuschel befestigt werden. Da es schwierig und gefährlich ist, in den ersten Tagen nach der Operation eine solche Nährsonde erneut einzuführen, muß Sorge getragen werden, daß sie nicht versehentlich herausgezogen werden kann. Man fixiert deshalb die aus der Nase heraustretende Sonde mit Heftpflaster (Abb. **92**). Bei verwirrten Kranken muß sie manchmal durch eine Naht an der Nasenscheidewand oder anderen Maßnahmen gesichert werden. Die Sonde selbst ist mit einem Pfropfen verschlossen.

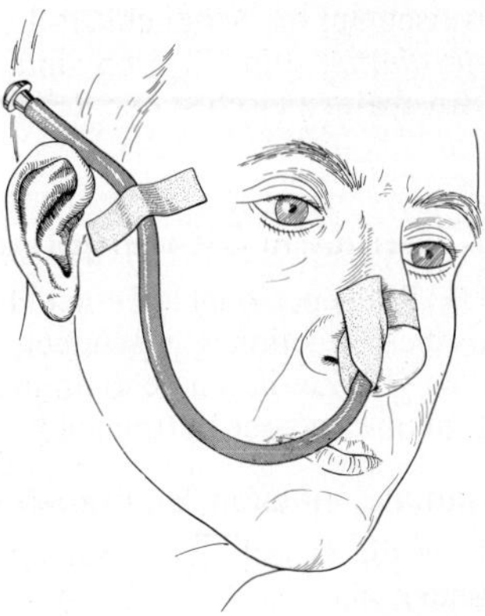

Abb. **92** Nährsonde

Die *Sondennahrung,* die mit einer großen Spritze mehrmals täglich eingefüllt wird und keinesfalls zu warm sein soll, sondern der Körpertemperatur angeglichen sein muß, soll in ihrer Zusammensetzung hinsichtlich des Fett-, Eiweiß- und Vitamingehaltes der Normalkost ähneln und den Kalorienbedarf decken. Im allgemeinen wird die Sondenkost von der Diätküche zubereitet; es stehen auch pulverförmige, auflösbare Fertigpräparate zur Verfügung.

Komplikationszeichen bei Kehlkopfkrankheiten

Besonders wichtig bei der Betreuung von Kehlkopf- und Luftröhrenkranken ist es, ständig auf Erscheinungen zu achten, die auf eine Verlegung der Atemwege hinweisen:
- Engegeräusch beim Atmen (Stridor),
- Anspannung von Hals- und Zwischenrippenmuskulatur bei der Atmung,
- Angst- und Unruhezustände,
- bläuliche Verfärbung der Lippen.

Eine Blutung aus einer Trachealkanüle ist ein ernst zu nehmendes Ereignis. Nachblutungen aus der Luftröhrenwunde vermögen Lungenkomplikationen heraufzubeschwören und machen ein Eingreifen notwendig. Kommt es zum Blutaustritt bei bereits länger liegender Kanüle, muß sofort der Arzt verständigt werden. Zwar liegt häufig nur eine Läsion der Luftröhrenschleimhaut durch den scheuernden Kanülenrand vor, die durch eine Änderung der Kanülenlage zu beheben ist; es kann sich aber auch um das erste Anzeichen der Eröffnung einer vor der Luftröhrenvorderwand verlaufenden Schlagader handeln.

Zu erwähnen sind noch mit Fieberanstieg einhergehnde Brustschmerzen nach Operationen im Gebiet des Kehlkopfs und der Speiseröhre sowie nach Ösophagoskopien und Fremdkörperentfernung. Sie weisen auf die Möglichkeit der gefürchteten Mittelfellentzündung *(Mediastinitis)* hin. Typisch sind dann Schmerzempfindungen hinter dem Brustbein, zwischen den Schulterblättern und im Oberbauch.

Allgemeine Störungen und Zwischenfälle

Das Pflegepersonal auf einer HNO-Station sieht sich nicht selten dramatischen Situationen gegenüber, in denen es zielbewußt und rasch zu handeln gilt. Zu diesen gehören in erster Linie die Blutung, der Schock, die Embolie und der Luftmangel.

Blutung, Infusion, Bluttransfusion

Über die vielfältigen Ursachen einer Blutung, angefangen vom Nasenbluten über die Nachblutung nach einer Tonsillektomie bis hin zu den

Blutungen nach größeren Operationen und bei schweren Kopf- und Halsverletzungen, wurde bereits berichtet. Eine sofortige Unterbrechung der Blutzufuhr zum eröffneten Gefäß, wie sie beispielsweise bei einer Verletzung am Arm oder Bein durch Abbinden der Extremitäten möglichst, gelingt am Kopf nicht leicht. Hier muß im allgemeinen der Arzt Tamponaden und Unterbindungen vornehmen.

Gelegentlich können sich Situationen ergeben, in denen die Pflegekraft lebensrettend eingreifen kann, wenn plötzlich eine schwere *Blutung* aus der *A. carotis* oder einem ihrer großen Äste einsetzt. Solche Blutungen entstehen nach Operationen mit Freilegen dieser Schlagader am seitlichen Hals, ferner bei einem Geschwulstzerfall im Gebiet des Gefäßes, auch im Zusammenhang mit einer Röntgenbestrahlung, wenn die Wand der Schlagader aufbricht *(Arrosionsblutung).* Hier kann das Abdrücken der A. carotis am Hals die Blutung stoppen. Mit dem Daumen oder mit den Fingerkuppen wird vor dem Kopfnickermuskel am Hals brustwärts von der blutenden Seite ein starker Druck gegen die Wirbelsäule ausgeübt. Das allerdings wird in der Regel, da die Blutzufuhr zum Gehirn nachhaltig gedrosselt wird, nur wenige Minuten vertragen. Solches Eingreifen kommt daher nur bei massivsten arteriellen Blutungen im Strahl in Betracht und soll helfen, die Zeit zu überbrücken, bis der Arzt zur Stelle ist.

Bei größerem Blutverlust werden zunächst Infusionen von Plasma oder Plasmaersatzmitteln verordnet. Bei der Vorbereitung einer solchen Infusion, für die fertige, sterile Infusionsbestecke zum Einmalgebrauch benutzt werden, ist folgendes zu beachten:

> Die Flasche wird umgekehrt an den Infusionsständer gehängt. Man durchlöchert den Gummistopfen dieser Flasche mit dem Dorn des Schlauchsystems nach vorherigem Abreiben mit Alkohol. Sobald sich der Schlauch mit Flüssigkeit gefüllt hat, wird die Flasche gesenkt, das Schlauchende gleichzeitig hoch gehalten. Es füllt sich jetzt die Tropfkammer. Flasche und Schlauchende werden nun abwechselnd auf und ab bewegt, bis die Tropfkammer zur Hälfte mit Flüssigkeit gefüllt ist. Danach wird die Flasche wieder an den Ständer gehängt, das Schlauchende tief gehalten und die Flüssigkeit abgelassen, bis alle Luftblasen aus dem Schlauch verschwunden sind. Bis zum Anschluß an die in die Vene eingeführte Kanüle wird der Schlauch abgeklemmt. Die Infusionslösung soll wenigstens Zimmertemperatur haben. Tropfenfolge, wenn nicht anders angeordnet, 40–60 pro Minute.

Wird eine *Bluttransfusion* vorgenommen, ist zu bedenken, daß die Übertragung nicht einwandfreien und vor allem nicht streng gruppengleichen Blutes – immer ist eine Verwechslung zu fürchten – tödliche Folgen haben kann.

Die von der Blutbank geholte Konserve darf nicht geschüttelt werden. Sie wird bis zur Verwendung auf der Station in einem Eisschrank aufbewahrt, dann aber etwa 1 Std. vor der Übertragung in Zimmertemperatur gebracht; ein künstliches Erwärmen ist nicht zulässig. Stets muß vom Arzt und ebenso auch von der Pflegekraft geprüft werden, ob der Konservenbegleitschein mit der Aufschrift auf der Konserve übereinstimmt hinsichtlich Nummer und Blutgruppenformel. Noch einmal wird die Blutgruppe des Empfängers mit der auf der Konserve vermerkten verglichen; außerdem muß das Ergebnis der Kreuzprobe (s. oben) vorliegen.

Unmittelbar vor der Transfusion wird die Konserve vorsichtig geschwenkt, bis Serum und feste Bestandteile sich gut gemischt haben. Ein heftiges Schütteln der Flasche ist nicht zulässig. Die Transfusion beginnt erst dann, wenn 20 Min. nach der Vorinjektion von 10 ml des zu übertragenden Blutes keine Störungen am Patienten erkennbar sind.

Während der Transfusion wird der Kranke ständig überwacht. Es ist besonders zu achten auf:

- Kreislaufstörungen (Kollaps, Pulsbeschleunigung),
- Übelkeit, Brechreiz, Erbrechen,
- Kopfschmerz,
- Hautrötung.

Bei jedem dieser Zeichen ist die Transfusion sofort zu stoppen und der Arzt hinzuzuziehen.

Wird noch Stunden nach einer Injektion oder auch später eine blutige Verfärbung des Harns oder ein Ausbleiben der Harnentleerung *(Anurie)* bemerkt, ist gleichfalls sofort der Arzt zu verständigen. Es besteht dann der dringende Verdacht, daß durch die Übertragung nicht völlig gruppengleichen Blutes eine sehr ernste Nierenstörung entstanden ist.

Schock

Als Schock bezeichnet man eine schwere, lebensbedrohliche Allgemeinstörung, die sich zunächst an den Kreislauforganen ausdrückt und als deren Folge es durch eine verminderte Sauerstoffversorgung lebenswichtiger Gewebe: des Gehirns, der Nieren, der Leber usw. zu schweren Schäden oder zum tödlichen Ende kommen kann. Unter den unterschiedlichen Ursachen eines Schocks, wie sie auch bei HNO-Patienten vorliegen können, ist der hochgradige Blutverlust nach außen oder innen an erster Stelle zu nennen *(hämorrhagischer Schock).* Mit ihm ist immer nach schweren Operationen und Verletzungen mit großem Blutverlust zu rechnen. Hier ist es die Blutvolumenverminderung, die eine unzureichende Sauerstoffversorgung der genannten Organe zur Folge hat. Weiterhin können auch Bakteriengifte bei schweren Infektionskrankheiten oder Eiterungen sowie Eiweiß-, Wasser- und Mineralstoffwechselstörungen, beispielsweise nach Verbrennungen, die Kreislaufregulation im Sinne des Schockzustandes stören *(toxischer Schock).* Schließlich ist eine Überempfindlichkeitsreaktion auf Fremdeiweiß eine wichtige Ursache des Schocks, beispielsweise nach der Injektion von Penizillin bei sensibilisierten Patienten *(anaphylaktischer Schock).*

Vom *Kollaps,* wie er bei kleineren HNO-ärztlichen Eingriffen nicht selten ist (S. 207), ist der Schock dadurch zu unterscheiden, daß beim Kollaps lediglich eine Blutverteilungsstörung mit mangelhafter Blutzufuhr zum Gehirn vorliegt mit einer Ohnmacht und einem Blutdruckabfall bei langsamem Pulsschlag als Folge. Eine Kopftieflage und weitere schon oben erwähnte Maßnahmen beheben diesen im allgemeinen nicht schweren Zustand bald. Beim Schock dagegen sieht man sich einem allenfalls verwirrten, kaum jemals bewußtlosen Kranken gegenüber, der ängstlich und unruhig und dessen Puls stark beschleunigt ist. Dabei sinkt gleichzeitig der Blutdruck ab; der Puls wird schließlich schlecht oder gar nicht mehr fühlbar. Die Haut ist blaß, feucht und kalt. Bei weiterem Absinken des Blutdrucks und einer Verminderung der zirkulierenden Blutmenge kommt es schließlich zum völligen Zusammenbruch des Kreislaufs, dann auch zu Bewußtlosigkeit und schließlich durch die erwähnten Organschäden zum Tode.

Die Sofortmaßnahmen beim Anzeichen eines Schocks sind:
- völlige Ruhigstellung, keine Transporte,
- Hochlagern der Beine,
- Sauerstoffzufuhr,
- Wärme (Zudecken mit einer Wolldecke).

Weiterhin wird je nach der Ursache verfahren und bei einem Blutungsschock so schnell als möglich der Kreislauf aufgefüllt, zunächst mit Infusionen, dann mit Bluttransfusionen. Beim toxischen Schock gilt es, den gestörten Wasser- und Salzhaushalt durch entsprechende Infusionen von Elektrolyten zu normalisieren. Schließlich verabreicht man beim anaphylaktischen Schock Nebennierenrindenhormone.

Thrombose, Embolie

Bekanntlich bezeichnet man als Thrombus ein im Innern eines Blutgefäßes sich bildendes Blutgerinnsel. Meist sind es die Venen der Beine und die tiefen Beckenvenen, in denen sich Thromben bilden. Gefördert wird diese Entwicklung durch Schäden an der Gefäßinnenhaut, durch Bluteindickungen bei Flüssigkeitsverlust, durch Störungen der Blutzirkulation, bei allgemeiner Kreislaufschwäche und ebenso bei langer Bettruhe. Operationen, die die Kreislauffunktionen beeinträchtigen können und einen Bewegungsmangel zwangsläufig mit sich bringen, fördern die Entstehung einer Thrombose. Solche Entwicklungen sind allerdings bei den

Operationen am Kopf und am Hals wesentlich seltener zu beobachten als nach Bauchoperationen.

Man beugt der Thrombose dadurch vor, daß man die Kranken möglichst bald nach der Operation wieder aufstehen läßt oder aber mit ihnen, falls sie im Bett bleiben müssen, regelmäßige Bewegungsübungen vornimmt (Bewegen der Beine, Lagewechsel im Bett, Atemübungen). Zugleich wird der Bluteindickung durch eine Regelung der Flüssigkeitszufuhr und einer Kreislaufstörung durch geeignete Medikamente vorgebeugt. Ist es einmal zu einer Thrombose der Beinvenen gekommen, kenntlich an einer schmerzhaften Schwellung eines Unterschenkels, einem manchmal tastbaren verdeckten Venenstrang oder einem Druckschmerz der Wade sowie einer Erwärmung der Extremität mit leichter Temperatursteigerung, wird der Patient absolut ruhiggestellt. Das erkrankte Bein wird hochgelagert, auf einer Schiene fixiert und mit feuchten Umschlägen versehen. Gleichzeitig gibt man gerinnungshemmende Mittel zum Abbau des Gerinnsels oder Medikamente, die einer Vergrößerung eines schon älteren Gerinnsels Einhalt gebieten (Fibrinolytika, Antikoagulantien). Der Patient darf erst nach Abklingen der Thrombosezeichen aufstehen, also zu einem Zeitpunkt, zu dem angenommen werden kann, daß das Gerinnsel entweder verschwunden ist oder mit der Gefäßwand fest verwachsen ist.

Bei einem frischen Gerinnsel besteht die Gefahr, daß sich dieses oder ein Teil davon ablöst und mit der Blutbahn in die Lunge gelangt. Man nennt diesen Vorgang *Embolie,* das abgelöste Gerinnsel einen *Embolus.* Die Erscheinungen bei einer solchen *Lungenembolie* mit einer teilweisen Verstopfung der Lungenschlagader sind plötzliche Atemnot, Schmerzempfindungen in der Brust und schwere Angstgefühle. Mit Sauerstoffgaben und schmerzstillenden Mitteln bemüht man sich, diesen lebensbedrohlichen Zustand zu beherrschen. Weniger gefährlich sind kleine Gerinnsel, die in die feineren Verzweigungen der Lungenschlagader gelangen können. Sie rufen den *Lungeninfarkt* hervor. Kenntlich ist er an leichter Atemnot, am Husten und am Auswurf eines blutigschaumigen Sekrets. Man behandelt ihn in gleicher Weise und gibt thrombenlösende sowie gerinnungshemmende Mittel.

Alkoholiker nach der Operation

Die Zahl der Menschen, die durch chronischen Alkoholgenuß alkoholkrank sind, hat in unserer Zeit sehr zugenommen. Manche von ihnen müssen sich auch HNO-Operationen unterziehen, insbesondere dann, wenn Geschwulstkrankheiten an Mund, Zunge, Rachen und Kehlkopf entstanden sind. Dies ist bei Patienten, die viel Alkohol zu sich nehmen und rauchen, gehäuft der Fall. Es gibt dann unmittelbar nach der Operation für die Pflege besondere Probleme.

Kennzeichnend für die bei diesen Patienten meist sehr ernste Störung, die unmittelbar nach der Operation, aber auch noch an den ersten 2–3 Tagen auftritt und die auf die plötzliche Entziehung des Alkohols zurückzuführen ist, ist das sog. *delirante Syndrom.* Die Patienten sind zwar ansprechbar, aber nicht genau orientiert, wissen also zeitweise nicht, wo sie sind und daß sie in einem Krankenhaus sind. Sie sind also nicht bewußtlos, manchmal aber bewußtseinsgetrübt. Typisch sind Äußerungen über vermeintliche Wahrnehmungen, die nicht der Realität entsprechen (Halluzinationen). Die Patienten behaupten, soeben Besuch gehabt zu haben, auch wenn dies gar nicht zutrifft; sie berichten z. B., daß nachts femde Leute im Krankenzimmer waren; sie sehen Tiere im Zimmer („weiße Mäuse") usw. Schlimm ist es, wenn die Patienten dann aufzustehen versuchen, sich die Nährsonden und Drainageschläuche herausziehen und sich dadurch in Gefahr bringen.

Es kommt darauf an, diese Erscheinungen zu mildern. Man gibt den Patienten deshalb stark sedierende (beruhigende) Medikamente. Diese haben ihrerseits aber wieder Gefahren, insbesondere für die Atmung. Deshalb ist eine genaue Beobachtung erforderlich. Geachtet werden muß auf Atmung, Kreislauf, Blutdruck und die Kalium-Natrium-Konzentration im Blut. Die Patienten benötigen eine reichliche Flüssigkeitszufuhr. Man gibt ihnen eine kalorienreiche, aber die Leber schonende, also fettarme Ernährung. Mitunter gibt man ihnen auch Infusionen, die eine geringe Menge Alkohol enthalten, um auf diese Weise die Entzugserscheinungen zu mildern.

In schweren Fällen muß eine Verlegung von der auf die Betreuung solcher Patienten oft nicht eingerichteten HNO-Fachstationen in eine psychiatrische Abteilung erfolgen.

Ansteckungsgefahren bei der Betreuung HNO-Kranker besonders mit Hepatitis B und HIV

Unter den vorangehend abgehandelten Krankheiten wurden auch solche besprochen, die übertragbar sind und die damit Mitpatienten und – vor allem – das Pflegepersonal gefährden. Die angeführten infektiösen Rachenerkrankungen (S. 119) und die Tuberkulose des Kehlkopfes und der unteren Luftwege sind zwar nicht zu vernachlässigen und verlangen die angeführten Vorsichtsmaßnahmen, sie sind aber doch im Hinblick auf ihre Seltenheit und wegen der guten Behandlungsmöglichkeiten nicht mehr so bedrohlich wie noch vor einigen Jahrzehnten.

Anders ist es mit einer Infektion durch das Hepatitis-B-Virus und – besonders zu fürchten – durch das HIV-Virus, das zur AIDS-(*a*cquired *i*mmuno *d*eficiency *s*yndrome)-*Immunschwächekrankheit* führt. Die

Übertragung der Viren erfolgt durch das Blut der Infizierten, auch durch Samen und Scheidensekret, nach heutigem Wissen aber nicht durch andere Körperflüssigkeiten (unblutiger Urin, Erbrochenem, Speichel). Eine Tröpfcheninfektion beim Husten, Niesen oder Sprechen findet nicht statt. Die Gefahr für das Krankenhauspersonal besteht daher im Kontakt mit dem Blut solcher Patienten. Es kann zwar nicht die intakte Haut durchdringen, aber kleinste Verletzungen, Schrunden, Fissuren usw. bei den Pflegepersonen sind eine Gefahrenquelle.

Daraus ergibt sich, daß

- bei Blutabnahmen und ähnlichen Arbeiten stets flüssigkeitsdichte Einmalhandschuhe zu tragen sind.
- Injektionskanülen – dies gilt generell – sind sofort in stich- und bruchfeste verschlossene Behälter, möglichst mit einer schlitzförmigen Öffnung versehen („Kanülenschlucker"), zu verbringen, von wo sie dann als infektiöses Material entsorgt werden können. Es ist ein Fehler, die Kanülen nur abzulegen oder zu versuchen, sie in die Schutzkappe zurückzustecken. Wäschesäcke und Müll-Plastiksäcke dürfen nie Nadeln oder Skalpelle enthalten.
- Bei allen Behandlungsmaßnahmen, bei denen Blut ausgehustet oder ausgeschnaubt werden kann (Kanülenwechsel, Tracheotomien, Intubationen, Nase- oder Rachentamponaden, auch Eingriffe in Mundhöhle und Rachen, Legen einer Magensonde usw.) ist, gleich, ob in der Ambulanz (Sprechstunde), auf der Station oder im Operationssaal ein flüssigkeitsdichter Operationskittel und ein Mund und Nase bedeckender Gesichtsschutz anzulegen.
- Instrumente kommen nach der Behandlung erst in eine Desinfektionslösung, ehe sie dann gereinigt werden. Das gilt auch für Sauger, Schläuche und blutige Operationswäsche. Endoskope sind vor Wiederverwendung im Gas zu sterilisieren. Mit Blut kontaminierte Bereiche bedürfen der Flächendesinfektion.
- Im Operationsprogramm sind Eingriffe an Hepatitis- und HIV-Patienten, wie auch an anderen Infektionskranken, an den Schluß zu setzen.

Selbstverständlich muß das mit Hepatitis- und HIV-Patienten in Kontakt kommende Pflege- und Operationspersonal über die Tatsache der Infektion des Patienten unterrichtet werden.

HNO-Operationsabteilung

Allgemeines

Die Tätigkeit im Operationssaal setzt ein Grundwissen voraus, das die Prinzipien des aseptischen Arbeitens, die Regeln des Arbeitsablaufes vor, während und nach Operationen, die allgemeine Instrumenten- und Gerätekunde und viele andere Einzelheiten umfaßt. Bei der Arbeit in einem Spezialfach, hier der HNO-Heilkunde, bedarf es der Ergänzung durch die dort hinzukommenden Erfordernisse. Es würde den Rahmen dieses Buches sprengen, wenn die Grundlagen des chirurgischen Arbeitens und die dem Operationspersonal dabei erwachsenden Aufgaben in allen Details erörtert werden sollten. Dazu muß auf die am Schluß des Buches angeführten Lehrbücher verwiesen werden. So beschränkt sich die nachfolgende Abhandlung, soweit sie allgemeine Tatsachen beim Arbeiten im Operationssaal berührt, lediglich auf einige knappe Hinweise und betont dagegen vornehmlich die sich im HNO-Fach ergebenden Besonderheiten.

Organisation, Einrichtung

Für den Operationssaal gilt in noch viel strengerem Maße als in der Ambulanz oder auf der Station die Forderung, jedes Einschleppen von Keimen zu verhindern. Dem Ziel, ein keimfreies (aseptisches) Operieren zu ermöglichen, dient bereits der Grundsatz, daß nur derjenige Zutritt zu den Operationsräumen haben darf, der dort unbedingt gebraucht wird. Das macht eine strikte räumliche und personelle Trennung zwischen Operationsabteilung, der Ambulanz und der Krankenstation notwendig. Jeder, der einen Operationssaal betritt, muß vorher nach einer Händedesinfektion Operationskleidung anlegen, Operationsschuhe anziehen oder überstreifen, sein Haar mit Operationsmütze oder Tuch bedecken und ein Mundtuch tragen.

In modernen Operationsabteilungen, insbesondere da, wo nach Art der Operationen eine Keimeinschleppung besonders zu fürchten ist, wird ein vollständiges Umkleiden in einem am Eingang zur Operationsabteilung gelegenen Raum, der sog. Schleuse, gefordert. Für den Dienstablauf im Operationssaal ist es gut, wenn über die Operationskleidung noch ein Kittel übergestreift wird, der dann mit dem Wechsel von Patient zu Patient beim Vorbereiten wie auch beim Verbandswechsel immer durch einen neuen Kittel ersetzt wird. Damit wird der Gefahr der Übertragung von außen kommender Keime begegnet. Beim Verbandswechsel sind überdies immer jeweils frische Handschuhe anzulegen.

Je nach den räumlichen Gegebenheiten einer Klinik oder Fachabteilung finden sich weitere Nebenräume: der Waschraum für die Händedesinfektion, der Sterilisationsraum, von dem aus das dort sterilisierte Operationsgut ohne Gefährdung der Asepsis auf kürzestem Wege in den Operationsraum gelangen kann, ein Raum für die vielen vorbereitenden Arbeiten (Instrumentenpflege, Wäschevorbereitung u. a.), ein Abstellraum für selten benötigtes Gerät, ein Vorbereitungs- und Warteraum für die zu operierenden Patienten sowie ein Raum zum Ausleiten der Narkose (Aufwachraum).

Bei beengten Verhältnissen in kleinen Abteilungen müssen häufig die angeführten Funktionen räumlich zusammengefaßt werden. Wo es irgend möglich ist, richtet man zwei Operationssäle ein, den einen mit höchsten Anforderungen an die Asepsis für plastische Operationen, Innenohreröffnungen, Eingriffe an der Hirnhaut usw., den *aseptischen Saal,* und einen anderen für Operationen an eitrig erkrankten und bakteriell infizierten Geweben, den *septischen Saal.* Größere Kliniken verfügen darüber hinaus noch über einen Raum für die *Endoskopie* und einen gesonderten Saal für Eingriffe an infektiösen Kranken (Tuberkulose, Diphtherie). Fehlt die Möglichkeit, die Operationen je nach den Umständen in getrennten Räumen auszuführen, muß nach jedem Eingriff im eitrigen Gebiet oder an infektiösen Patienten der Raum vollständig gesäubert und desinfiziert werden („Scheuer-Wisch-Desinfektion“ von Boden und Wänden), ehe weitergearbeitet werden darf. Es versteht sich, daß man bei der Aufstellung des Operationsprogramms die Eingriffe mit der höchsten Sterilität (z. B. Innenohreröffnung) an die erste und die bei eitrigen Erkrankungen an die letzte Stelle setzt.

Viele HNO-Operationen werden nicht unter der großen Deckenleuchte, sondern mit Stirnlampen oder unter dem Operationsmikroskop ausgeführt. Im Interesse einer kontrastierenden Ausleuchtung des engen Operationsbezirkes wird häufig der Raum abgedunkelt.

An den *Operationstisch* wird für Ohroperationen die Anforderung gestellt, daß er mit einer besonderen Auflage- und Fixierungsmöglichkeit für den Kopf des Patienten ausgestattet ist. Der Tisch muß so veränderbar sein, daß er auch Operationen bei halb oder ganz aufgerichtetem Oberkörper des Kranken erlaubt. Die Bedienung der Tische, die auch während der Operation schnell umgestellt werden müssen, ist zu üben, häufig sind sie elektrisch verstellbar.

Für HNO-Operationen werden zumeist viele elektrische Geräte sowie Lampen usw. benötigt, darunter auch solche, die mit Schwachstrom versorgt werden. Das Operationspersonal muß mit den möglichst reichlich vorhandenen Steckdosen und Verbindungskabeln vertraut sein; auch muß es wissen, wo die Sicherungskästen angebracht sind und was bei Stromausfall zu tun ist.

▶ Wird noch mit explosiven Narkosegemischen gearbeitet (Äther) bzw. zur Reinigung Äther und Benzin benutzt, könnten Funkenbildungen an den Kontakten, Schaltern und an schadhaften Leitungen leicht verhängnisvolle Folgen haben. Sehr wichtig ist es daher, auf schadhafte Kabel usw. aufmerksam zu machen. Eine Explosionsgefahr besteht auch durch eine mögliche Funkenbildung bei elektrostatischer Aufladung von Apparaten und Geräten, wenn sie durch Gummiräder und einen nicht leitfähigen Fußbodenbelag gegen den Erdboden isoliert sind. So müssen Operationstische, sofern sie auf Gummirollen laufen, Narkoseapparate usw. stets mit einem Kabel geerdet sein.

Geräte und ihre Wartung

Saugapparate

Blut und die bei Ohroperationen mit dem Knochenbohrer reichlich anfallende Spülflüssigkeit sowie der Bohrstaub müssen durch leistungsfähige Sauger beseitigt werden. Hierzu gibt es fahrbare oder fest installierte elektrisch betriebene Pumpsysteme mit auswechselbaren Auffangflaschen, auch Vakuumpumpen, die durch einen Schlauch mit dem Operationsfeld verbunden sind. Dieser und die Saugeransätze verstopfen sich leicht durch Blutgerinnsel und Knochenmehl, sie müssen nach jeder Operation, bei langdauernden Eingriffen auch mehrmals, durchgespült werden.

Operationsmikroskop

Für Ohroperationen, insbesondere für hörverbessernde Eingriffe, ferner zur Freilegung der Fasern der Gesichtsnerven in der Ohrspeicheldrüse, aber auch für manche Operationen am Kehlkopf und an der Nase, ist das Arbeiten mit einer Vergrößerung erforderlich. Für manche Zwecke kann es genügen, daß der Operateur eine vergrößernde Brille in Verbindung mit einer Stirnlampe trägt. Im allgemeinen werden aber Operationsmikroskope eingesetzt (Abb. **93**). Das mit zwei Einblicköffnungen (Okularen) und der Ausblicköffnung (Objektiv) versehene Mikroskop ist durch schwenkbare Verbindungsrohre mit einem schweren säulenförmigen, fahrbaren Stativ verbunden, das in seinem Fuß die elektrische Einrichtung für Beleuchtung und Foto sowie den Schalter enthält. Auch an der Decke hängende Mikroskope werden benutzt. Der Stativsäule werden je nach der Belastung des Mikroskops durch zusätzliche Fotoeinrichtungen und Beobachtungstuben verschiedene Ausgleichsgewichte zugefügt. Die Scharfeinstellung bei der Operation wird durch Auf- und Abbewegen des Mikroskops erreicht, bei einzelnen Mikroskopen besorgt das ein mit dem Fuß bedienter Motor. Die Vergrößerung wird vom Operateur mit einem Handgriff gewechselt. Eine stufenlose Vergrößerung

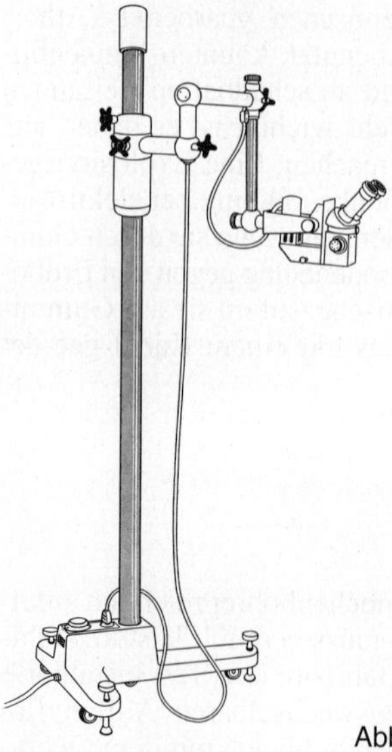

Abb. **93** Operationsmikroskop

(Zoom) ist gleichfalls in manchen Mikroskopen mit einer Motorbedienung verbunden. Im Mikroskopkörper befindet sich die Lichtquelle, eine starke Glühlampe.

Der Arbeitsabstand zwischen Mikroskop und Operationsgebiet kann durch Auswechseln des Objektivs geändert werden. Für Ohroperationen ist ein Objektiv mit kürzerer Brennweite (= F) erforderlich als für die durch ein langes Rohr ausgeführte Mikrochirurgie des Kehlkopfes, die zwangsläufig einen großen Arbeitsabstand hat.

- Objektiv für Ohroperationen: F = 200
  Objektiv für Nasen-Nebenhöhlenoperationen: F = 300
  Objektiv für endoskopische Kehlkopfoperationen: F = 400

Das Operationspersonal hat auf die Vollständigkeit des Zubehörs (Anschlußkabel, Okularpaare, verschiedene Objektive, Fotozusatz, Mitbeobachtertubus) zu achten und sich mit dem Auswechseln einzelner Teile, insbesondere der Objektive und der Glühlampe, zu üben. Die Glühlampe sollte nicht mit der Hand angefaßt werden, da sie durch Fett und Schweiß beschädigt wird. Sie soll nur am Glühlampenfuß gefaßt werden. Auch sind Handschuhe dabei nützlich. Gegen das Beschlagen der Okulare schützt ein Antibeschlagmittel. Moderne Einrichtungen geben mit einem Videoschirm den Mitwirkenden bei dem Eingriff eine gute Orientierung über den Operationsablauf und die sich daraus ergebenden Notwendigkeiten.

Nach Gebrauch ist zum Schutz vor Verstaubung das Mikroskop abzudecken. Das Glas der Objektive und Okulare soll nur mit einem Staubpinsel oder mit einem mit Azeton angefeuchteten Wattebausch gereinigt werden. Die lackierten Teile vertragen Azeton nicht.

Bohrgerät

Viele Operationen am Schädelknochen, vor allem Ohroperationen, werden statt mit Hammer, Meißel und Knochenzange, anders als früher, heute mit elektrisch betriebenen Bohrgeräten verschiedener Konstruktion mit 10 000–40 000 Umdrehungen in der Minute ausgeführt. Die Bedienung durch den Operateur erfolgt im allgemeinen mit dem Fuß. An älteren Modellen, bei denen der Motor an einem hinter dem Operateur stehenden Stativ befestigt ist, schließt sich eine 1–2 m lange Welle an. An dieser wird das Handstück befestigt. Neuere Geräte haben am Handstück einen Kleinmotor. Auch druckluftbetriebene Bohrmaschinen werden benutzt. An die Handstücke, die es gerade und abgewinkelt gibt, werden verschiedenartige Bohrer eingefügt. Man benötigt für Operationen am Ohr und am Gesichtsschädel:

- Bohrer in Walzen-, Kegel- und Birnenform. Am meisten werden kugelförmige, schneidende Bohrer gebraucht („Rosenbohrer"),
  Finierer: Bohrer mit feinen Kanten zum Glätten des Knochens,
  Diamantbohrer: für besonders subtile Operationsphasen.

Die Bohrer werden zumeist mit langem Schaft (70 mm und mehr) benötigt und übersichtlich nach ihrer Größe geordnet in einen Ständer gesteckt.

Motorlager und Welle des Bohrgerätes müssen regelmäßig geölt werden, Ersatzteile sind bereitzuhalten. Das Säubern und Ölen der Handstücke, die vor jeder Operation sterilisiert werden müssen, erfordert besondere Sorgfalt und ein Vertrautsein mit ihrem Mechanismus.

Hochfrequenzgerät

Wird hochfrequenter Wechselstrom durch den Körper geleitet, entsteht Wärme in dem durchströmten Gewebe (*Diathermie*). Sind die beiden Elektroden eines Hochfrequenzapparates, zwischen denen der Körper in den Stromkreis eingefügt ist, unterschiedlich groß, so entwickelt sich Wärme an der kleineren Elektrode (differente Elektrode). Diese, als Nadel, Kugel, Messerchen oder Schlinge geformt, ermöglicht es, Gewebe durch die Hitzewirkung zu zerstören (Koagulation). Kleine Gefäße können so zum Verschluß gebracht werden, besonders mit der feinen bipolaren Pinzette. Gewebe läßt sich mit der messerförmigen Elektrode unblutig durchtrennen. Bei Krebsoperationen bedient man sich manchmal dieser *Elektrochirurgie,* da dann das Geschwulstgewebe am Instrument sogleich vernichtet wird und nicht verschleppt werden kann.

Die indifferente Elektrode, die lediglich der Einführung des Stromes in den Körper dient, ist eine biegbare Metallplatte oder ein kissenförmiges Drahtgitter. Sie muß flächenhaft einem Hautbezirk anliegen und darf keinesfalls nur einen punktförmigen Kontakt haben, da sonst eine Wirkung wie an der differenten Elektrode entstünde und Verbrennungen möglich wären. Daher legt man die Metallplatte oder das Drahtgitterkissen (Kissenelektrode) möglichst breitflächig am Gesäß oder am Bein an. Zur Verminderung des Stromdurchflusses durch den Körper wird auch die Schulter empfohlen. Man pflegt die Elektrode mit feuchten Tüchern zu umgeben. Die differente, für die Operation benötigte Elektrode ist mit einem Handgriff über ein Kabel mit dem Hochfrequenzgerät verbunden.

Laser

Der Laserstrahl ruft ebenfalls eine Hitzekoagulation des Gewebes hervor, nur geschieht dies durch den gleichgerichteten Lichtstrahl punktförmig. Dabei gibt es Unterschiede in der Art der gewünschten Gewebsschädigung je nach Wellenlänge, Energie und Leistung sowie dem Lasermedium (Argon-, CO_2-, YAG). Der Laser wird vor allem für subtile Eingriffe an den Stimmlippen, aber auch an anderen Organen, beispielsweise zur Geschwulstbehandlung, eingesetzt. Der in einem besonderen Gerät entwickelte Strahl wird über Spiegel in die Sehachse des Operationsmikroskops geleitet. Ein Pilotlicht zeigt an, wo er auftreffen wird, wenn er dann durch einen Knopfdruck für einen Moment freigegeben wird. Die punktförmigen Brennvorgänge werden mehrfach wiederholt, bis die gewünschte Zerstörung erreicht ist.

Da der Laserstrahl bei einem Bedienungsfehler abweichen und dann im Raum arbeitende Personen treffen könnte, trägt man zum Schutz der Augen dunkle Brillen. Auch die Augen des Patienten müssen mit einem feuchten Tuch abgedeckt sein. Eine Warnlampe an der Tür zum Operationsraum, die bei Inbetriebnahme des Lasers aufleuchtet, soll den Zutritt verhindern. Besonders gefährlich ist es, wenn bei Eingriffen am Kehlkopf der Narkosetubus in der Luftröhre getroffen wird, weil dann ein dort befindliches Sauerstoffgemisch eine Explosion hervorrufen könnte. Man deckt daher den Tubus mit feuchten Tüchern ab oder benutzt besser metallische Tuben (Lasertuben). Das Arbeiten mit dem Laser, der wie alle komplizierten technischen Geräte regelmäßig überwacht werden muß (Geräteschutzverordnung), erfordert eine besondere Schulung des Personals.

Besonders zu beachten: Werden explosionsfähige Stoffe im Operationsraum benutzt (Äther-Chloräthylnarkose, Waschäther, Waschbenzin), darf die Diathermie und der Laser nicht angewendet werden.

Schwachstromeinrichtung

Hier sind die schon erwähnten Stirnlampen zu nennen. Sofern keine gesonderten Schwachstromanschlüsse vorhanden sind, bedient man sich eines Transformators. Stets sind Ersatzglühlampen bereitzuhalten; vor der Operation müssen Kabel und Kontakte auf Schäden durchgesehen werden.

Beim *Kaltlicht* ist die teilweise durch ein Gebläse gekühlte Lichtquelle in einem Gehäuse untergebracht, das mit dem Stromnetz verbunden ist. 1 – 1,5 m lange Glasfiberkabel bringen das Licht an den Stirnreif des Operateurs. Sie sind sorgfältig vor Bruch und Stoß zu schützen und werden hängend aufbewahrt. Mit Schwachstrom oder Kaltlicht sind ferner die Endoskope (Bronchoskop, Ösophagoskop, Laryngoskop, Sinuskop) versehen.

Sauerstoffflaschen

Wegen der Möglichkeit von Atmungsstörungen bei operativen Eingriffen sollte jede Operationsabteilung über Sauerstoff verfügen. In den meisten Kliniken wird der Sauerstoff von einer Zentrale über Rohrleitungen in die Krankenzimmer und Operationsräume geleitet. Weil das nicht überall der Fall ist, wird hier auf den Umgang mit Sauerstoffflaschen hingewiesen. Der Sauerstoff wird dann in großen Stahlzylindern unter hohem Druck aufbewahrt. Die vollen Flaschen dürfen nicht groben Erschütterungen ausgesetzt sein, also vor allem nicht umfallen, da sie wegen ihres hohen Innendruckes von 150 atü explodieren könnten.

Man transportiert die Flaschen liegend und bewahrt sie aufrecht, an der Wand angekettet, auf. Beim Transport und beim Auswechseln ist besondere Vorsicht geboten; auch vor Hitze und Frost sind die Flaschen zu bewahren. Vor allem darf die Ventilschraube keinesfalls mit Fett oder Öl geschmiert werden, da die Dichtung wegen des Inhalts der Flasche rasch oxydieren kann und dann Explosionen möglich sind.

Zur Entnahme von Sauerstoff wird an dem Hauptventil der Flasche mit einem Schraubenschlüssel ein Reduzierventil angeschraubt, das dann, an einem Manometer ablesbar, die Austrittsgeschwindigkeit (Liter pro Minute) zu regulieren erlaubt. Bei Beendigung der Sauerstoffentnahme muß stets das Hauptventil wieder geschlossen werden. Es ist darauf zu achten, daß sofort Ersatz vorhanden ist, wenn der Inhalt einer Flasche (meist 1500 l) zu Ende geht. Damit im Notfall nicht kostbare Zeit durch versehentliches Bereitstellen einer leeren Flasche verlorengeht, sind diese deutlich zu kennzeichnen.

> Besonders zu beachten: Sauerstoffflaschen nicht umfallen lassen. Kein Fett oder Öl an die Dichtung. Explosionsgefahr!

Sterilisation, Desinfektion

Für das Keimfreimachen (Sterilisieren) von Wäsche und Instrumenten sind geeignet:

- **Dampfsterilisation:** Wasserdampf, in den sich Wasser bei 100 °C verwandelt, wird in einen die zu sterilisierenden Instrumente enthaltenden Druckbehälter (Autoklaven) geleitet, bis er die vorher dort befindliche Luft, die durch eine Öffnung am Boden des Behälters austritt oder abgesaugt wird, vollständig verdrängt hat. Nach Verschluß dieser Öffnung wird nun weiter Wasserdampf zugeführt, so daß sich der Dampfdruck in der Kammer erhöht (gespannter Dampf). Dadurch wird der Dampf immer heißer und erreicht Grade, die eine zuverlässige Abtötung aller Keime gewährleisten. Das geschieht in relativ kurzer Zeit. Die somit vom Dampfdruck und den damit erreichbaren Hitzegraden (etwa 120 °C bei 2 atü) abhängige Sterilisationsdauer ist je nach der Konstruktion der Dampfsterilisatoren, bedingt u. a. durch die Anheizzeit, verschieden und muß an Tabellen abgelesen werden. Die Dampfsterilisation hat den Vorteil, nicht nur sehr schnell abzulaufen (10–20 Min.), sondern auch für die Instrumente, Gummiwaren und Stoffe sehr schonend zu sein. Für die eilige Sterilisation eines unsteril gewordenen Instrumentes während einer Operation verwendet man einen kleinen Autoklaven, in dem der geforderte Druck schnell erreicht wird und in dem so in 3 Min. sterilisiert werden kann („Blitzsterilisation“). Es muß dafür Sorge getragen werden, daß nicht etwa Verwechslungen eintreten und unsterile Instrumente für sterilisiert gehalten werden. Das ist möglich dadurch, daß man den Instrumentenbehälter oder die Wäschepäckchen mit Teststreifen verklebt, die sich dann während der Sterilisation verfärben.
- **Heißluftsterilisation:** Die Luft in einer wärmeisolierten Kammer bzw. einem Schrank wird durch eine Heizanlage auf etwa 200 °C erhitzt. Temperaturregler halten die Hitze konstant. Wird das Operationsgut etwa 60 Min. einer Temperatur von 160–180 °C ausgesetzt, bei höheren Temperaturen auch kürzere Zeit, ist eine Abtötung der Keime erreichbar. Auch hier werden genaue Sterilisationszeiten jeweils am Gerät in Tabellen angegeben. Die Heißluftsterilisation schädigt allerdings Gummiwaren, Textilien (Verbandstoff) und empfindliche optische Systeme bei Endoskopen. Sie ist daher nur begrenzt anwendbar. Ein Nachteil ist auch, daß die entnommenen Instrumente heiß und daher nicht sogleich benutzbar sind.
- **Gassterilisation:** Hierbei wird das zu sterilisierende Operationsgut gleichfalls in luftdichte Kammern verbracht und dort einem unter hohem Druck stehenden Gas (Äthylenoxyd) ausgesetzt. Es sind niedrige Temperaturen möglich. Nach einer Gassterilisation ist auf die vor-

geschriebene Auslüftzeit (bis zu 12 Std.) zu achten. Das etwas aufwendigere Verfahren hat den Vorteil, auch sehr empfindliche Instrumente, vor allem also die Optiken mit ihren Linsen, die weder Heißluft- noch Dampfsterilisation vertragen, ferner Gummiwaren usw. zu schonen.

Sterilisation im kochenden Wasser hat sich nicht als hinreichend wirksam zur Vernichtung aller Keime erwiesen, auch nicht, wenn eine sehr lange Kochdauer gewählt wird. Das Auskochen kann daher heute nur noch als eine Notlösung gelten.

Vorbereitung, Pflege und Sterilisieren von Wäsche, Instrumenten und Gummiwaren

Operationswäsche (Abdecktücher, Operationskittel) wird sauber gewaschen, auf schadhafte Stellen durchgesehen, zusammengefaltet, für den Verbrauch entsprechend geordnet, z. B. als „Sets" für eine bestimmte Operation im Dampf sterilisiert. Vielfach werden zum Aufbewahren Sterilisiertrommeln benutzt.

Instrumente sind nach jeder Benutzung zunächst mit einer Bürste unter Verwendung blutlösender Mittel (Biopural, Edisonite) zu reinigen, zu spülen und zu trocknen. Auch Ultraschall wird zur Reinigung genutzt. Auseinandergenommen, ölt man sie dann mit Läppchen oder Pinsel, besonders die beweglichen Teile und die Gelenke. Ein Bestreichen mit Silikonöl ist vorteilhaft, auch im Hinblick auf den Rostschutz. Nachdem die Instrumente auf Schäden geprüft wurden, werden sie zur Sterilisation in entsprechende Kästen oder Siebe gepackt. Wurde zuletzt eine eitrige Operation ausgeführt, müssen die dabei benutzten Instrumente, Kittel, Gummiwaren und Tücher vor der Reinigung noch für einige Stunden in eine Desinfektionslösung gebracht werden.

Spritzen und **Kanülen** können nach Gebrauch Krankheitsüberträger (Hepatitis, AIDS) sein. Sie werden deshalb nur noch als Einmalartikel benutzt.

> Vorsicht mit gebrauchten Kanülen. Sie dürfen nie herumliegen. Beim Versuch, sie in ihre Kappe zurückzustecken, sticht man sich leicht. Daher sollen sie sogleich in abgeschlossene Behälter gebracht werden („Kanülenschlucker").

Gummiwaren (Narkose- und Absaugschläuche, Drains, Nährsonden sowie Handschuhe) können nicht der Hitzesterilisation unterworfen werden. Sofern nicht Einmalmaterial benützt wird, kommt nur die Sterilisation im gespannten Dampf oder die Gassterilisation in Betracht.

Handwaschbürsten, heute vielfach mit Kunststoffborsten versehen, und ebenso hitzeempfindliche andere Kunststoffgegenstände sind gleichfalls nur für die Dampf- oder Gassterilisation geeignet.

Desinfektion

Wo eine Sterilisation wegen der Hitzeempfindlichkeit eines Instrumentes oder einzelner seiner Teile nicht möglich ist, bedient man sich, wie auch zur Keimbekämpfung auf Möbeln, Fußböden und Wänden, der Desinfektion. Die Desinfektion gewährleistet nicht dieselbe Sicherheit einer Bakterienvernichtung wie die Sterilisation. Den zahlreichen Desinfektionsmitteln ist gemeinsam, daß sie infolge ihrer chemischen Zusammensetzung die Bakterien schädigen, ohne andere Stoffe (Möbel, Tücher) oder die menschliche Haut in Mitleidenschaft zu ziehen. Sie stehen gebrauchsfertig oder in Konzentraten zur Verfügung, die dann nach beigegebenen Vorschriften zu verdünnen sind.

Desinfektion hitzeempfindlicher Instrumente: Sofern nicht die Gassterilisation angewandt werden kann, muß man die empfindlichen Optiken der endoskopischen Untersuchungsinstrumente, die bei der Anwendung auch geringerer Hitze (Heißluftsterilisation, Dampfsterilisation) Schaden leiden könnten, nach Gebrauch in eine Desinfektionslösung legen und dann anschließend in luftdicht abgeschlossenen Kästen aufbewahren.

Gummischürzen, Operationsschuhe, Gummikissen auf Operationstischen werden – besonders nach jeder eitrigen Operation – gründlich mit einer Desinfektionslösung abgerieben. Die Gummimasken und Atembeutel sowie Gummischläuche des Narkosegerätes können, sofern sie nicht sterilisiert werden, für 12 Std. in eine desinfizierende Lösung gelegt werden.

Möbel, Lampen, Heizkörper, Fenster, Türen, Wände und Fußböden der Operationsräume müssen täglich nach Abschluß des Operationsprogramms, die Operationstische nach jeder Operation, mit einem Desinfektionsmittel gewischt werden. In regelmäßigen Abständen, tunlichst in einem stets gleichen Turnus, reinigt man auch das Innere der Schränke.

Über Maßnahmen bei der Operation von Patienten mit AIDS s. S. 231.

Operationsvorbereitungen

Vorbereitungen des Personals

Größere Operationen (Operationen am Ohr, an den Nebenhöhlen, Eingriffe bei Geschwülsten, plastische Operationen) erfordern die Mitwirkung für das aseptische Arbeiten vorbereiteter Schwestern oder Operationspfleger (sog. *„sterile Schwester“*) zur Vorbereitung des Operationsfeldes, zum Bereitlegen der Instrumente und zum Instrumentieren während der Operation. Eine weitere Hilfe, die *„unsterile Schwester“*, auch „Springer“ genannt, muß für Handreichungen im nichtkeimfreien Gebiet, zur Lagerung des Patienten und zur Bedienung der Geräte bereitstehen. Kleinere Eingriffe hingegen (Adenotomien, Tonsillektomien, ein Teil der Septumoperationen, endoskopische Eingriffe) werden häufig ohne sterile Schwester vorgenommen. Hierbei genügt es, wenn die benötigten sterilen Instrumente und das Verbandsmaterial mit einer sterilen Faßzange den Sets und Instrumentenbehältern entnommen und auf einem vorher steril abgedeckten Instrumententisch griffgerecht bereitgelegt werden.

Händedesinfektion: Die zum aseptischen Arbeiten eingeteilte Schwester beginnt 15 Min. vor der Operation, bei umfangreicheren Vorbereitungen auch schon früher, nachdem sie sich den sterilen Mundschutz angelegt hat, mit der Händedesinfektion (Waschen von Händen und Unterarmen mit Bürste und Seife, dann 5 Min. in antiseptischer Flüssigkeit). Häufige Waschfehler: ungenügende Beachtung der besonders keimhaltigen Fingerfalten an den Streckseiten, ferner der Nägel sowie der Kleinfingerseite der Hand.

Steriles Anziehen: Entnahme des Kittels aus dem sterilen Set oder Trommel, Entfalten bei ausgestreckten Armen, Hineinschlüpfen in die Ärmel des Kittels ohne anzustoßen, Anlegen mit Hilfe der hinter dem Rücken stehenden unsterilen Schwester, die die von der sterilen Schwester weit abgestreckten Gürtelbänder in der Mitte faßt und verknotet. Anziehen der Handschuhe. Häufige Asepsisfehler: Anstoßen mit Kittel oder sterilen Händen an Gegenständen und Personen, Berühren der Seitenteile des Kittels durch die unsterile Schwester. Vor Anziehen der Handschuhe sind die Hände trotz des Waschens nicht völlig keimfrei. Handschuhe daher mit den noch bloßen Fingern lediglich am Handschuhsaum fassen.

Unter den Handschuhen schwitzt die Haut; es treten Keime aus den Poren aus. Der sog. „Handschuhsaft“ ist also keimhaltig. Daher immer sogleich den Handschuh wechseln, wenn sich ein Riß bemerkbar macht. Handschuhwechsel ferner, wenn eine nicht völlig keimfreie Operationsphase (Operation an sekrethaltigen Schleimhäuten oder eitrigen Wunden) von einer sterilen Phase gefolgt wird oder wenn Tumorgewebe berührt wurde bzw. an den benutzten Instrumenten haftete.

Vorbereitung der Patienten

Lagerung

Der inzwischen in den Operationssaal gebrachte und, falls in Narkose operiert wird, nach Möglichkeit bereits in einem Vorraum in Narkose versetzte Patient, dem eine Haube aufgesetzt wurde, wird so auf den Operationstisch gelagert, daß Druckschäden durch vorspringende Kanten des Tisches vermieden werden. Arme nicht herabhängen lassen, Gefahr der Armlähmung durch lang anhaltenden Druck einer Tischkante auf den Oberarm. Fixieren des dem Operateur abgewandten Armes auf einer gepolsterten Schiene für Infusionen und Injektionen. Befestigen der anderen Hand in einer gepolsterten Manschette, lockeres Überlegen eines Gurtes über die Oberschenkel. Anlegen der indifferenten Elektrode des Hochfrequenzapparates (S. 237). Bei länger dauernden Operationen sollte der Patient mit Fersen- und Knierolle versorgt werden, auch ist – insbesondere bei Kindern – einem Unterkühlen vorzubeugen durch Lagerung auf einer Dekubitusmatratze oder auf einem Wärmetisch und durch Einschlagen in eine Folie. Für die einzelnen Operationen ergeben sich nachfolgende Notwendigkeiten im Hinblick auf die Lagerung des Oberkörpers und die Stellung des Kopfes.

Ohroperationen: Rückenlagerung, Kopf durch ein unter die Schulter gelegtes Gummikissen leicht abwärts geneigt, mit dem gesunden Ohr einer gepolsterten, gummibedeckten Unterlage oder einer gepolsterten Kopfschale aufliegend (einzelne Operateure bevorzugen einen hochgelagerten Kopf).

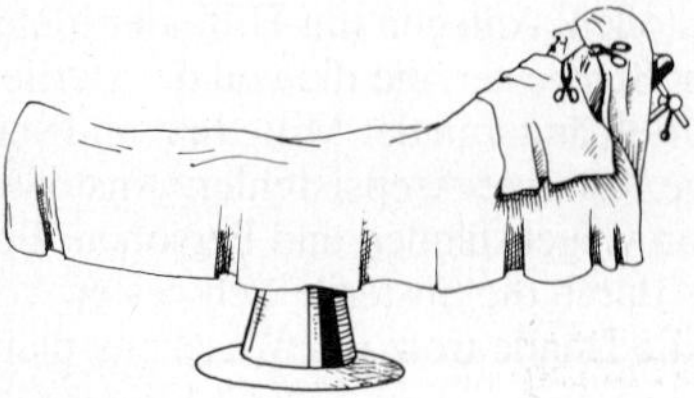

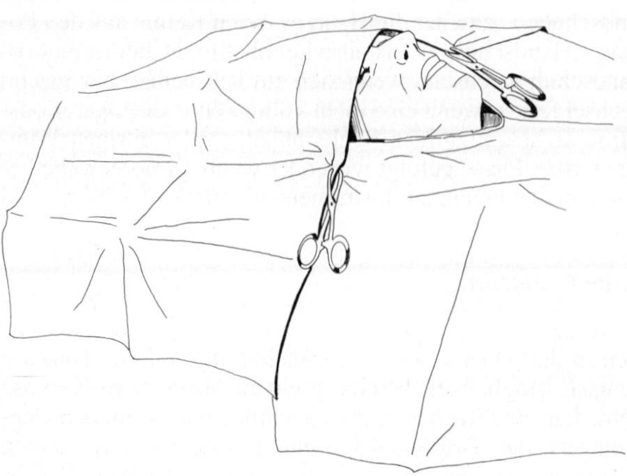

Abb. **94** Lagerung und Abdeckung zur Kieferhöhlenoperation

Operationen an Nase und Nebenhöhlen: Rückenlage, Hinterkopf aufliegend, Kopf, Hals und Oberkörper angehoben (Abb. **94**). Die Hochlagerung bei Operationen an Nase, Nebenhöhlen und Rachen vermindert die Blutung.

Halsoperationen: Rückenlage, Hinterkopf aufliegend, Hals durch eine unter die Schulter gelegte Rolle überstreckt (Abb. **95**). Bei Eingriffen am seitlichen Hals wird zusätzlich der Kopf so gedreht, daß die Kinnspitze zur gesunden Seite zeigt.

Operationen am hängenden Kopf (Adenotonsillektomie bei Kindern, Gaumenoperationen): Rückenlage, Kopf zunächst auf eine an den Kopfteil des Tisches sich anschließende Stütze gelegt, die dann entfernt oder heruntergeklappt wird (Abb. **96**). Es wird dabei ein Mundsperrer (Davis-Meyer-Spatel oder Spatel nach McIvor) eingeführt, mit dem der Mund des narkotisierten und intubierten Patienten geöffnet und die Zunge an den Mundboden gedrückt wird. Der Griff des Mundsperrers muß von der Pflegekraft gehalten oder an einem Bügel eingehängt werden.

Bei der im Liegen vorgenommenen *Bronchoskopie* kann nach Fortnehmen der Kopfstütze eine seitlich stehende Pflegekraft den Kopf des Patienten mit beiden Händen halten und ihn nach den Anweisungen des Operateurs bewegen (Abb. **97**).

Operationen in *Sitzstellung* (z. B. Tonsillektomien, ein Teil der Septumoperationen): Sie werden auf dem Operationstisch ausgeführt, der durch Aufstellen des Rückenteils so verändert wurde, daß der Oberkörper aufgerichtet ist. Eine Abstützmöglichkeit für die Füße am Fußende des Tisches ist zweckmäßig.

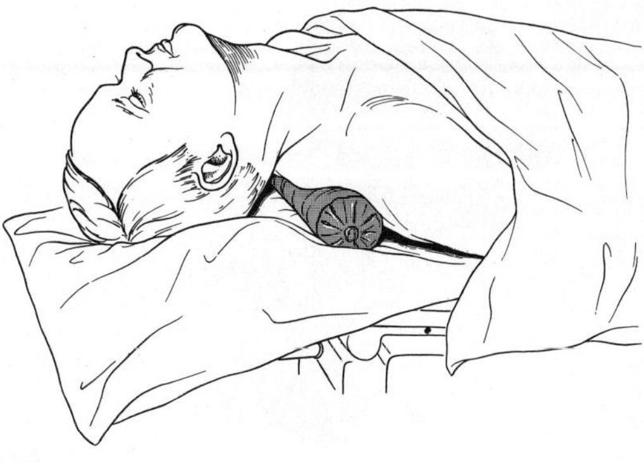

Abb. **95** Lagerung zu Halsoperationen

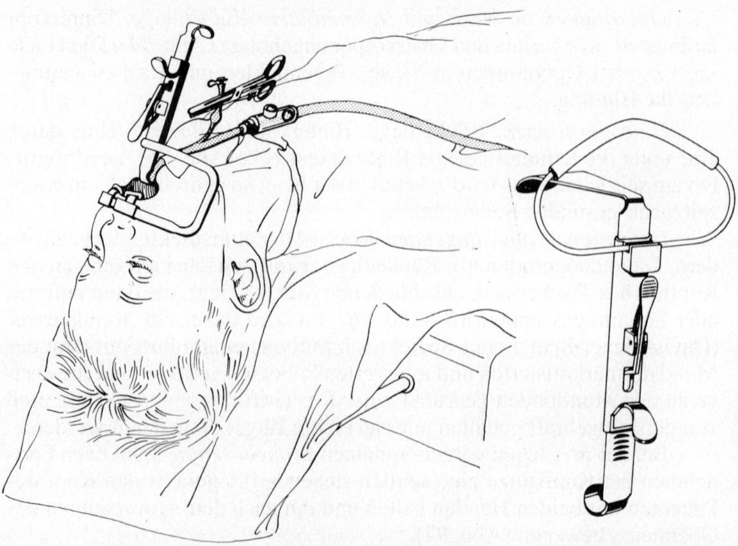

Abb. **96** Operation am hängenden Kopf. Zur Veranschaulichung ist die Abdeckung des Patienten mit Tüchern nicht mit dargestellt worden. Am intubierten Patienten ist der Mundsperrer nach Davis-Meyer eingesetzt worden. Daneben der hierzu gleichfalls häufig benutzte McIvor-Spatel

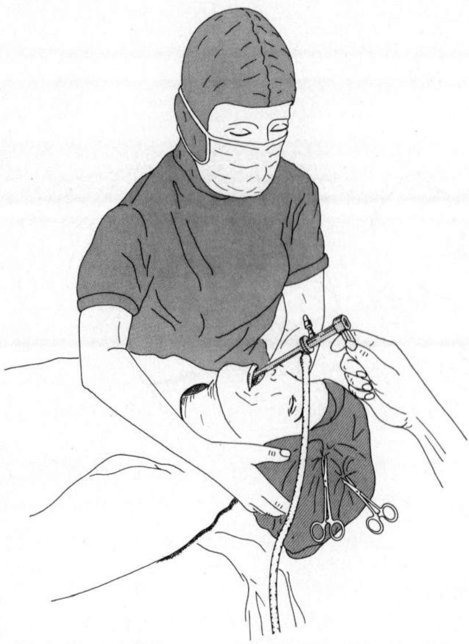

Abb. **97** Hilfestellung bei der Bronchoskopie

Desinfektion des Operationsfeldes

Die sterile Schwester faßt einen großen Kugeltupfer mit Kornzange oder Klemme; eine Pflegekraft übergießt und durchtränkt diesen Tupfer mit einem Desinfektionsmittel über einer darunter gehaltenen Schale. Mehrfaches und gleichmäßiges Abwaschen des Operationsfeldes und seiner Umgebung ggf. nach vorheriger Rasur der Körperhaare. Auch Sprays werden benutzt. Für Halsoperationen z. B. reicht das zu desinfizierende Gebiet von der Unterlippe bis zum Brustbein. Bei der Hautdesinfektion immer die Gebiete mit dem annehmbaren größten Keimgehalt zuletzt waschen, also Haargrenzen und Ohrmuscheln oder Wunden und Fisteln. Anschließend wird in gleicher Weise noch eine desinfizierende Flüssigkeit, Sepsotinktur oder Jodtinktur, aufgebracht. Jod ist dann zu vermeiden, wenn bei dem Kranken eine entsprechende Überempfindlichkeit besteht. Im Gesicht sollte farblose Desinfektionsflüssigkeit benutzt werden. Man achte darauf, daß die Flüssigkeit nicht in Augen, Nase oder Ohren eindringen kann, da sie an den Schleimhäuten Reizwirkungen hervorruft (Zuhalten der Augen mit einem Tupfer, Einlage eines sterilen Mullstückchens in den Gehörgang). Für die Schleimhäute gibt es spezielle Mittel. Zum Schutz der Augen wird bei Operationen im Gesicht eine indifferente Salbe auf die Bindehaut gebracht. – Verschmutzte Wunden nach Unfällen werden vorab mit Kochsalzlösung gesäubert.

Steriles Abdecken

Zweckmäßig ist die Verwendung grün- oder blaugefärbter Tücher; weiße Tücher sind wegen ihrer Blendwirkung nicht so vorteilhaft. Auch Ein-

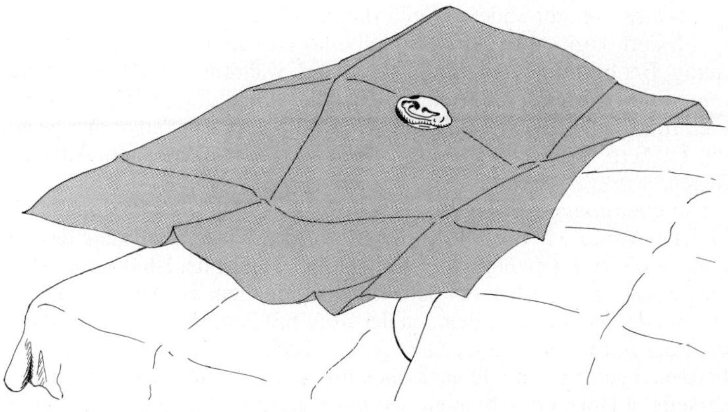

Abb. **98** Vliespapier (Einmalmaterial) mit Schlitz und Kleberand zur Abdekkung für Ohroperationen

malklebetücher oder -folien werden benützt. Beim Abdecken, das auch nach anderen als den hier angegebenen Regeln erfolgen kann, werden die meisten Asepsisfehler gemacht: Berühren der Haut, der Kopfhaare oder des Operationstisches mit den bereits mit Handschuhen versehenen Händen.

Ohroperationen: Ein einfach gefaltetes Tuch wird so unter den von einer Pflegekraft angehobenen Kopf gelegt, daß die beiden freien Kanten des Tuches zum Körper zeigen und im Nacken liegen. Nun werden die beiden Tuchecken der oben gelegenen Tuchhälfte gefaßt und über den mit dem kranken Ohr nach oben gelegten Kopf, also etwa über der Schläfe mit einer Tuchklemme zusammengefaßt (Abb. **99a**). Dadurch sind jetzt ebenso die Haare wie die Kopfstütze des Tisches steril bedeckt. Ein weiteres Tuch legt man über Oberkörper, Hals und das bereits bedeckte Hinterhaupt des Patienten. Es wird hinter der Ohrmuschel mit einer Tuchklemme an dem zuvor gelegten Kopftuch fixiert; Ohrmuschel und Gesicht bleiben zunächst frei (Abb. **99b**). Vorteilhaft ist auch die Verwendung aufklebbarer, steriler, mit einem Loch für die Ohrmuschel versehenen Klebefolien (Abb. **98**). Ein drittes großes Tuch, etwa 130 × 130 cm, schließlich bedeckt Hals, Oberkörper und Oberschenkel des Kranken.

Jetzt kann der Operateur die örtliche Betäubung vornehmen, wenn das nicht schon vorher geschehen ist. Inzwischen wird ein Bügel an der dem Operateur abgewandten Seite, also vor dem Gesicht des Patienten, am Operationstisch befestigt. Die sterile Schwester und der Operateur fassen zusammen ein mit einer gesäumten Öffnung versehenes Tuch (Schlitz- oder Lochtuch), breiten es über dem Kopf und dem Körper des Kranken so aus, daß nur noch die Ohrmuschel mit ihrer unmittelbaren Umgebung in dem Schlitz sichtbar ist, und legen das Tuch über den Bügel, wo es von der anderen Seite durch die unsterile Schwester gefaßt und fixiert wird (Abb. **99c**). So bleibt das Gesicht des Patienten für Atmung, Beobachtung und ggf. Narkose frei, während das Operationsfeld mit seiner ganzen Umgebung vollständig abgedeckt ist. Einige Tuchklemmen dienen der Befestigung des Schlitztuches an den vorher gelegten Tüchern. Man achte darauf, daß die Klemmen nicht einem Auge anliegen.

Operationen an Gesicht, Nase, Nebenhöhlen und Mundhöhle: In gleicher Weise wie oben beschrieben, werden wieder die Haare des Patienten, die zweckmäßig schon vorher durch Haube der Bindenumwickelung zugedeckt wurden, mit dem doppelt gefalteten Tuch abgedeckt; die fixierende Tuchklemme liegt, da der Kopf mit dem Hinterhaupt aufliegt, über der Stirnmitte. Ein weiteres großes Tuch wird über den Körper des Patienten gelegt; es reicht nach oben bis zum Kinn und wird seitlich beiderseits in Höhe der Ohren am Kopftuch fixiert. Eine andere, weitergehende Abdeckungsweise für Mund- und Kieferhöhlenoperationen zeigt die Abb. **94**.

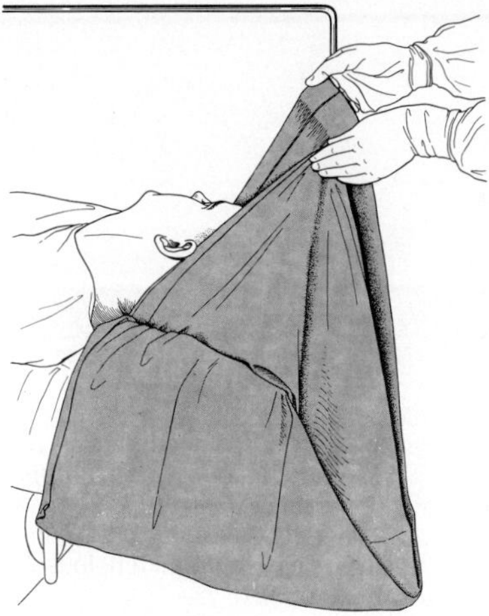

a

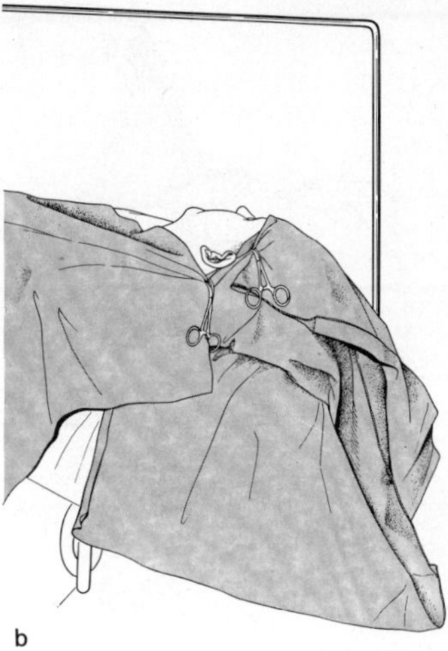

b

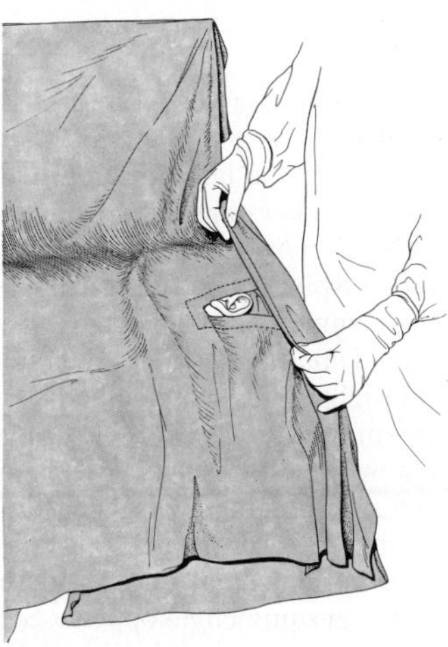

c

Abb. **99a–c** Steriles Abdecken zur Ohroperation: **a** Abdecken des behaarten Kopfes und der Kopfstütze, **b** Abdecken von Hals und Brust, **c** Auflegen des Schlitztuches

Operationen am Hals: Abdecken wie beschrieben mit dem Unterschied, daß das über den Körper des Patienten gebreitete Tuch nur bis zur Schlüsselbeingrube reicht. Zwei schmal gelegte Tücher bedecken die rechte und linke Halsseite. Ist der Patient intubiert, kann das Gesicht bis zum Kinn, den Tubus einschließend, mit abgedeckt werden. Wird da-

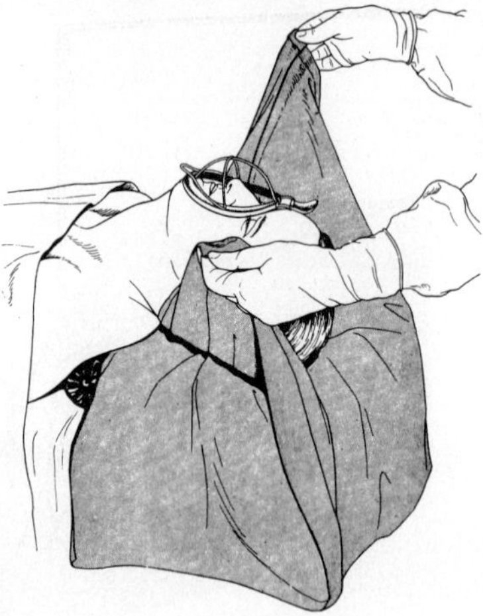

Abb. **100** Steriles Abdecken zur Halsoperation. Vorgehen bei Operationen in örtlicher Betäubung: Abdecken des Kopfes und Atemsicherung durch Schimmelbusch-Narkosemaske

gegen eine Kehlkopfoperation in örtlicher Betäubung ausgeführt, bleiben für die Atmung Mund und Nase entweder frei oder werden mit einer Narkosemaske (Schimmelbusch-Maske) bedeckt und über diese, Mund und Nase somit nicht unmittelbar bedeckend, locker ein schmal gefaltetes Tuch, das bis zur Kinnspitze reicht, gebracht (Abb. **100**).

Für *kleinere Eingriffe in Sitzstellung,* beispielsweise für Tonsillektomien, genügt es, wenn die Haare mit einem zum Dreieck gelegten sterilen Tuch bedeckt werden und über Brust und Hals ein weiteres, ebenfalls steriles Abdecktuch aufgelegt wird. Das Gesicht bleibt hier gänzlich frei.

Anschließen der Geräte: Schließlich nimmt die sterile Schwester noch den sterilen Saugschlauch, ggf. auch mehrere Schläuche, die dann gemeinsam anzuschließen sind, und breitet sie auf dem inzwischen steril abgedeckten Oberkörper des Patienten aus. Das zum Fuß zeigende Schlauchende wird von der unsterilen Schwester gefaßt und mit dem zum Sauggerät führenden Schlauchende zusammengekoppelt. Sie nimmt dann das Kabel des Hochfrequenzgerätes und läßt es in einen von der sterilen Schwester aufgehaltenen sterilisierten Stoffüberzug hineingleiten. Die sterile Schwester schließt dann das in der Hülle gelegene Kabel, ohne dieses selbst zu berühren, an den sterilisierten Handgriff des Gerätes an. In gleicher Weise wird mit dem Bohrschlauch bzw. der Welle verfahren, der nun seinen Überzug erhält und mit dem sterilen Bohrhandstück zusammengekoppelt wird. Ein an den sterilen Stoffüberzügen über Kabel und Bohrschlauch verknotetes Bändchen verhindert, daß die unsterilen Teile in das sterile Operationsfeld gelangen können.

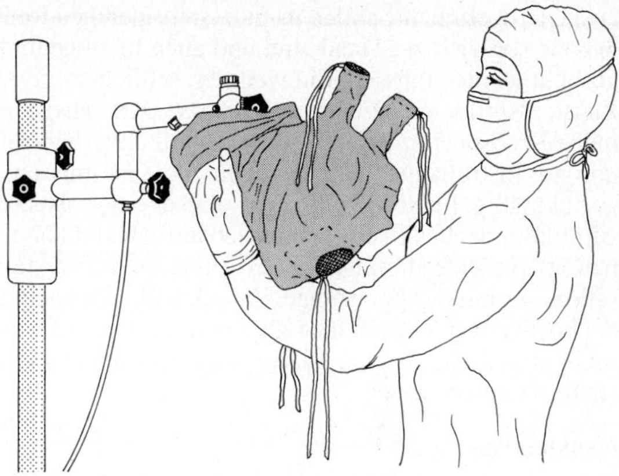

Abb. **101** Steriles Abdecken des Operationsmikroskops

Zur Abdeckung des Operationsmikroskops eignet sich ein sackartiger Überzug, der für die beiden Okulare und das Objektiv mit Öffnungen versehen ist (Abb. **101**). Auch durchsichtige Säcke aus Kunststoffolien zum Einmalgebrauch werden benutzt, besonders wenn bei bestimmten Innenohr-Operationen vermieden werden muß, daß feinste Stoffusseln in das Operationsgebiet eindringen.

Besonders zu beachten bei der Operationsvorbereitung:

- Vermeidung von Asepsisfehlern. Kommt es dazu, muß die verantwortungsbewußte Schwester ihren Fehler eingestehen und sich erneut waschen und anziehen.
- Verhüten von Lagerungsschäden am Patienten (Gefahr von Druckgeschwüren und Armlähmungen).
- Breitflächiges Anlegen der indifferenten Elektrode des Diathermiegerätes (bei punktförmiger Berührung mit der Haut Gefahr von Verbrennungen).

Sonstige Vorbereitungen

Instrumententische

Die instrumentierende Schwester bedeckt ein zwischen ihr und dem Platz des Operateurs aufgestelltes Instrumententischchen doppelt mit einem sterilen Tuch oder einem Tischsack und legt dort die für die Operation benötigten Instrumente sowie das sonstige während des Eingriffes unmittelbar Erforderliche, wie Tupfer, Glas- und Porzellanschälchen, aus. Die Instrumente sollen in einer stets gleichen Reihenfolge liegen, so daß sie sogleich zur Hand sind und auch im abgedunkelten Raum nicht gesucht werden müssen. Ein weiterer, seitlich aufgestellter Tisch enthält Zusatzinstrumente, Ersatztupfer usw. Bei ausgedehnten Eingriffen, meist Krebsoperationen, in deren Ablauf unvorhersehbar auch selten benötigte Instrumente herangezogen werden müssen, ist ein Siebtisch zweckmäßig. Er ist so konstruiert, daß er ein großes, aus dem Sterilisiergerät kommendes Instrumentensieb aufnehmen kann. Die dort enthaltenen Instrumente entnimmt die Instrumentierschwester während der Operation nur mit der Kornzange. Zweckmäßig ist auch eine auf dem abgedeckten Gebiet, in Griffnähe für den Operateur befestigte Tasche aus Einmalmaterial, die Sauger, Diathermieinstrument usw. aufzubewahren gestattet (Saugertasche).

Nahtmaterial

Der früher verwendete Nahttisch für das in Flaschen steril bereitgehaltene Nahtmaterial ist kaum noch in Benutzung. Heute steht in einem Kasten (Nahtkabinett) geordnet das in Briefchen verpackte Nahtmaterial bereit.

An Fadenarten werden verwendet:

Resorbierbares Nahtmaterial (Katgut aus tierischem Darmgewebe) für Nähte im Unterhautgewebe (Subkutannähte) zur Unterbindung feiner Gefäße und für manche Schleimhautnähte. *Chromiertes* Katgut wird verzögert resorbiert und daher bevorzugt dann verwandt, wenn die Naht längere Zeit halten muß. Das gleiche gilt von einigen synthetischen Fäden (Vicryl, Dexon, PDS).

Nichtresorbierbares Nahtmaterial (Seide, Polyester) für die Hautnaht, zur Unterbindung großer Gefäße und bei manchen Schleimhautbezirken, z. B. an der Lippe.

Die Fadenstärke gibt man in ganzen Zahlen an. Bei den im HNO-Fach zumeist benötigten feineren Fäden geht die Bezeichnung von der Stärke 1 über die Stärke 0 bis zu allerfeinsten Fäden mit der Bezeichnung 8/0 oder 10/0 – ausgesprochen: „acht mal null“. Üblich ist z. B. bei Nähten im Gesicht die Fadenstärke 5/0 oder 6/0, an der Kopfschwarte dagegen beispielsweise die Fadenstärke 1/0. Für die Halshaut pflegt man 2/0 bis 3/0 zu verwenden. Die allerfeinste Fadenstärke ist geeignet, bei der Nervennaht benutzt zu werden. Katgut kommt für die Unterhautnaht in der Stärke 2/0, für feinste Schleimhautnähte in der Stärke 4/0 in Betracht.

Zur Hautvereinigung werden statt einer Naht auch Metallklammern benutzt, die mit einem Klammersetzer in einem Kästchen bereitgehalten werden.

Nadeln

Es werden fast nur noch atraumatische Nadeln, bei denen Faden und Nadel fest verbunden sind, verwendet. Im allgemeinen werden Nadeln mit einer Halbkreiskrümmung benutzt, aber auch für besondere Zwecke solche mit 1/4, 5/8 und 3/4 Kreisbogen. Man unterscheidet im wesentlichen scharfe, mit Kanten versehene Nadeln, die feste Gewebe wie die Haut gut durchdringen können, und die sog. drehrunden Nadeln, die für feinere Schleimhautnähte Verwendung finden.

Osteosynthese

Zur Vereinigung von Knochenbruchstücken nach Gesichtsschädelfrakturen verwendet man Osteosyntheseplatten. Die mit Bohrlöchern versehenen unterschiedlich großen Metallplättchen – sie werden am Gesichtsschädel als sog. Mini- oder Mikrokompressionsplatten verwendet – werden mit feinen Schrauben an den zu vereinigenden Knochenfragmenten befestigt. Auch hier steht ein Set mit dem zugehörigen Schraubinstrument zur Verfügung.

Fibrinkleber

Hier sind auch noch die *Fibrinkleber* zu erwähnen. Benutzt werden Blutgerinnungssubstanzen, wobei eine lösliche Vorstufe (Fibrinogen) durch Zugabe einer zweiten Substanz (Thrombin) sich verfestigt. Sie stehen gebrauchsfertig als Set zur Verfügung und dienen der Gewebevereinigung in besonderen Fällen (Duraplastik, freie Hauttransplantation), aber auch der Blutstillung und in Sprayform der Versiegelung von Wundflächen.

Tupfer

Der HNO-Arzt benötigt Tupfer in großer Vielfalt. Sie sind, sofern sie nicht fertig bezogen werden können, jeweils in hinreichendem Umfang vorzubereiten. Die Tupfer werden in eigenen Trommeln oder Sets sterilisiert, nur der unmittelbare Bedarf kommt abgezählt auf den Instrumententisch. Je nach der Art der Operation werden vorwiegend größere Tupfer (Weichteiloperationen am Hals und am Gesicht) oder kleinere Tupfer (Operationen an den Nebenhöhlen oder am Ohr) benötigt.

Kompressen: flache, quadratische (5 × 5 oder 10 × 10 cm) aus mehreren Mullagen gebildete Tupfer, die so zu falten sind, daß die Kanten mit den losen Mullfäden eingeschlagen werden und nicht vorstehen.

Watteplatten: mit Mull überzogene flache, ausgezogene Wattestükke (ca. 10 × 10 cm) zur Polsterung der vorher mit sterilem Mull abgedeckten Wunde am Schluß der Operation.

Kugeltupfer: zu lockeren Kugeln mit etwa 3 cm Durchmesser eingedrehte Mullstücke, auch hier ohne freie Mullkante an der Oberfläche.

Präpariertupfer: fest zusammengelegteTupfer in Kugel- oder Bohnenform von ca. 1–2 cm Durchmesser. Man reicht sie mit einer großen

Gefäßklemme; sie dienen dem Lösen von Gewebe in der Tiefe einer Operationswunde oder dem gezielten Abtupfen in der Tiefe.

Spitztupfer: mit Bildung der Spitze ausgezogener Mulltupfer von etwa 6–8 cm Länge. Sie werden unter Verwendung einer Pinzette vom Arzt zum Auftupfen von Blut in engen Höhlen bei Nasen- und Nebenhöhlenoperationen gebraucht. Spitztupfer geringerer Größe (2–3 cm) werden zur Einlage in Ohroperationshöhlen benötigt.

Tamponadestreifen: Man verwendet Mullstreifen von 1–4 cm Breite mit gesäumten Rand, teilweise trocken sterilisiert, teilweise mit einer Salbe durchtränkt. Als *Beuteltamponade (Mikulicz-Tamponade)* bezeichnet man ein Verfahren, bei dem eine Höhle, z. B. eine Nebenhöhle oder der eröffnete Kehlkopf, mit einem Tamponadestreifen ausgefüllt wird, der von einer vorher an den Tamponadestreifen befestigten Mullage beutelförmig umgeben ist.

Als eine spezielle Tamponadeform des Nasenrachenraums beim Nasenbluten wurde der *Bellocq-Tampon* bereits erwähnt. Zur Drainage nach der operativen Stirnhöhlenbehandlung findet vielfach der mit Schaumstoff ausgelegte, an der Spitze mit einem Loch versehene *Gummifingerling* Verwendung. Er wird mit einem Faden armiert, der am Gesicht fixiert ist. Zu den hier erwähnten Tupferformen kommen noch manche andere, von einzelnen HNO-Ärzten bevorzugte, hinzu.

Verbände

Ohrverband: Der Operateur tamponiert den Gehörgang mit Mullstreifen, Kugeltupfern oder Gelatinestückchen. In die Umschlagfalte der Ohrmuschel wird eine gefaltete Mullplatte gelegt und das Relief der Ohrmuschel gleichfalls mit Mull (Spitztupfer oder Mullkugeln) ausgefüllt. Nach Bedecken des gesamten Ohres mit einer mullüberzogenen Watteplatte wird das Ganze durch einen zirkulären Verband fixiert. Dieser erhält zunächst durch 2–3 Touren über Stirn und Hinterhaupt seinen Halt, ehe dann mit jeder weiteren Umwickelung das operierte Ohr vollständig bedeckt wird. Das gesunde Ohr bleibt frei (Abb. **102a** u. **b**). Über den Wattering s. S. 217.

Verband nach Stirnhöhlenoperationen: Hier wird ähnlich verfahren und die Operationswunde mit Mull bedeckt, gleichzeitig das Auge durch lockere Mullwatteplatten geschützt. Die Bindentouren bedecken dann Stirn, Nasenwurzel und Augenpartie der operierten Seite. Der Verband kann schon sehr frühzeitig entfernt werden. In vielen Kliniken wird auf den Verband gänzlich verzichtet.

Über die *Nasenschleuder* s. S. 218.

Verband nach Halsoperationen: Nach Auflage von Mullplatten auf die Operationswunden und Polsterung wird ein zirkulärer Halsverband mit breiten Mullbinden angelegt. Auch Klebefolien finden Verwendung.

Über den Kanülenverband s. S. 167.

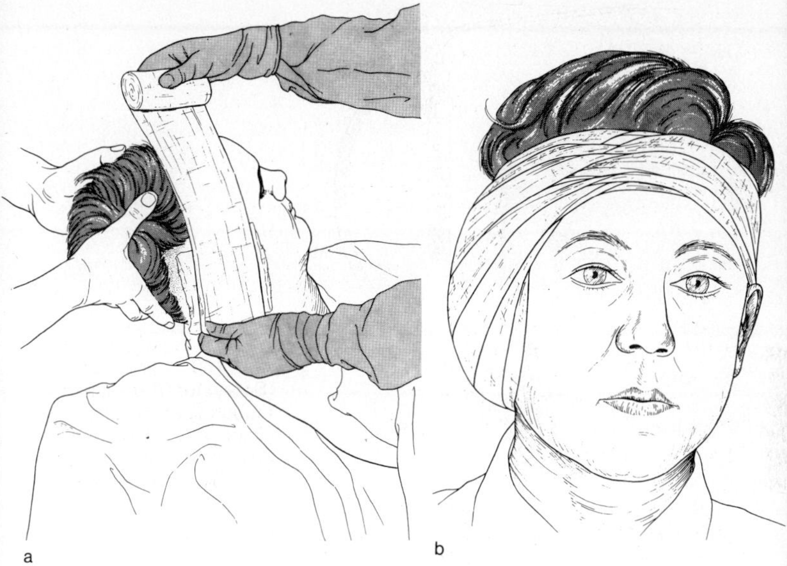

Abb. **102a** u. **b** Anlegen eines Ohrverbandes nach der Operation. **a** Kopfhaltung bei den ersten Bindentouren, **b** fertiger Verband

Nach außen geleitete Drainagen müssen sicher an der Haut befestigt sein, damit sie nicht abknicken oder unbeabsichtigt herausgezogen werden. Wenn nicht eine Naht angelegt wird, sind sie durch Pflasterstreifen zu fixieren.

Anästhesie

Prämedikation

So bezeichnet man die Verabfolgung von Medikamenten vor einer Operation mit dem Ziel, den Patienten zu beruhigen, seine Reflexe (Würg- und Brechreflexe, Reflexwirkungen auf Atmung und Kreislauf) zu hemmen und die Narkose oberflächlicher und damit verträglicher halten zu können. Über den Zeitpunkt, zu dem die Prämedikation zu beginnen hat, und die Art, wie die richtige Verabreichung sichergestellt werden kann, wurde im vorangehenden Kapitel berichtet. Die zur Prämedikation benutzten Medikamente sind im wesentlichen Beruhigungsmittel und schmerzdämpfende Stoffe, die auch in unterschiedlicher Zusammensetzung als Mischspritze gegeben werden. Unerläßlich ist immer zugleich

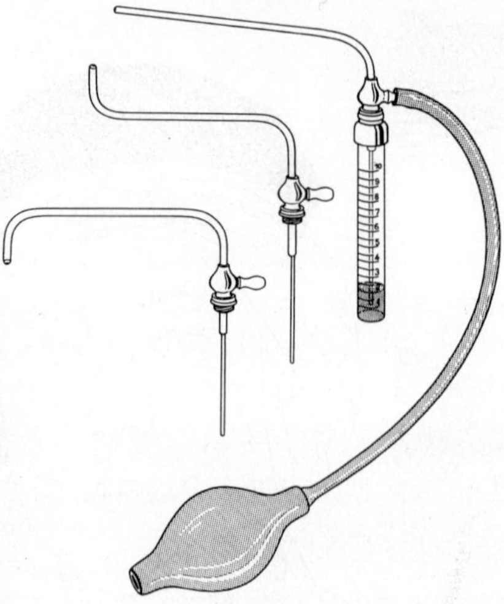

Abb. **103** Zerstäuber (Spray) für Oberflächenbetäubung des Kehlkopfs (links), des Nasenrachens (Mitte) und der Mundhöhle bzw. der Nase (rechts)

die Gabe von Atropin vor jedem Eingriff. Es hat die Eigenschaft, die Schleim- und Speichelsekretion zu vermindern, dazu auch die, den nach Eingriffen an Kopf und Hals besonders zu fürchtenden reflektorischen Herz- und Atemstillstand zu verhindern. Man gibt das Atropin ½ Std. vor dem Eingriff. Erwachsene erhalten im allgemeinen ½ mg; bei Kindern muß nach Anweisung dosiert werden. Ein Patient, der eine Prämedikation mit dämpfenden Medikamenten erhielt, darf nicht aufstehen (Kollapsgefahr) und soll vor der Operation und dann danach bis zum Abklingen der Wirkung unter Aufsicht bleiben. Ambulante Patienten sind nicht fahrtüchtig.

Oberflächenanästhesie

Oberflächenanästhetika machen die Schleimhäute unempfindlich und verhindern an Rachen und Kehlkopf die Würg- und Hustenreflexe. Sie finden Anwendung bei Eingriffen, die lediglich auf die Schleimhaut beschränkt sind (Ätzungen in Nase und Rachen, Tubenkatheterismus, Kieferhöhlenpunktionen, Untersuchungen und Probeexzisionen am Kehlkopf, Bronchoskopie und Ösophagoskopie, sofern nicht Narkose gewählt wird, und zur Vorbereitung der Infiltrationsbetäubung bei Septum- und Tonsillenoperationen). Die Betäubungsflüssigkeit wird mit Watteträger oder Zerstäuber auf die Schleimhaut gebracht (Abb. **103**).

Oberflächenanästhetika dürfen keinesfalls in das Gewebe eingespritzt werden, da dann schon kleinste Mengen tödliche Wirkungen haben. So müssen Verwechslungen mit den einzuspritzenden Betäubungs-

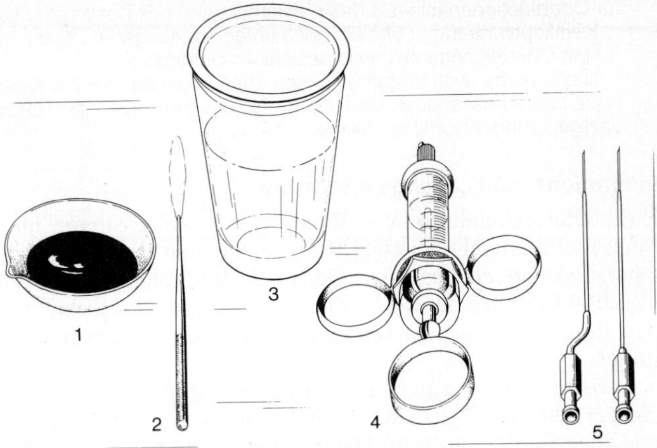

Abb. **104** Besteck zur örtlichen Betäubung bei Tonsillektomie und Septumoperation: 1 = flaches Schälchen mit Oberflächenanästhetikum (gefärbt), 2 = Wattepinsel, 3 = Glasbecher für Infiltrationsanästhetikum, 4 = Dreiringspritze, 5 = lange Kanüle (bajonettförmig, gerade)

mitteln (Infiltrationsanästhetika) unbedingt vermieden werden. Aus diesem Grunde sollten die Oberflächenbetäubungsmittel stets blau oder rot angefärbt sein und sich so von den stets ungefärbten Infiltrationsanästhetika unterscheiden. Im verdunkelten Operationsraum könnten aber dennoch Verwechslungen vorkommen. So pflegt man für die Oberflächenbetäubungsmittel stets besondere, unverwechselbare Gefäße zu verwenden. Zweckmäßig sind, da immer nur kleine Mengen gebraucht werden, flache Schälchen, während man für die Infiltrationsflüssigkeit größere, becherförmige Glasgefäße benutzt (Abb. **104**). Zur Oberflächenanästhesie werden verwandt:

- Pantocain in ½-, 1- und 2%iger Lösung, stets mit Suprareninzusatz (1 Tropfen auf 1 ml Pantocain). Die Maximaldosis des Pantocains liegt bei 0,02 g; das sind bei einer 1%igen Lösung 2 ml.
- Weitere Oberflächenbetäubungsmittel, die als Fertigpräparate vorliegen, sind das Xylocain 1- bis 4%ig, Salicain 2%ig und Novesin 1%ig.
- Ausnahmsweise wird auch das Kokain 10%ig, dieses ohne Suprareninzusatz, verwandt (Aufbewahrung im Giftschrank, Buchführung über den Verbrauch).

- **Bereitzuhalten** zur Oberflächenanästhesie sind:
  Für die Oberflächenanästhesie des Rachens und der Nase:
  gerader Watteträger und Zerstäuber (mit Glassröhrchen und Gebläse);

für Oberflächenanästhesie des Kehlkopfes und des Kehlkopfrachens:
Kehlkopfwatteträger und ein nach unten abgebogener Zerstäuber;
für die Oberflächenanästhesie des Nasenrachens:
Nasenrachenwatteträger und nach oben abgebogener Zerstäuber.
Dazu jeweils Nasenspekulum, Zungenspatel, Kehlkopf- oder Nasenrachenspiegel, Zungenläppchen, Watte.

Infiltrations- und Leitungsanästhesie

Eine tiefergreifende örtliche Betäubung (Lokalanästhesie im engeren Sinne) wird erreicht bei einer Umspritzung und Durchtränkung des im Operationsbereich liegenden Gewebes (Infiltrationsanästhesie) sowie gleichfalls durch eine Blockierung der das Operationsgebiet versorgenden Empfindungsnerven (Leitungsanästhesie) mit einem Betäubungsmittel.

Benutzt werden steril in Fläschchen abgepackte Präparate (Novocain, Scandicain, Xylocain u. a.) in Lösungen von ½ bis 2%, jeweils mit und ohne Suprareninzusatz. Dieser hat den Sinn, mit einer Gefäßkontraktion im Einspritzungsgebiet ein blutarmes Operieren zu ermöglichen und gleichzeitig eine zu rasche Aufnahme in den Körper zu verhindern. Da nicht jeder Patient das Suprarenin gut verträgt, muß vor dem Bereitstellen immer geklärt sein, ob der Zusatz angeordnet ist und welche Konzentration benötigt wird.

Die Höchstmenge, die jeweils verabreicht werden darf, ist bei den Präparaten unterschiedlich und neben der Konzentration auch vom Körpergewicht des Patienten abhängig. Sie liegt bei 200–1000 ml, eine Menge, die bei HNO-Operationen im allgemeinen nicht benötigt wird. Bei einer Tonsillektomie beispielsweise rechnet man mit 10–20 ml.

Die Betäubungswirkung setzt beim Novocain etwa nach 5 Min. ein, beim Xylocain schon eher. In dieser Zeit, die für abschließende Operationsvorbereitungen, wie z. B. zum sterilen Abdecken, benutzt werden kann und in der der Operateur die Desinfektion seiner Hände ergänzt, muß der Patient sorgfältig überwacht werden, damit Unverträglichkeitserscheinungen, die sich durch Ohnmacht, Erbrechen, Krämpfe usw. anzeigen, sofort erkannt werden. Auch ein EKG sollte angelegt werden.

- **Bereitzuhalten** sind fürdie Lokalanästhesie (Abb. **104**):
  das Lokalanästhetikum (im Glasbecher),
  Injektionsspritze (2 ml, 5 ml oder 10 ml),
  Injektionskanülen verschiedener Stärke und Länge.

In der HNO-Heilkunde werden zur Injektion vielfach *Dreiringspritzen* benutzt. Sie ermöglichen es, mit einer Hand die Spritze zu führen und vor der Injektion den Kolben zurückzuziehen. Falls man versehentlich ein Gefäß angestochen hat, wird dies durch Ansaugen von Blut in der Spritze erkennbar. Die Dreiringspritze ist vor allem bei solchen Operationen von Bedeutung, bei denen der Operateur nur eine Hand frei hat, wie bei Tonsillektomien und Septumoperationen.

Besonders zu beachten bei der Lokalanästhesie:
- Prämedizierte Patienten dürfen nicht ohne Aufsicht bleiben (Kollapsgefahr).
- Einer Verwechslung von Oberflächenbetäubungsmitteln mit Infiltrationsanästhetika ist unbedingt vorzubeugen (besondere Schale, Anfärbung). Verwechslungen können tödlich sein!
- Der Patient muß nach einer Infiltrationsanästhesie ständig beobachtet werden (Unverträglichkeitserscheinungen, Gefahr eines Schocks).

Allgemeinnarkose

Die Narkose wird heute weithin von Narkoseärzten ausgeführt. Die dabei angewandten Verfahren, meist die endotracheale Intubation nach Gabe von muskellähmenden Substanzen, erfordern besondere Erfahrungen und spezielle Ausrüstungen. Sie hier wiederzugeben, überschreitet den Rahmen dieser Abhandlung, um so mehr, also auch die Tätigkeit des Hilfspersonals dabei sehr verantwortungsvoll ist, Spezialkenntnisse und eine besondere Ausbildung verlangt.

Schwestern und Operationspfleger, die mit diesen Aufgaben betraut werden, seien daher auf die auf S. 278 angeführten speziellen Abhandlungen verwiesen.

Für das HNO-Personal ist allenfalls von Bedeutung, ob die Intubation durch die Nase in die Luftröhre (nasotracheal) oder durch den Mund (orotracheal) erfolgen soll, je nachdem, ob Mundhöhle oder Nase vom Narkoseschlauch frei bleiben müssen, weil sich daraus ergibt, wie die Abdecktücher liegen müssen.

Instrumente für die häufigsten HNO-Operationen

Die Operationsschwester muß vor einer Operation die Instrumente steril bereitlegen und sicherstellen, daß in jeder Phase des Eingriffes sofort das benötigte Instrument gereicht werden kann. Das setzt voraus, daß sie über den Ablauf der Operation und die Gewohnheit des Operateurs, bestimmte Instrumente zu bevorzugen, genau im Bilde ist. Immer entwikkelt sich das notwendige präzise Zusammenspiel von Arzt und Schwester bei der Operation erst im Laufe der Zeit. Die Schwester tut gut daran, sich Aufstellungen der jeweils benötigten Instrumente zu machen, diese mit dem Arzt zu erörtern und danach ihre Vorbereitungen zu treffen. Wenn nachfolgend für einige oft vorgenommene HNO-Operationen derartige Aufstellungen vorgelegt werden, so nur, um einen Anhalt zu geben. Es stehen zu viele Instrumentenformen zur Verfügung, als daß in dieser Hinsicht Verbindliches festgelegt werden kann. Im folgenden werden daher nur diejenigen Instrumente angeführt, die von den meisten HNO-Ärzten benutzt werden. Ihre Bezeichnung erfolgt nach der Zweckbestimmung (z. B. Tonsillenfaßzange), während die mit Autorennamen versehenen Abwandlungen (z. B. nach Blohmke, Halle, Marschick usw.) nur dann erwähnt werden, wenn dieser Name eines Instrumentes geläufiger oder dessen spezielle Kennzeichnung zur Unterscheidung wesentlich ist.

Instrumentensiebe

In der allgemeinen Chirurgie wird so verfahren, daß Instrumente, die bei fast allen Operationen gleichermaßen benötigt werden, gemeinsam in großer Zahl in einem Sieb sterilisiert und in diesem Sieb auf den Siebtisch des Operationssaales gebracht werden. Dort stehen sie dann für jede Operation bereit („Standardinstrumentarium"). Die Schwester entnimmt dem Sieb dann so viele Einzelinstrumente, wie sie für den jeweiligen Eingriff voraussehbar benötigen wird. Nur vereinzelt sind Zusatzinstrumente aus den Instrumentenschränken zu entnehmen, zu sterilisieren und hinzuzufügen.

Dieses Verfahren ist im HNO-Operationssaal nur für einen Teil der Eingriffe, vornehmlich die reinen Weichteiloperationen, wie Operationen am äußeren Hals zur Entfernung von Lymphknoten und Zysten, Operationen an der Speiseröhre von außen, Speicheldrüsenoperationen, Hautplastiken an Hals und Gesicht, Kehlkopfoperationen von außen und insbesondere die Geschwulstoperationen anwendbar. Für die Mehrzahl der HNO-Spezialoperationen hingegen benötigt man Instrumente, die ausschließlich für eine dieser Operationen verwendbar sind, während ein Standardinstrumentarium nicht gebraucht wird. Es wäre unzweckmäßig, dieses bereitzustellen.

So hat es sich bewährt, kleinere Instrumentensiebe für eine jeweilige Spezialoperation zusammenzustellen und sterilisiert bereitzuhalten. Vornehmlich sind es Siebe für die Tonsillektomie, die Septumoperation, die Nebenhöhlenoperationen und für Ohroperationen. Je nach der Häufigkeit solcher Eingriffe pro Tag müssen mehrere Siebe für eine Operationsart bereitstehen, wenn Wartezeiten zwischen den Operationen vermieden werden sollen. Schließlich sind noch fertig gepackte und komplett ausgestattete Siebe für Noteingriffe, insbesondere für die Tracheotomie und die Venenfreilegung, verfügbar zu halten. Einzelne Instrumente, die für kleine Eingriffe, z. B. die Inzision eines Peritonsillarabszesses, die Parazentese usw., benötigt werden, können zweckmäßig in sterilen Päckchen vorrätig gehalten werden.

Instrumentarium für Weichteiloperationen

Unter den hier zusammengefaßten Operationen sind im wesentlichen zu verstehen: Halslymphknotenexstirpationen, Operationen von Halszysten, Kehlkopfoperationen von außen, die Neck dissection, die Speicheldrüsenexstirpation, die Pharyngotomie, die Ösophagotomie, Divertikeloperationen, Hautplastiken usw. Sie können in ihrem Ablauf nicht näher erläutert werden. Immer folgen dem Hautschnitt (Skalpell, chirurgische Pinzetten) die Präparation von Muskeln, Gefäßen und Nerven (Präparierschere, anatomische Pinzetten, Präparierklemmen) und die Darstellung des gesuchten Gebildes (Tumor, Lymphknoten, Speicheldrüse). Für das Auseinanderhalten der Schnittränder sind scharfzinkige, für das Wegdrängen tiefer gelegener Gebilde stumpfe Haken unterschiedlicher Länge erforderlich. Scharfzinkige, chirurgische Pinzetten dürfen bei der Arbeit in der Nähe von Gefäßen und Nerven nicht gereicht werden. Hier benutzt man anatomische Pinzetten. Zur Blutstillung dienen kleine Moskitoklemmen sowie größere Klemmen nach Kocher und Péan, viel benutzt wird die bipolare Koagulationspinzette. Größere Gefäße werden mit Katgutunterbindung versorgt. Sehr große Gefäße unterbindet man unter Verwendung einer Rillensonde und der mit einem Faden versehenen Unterbindungsnadel nach Deschamps. Wundverschluß durch Naht oder Klammern.

- **Das Instrumentarium** für die HNO-Weichteiloperationen, dem dann von Fall zu Fall eine kleine Zahl von Instrumenten den Erfordernissen entsprechend entnommen werden muß, sollte etwa enthalten:
  6 kurze chirurgische Pinzetten,
  6 kurze anatomische Pinzetten,
  2 Knopfsonden verschiedener Länge und Stärke,
  2 Rillensonden, gebogen,
  2 Unterbindungsnadeln nach Deschamps groß, rechts und links gekrümmt,
  2 Unterbindungsnadeln nach Deschamps klein, rechts und links gekrümmt,
  3 gerade Scheren, kurz,
  3 gebogene Scheren, kurz,
  2 lange Scheren (16 cm), gerade und gebogen,
  1 Knorpelschere,
  10 Kocher-Klemmen mit Zähnchen,
  20 Moskitoklemmen (Halsted) mit Zähnen,
  10 Moskitoklemmen (Halsted) ohne Zähne,
  5 breite Klemmen (Péan),
  2 Elevatorien nach Freer,
  10 Tuchklemmen,
  3 Nadelhalter,
  2 Fadenpinzetten,
  2 Wundspreizer,
  1 Paar lange, stumpfe Haken (Langenbeck),
  1 Paar kurze, stumpfe Haken (Langenbeck),
  1 Paar kurze, stumpfe, schmale Haken (Langenbeck),
  1 Paar stumpfe Haken, vierzinkig,
  1 Paar scharfe Haken, sechszinkig,
  1 Paar scharfe Haken, vierzinkig,
  1 Paar scharfe Haken, zweizinkig,
  1 Paar scharfe Haken, einzinkig,
  4 Stieltupferzangen,

2 schmale, gebogene Kornzangen,
2 Kugelzangen (einzinkig),
2 Faßzangen, breit (z. B. Tonsillenfaßzangen),
2 biegbare Bauchspatel,
Nahtmaterial,
Saugröhrchen,
Glas- und Porzellanschalen.
Hinzu kommen aus jeweils gesonderten Behältern:
Skalpelle verschiedener Größen. Bei Verwendung von Einmalklingen:
Größe 10 für große, Größe 15 für kleine Hautschnitte,
feine Scherchen (gerade, gebogen, spitz, stumpf),
Tupfer- und Verbandsmaterial,
Gummi- und Kunststoffdrains,
Kanülen und Spritzen.

Für die äußere Kehlkopfchirurgie, speziell für Kehlkopfspaltungen und Resektionen des Kehlkopfknorpels, wird verschiedentlich neben der Knorpelschere ein Bohrgerät mit einer kreissägeartigen Tellerfräse für das Durchtrennen des teilweise verknöcherten Knorpels benötigt. Weiterhin sind Trachealkanülen und Nährsonden bereitzuhalten.

Werden Hautplastiken und damit auch Hautentnahmen (meist vom Oberschenkel) erforderlich, benutzt man maschinelle Dermatome oder rasiermesserähnliche Hautmesser.

Adenotomie

Vorgehen heute fast nur noch in Intubationsnarkose (Rückenlage, Kopf durch Kissen unter der Schulter nach rückwärts gebeugt). Einsetzen des Mundsperrers mit Zungenspatel (Davis-Meyer oder McIvor; vgl. Abb. **96**). Abtragen der Rachenmandel mit dem Ringmesser, Beseitigung von Gewebsresten mit Nasenrachenzange und Konchotom. Man kann den Einblick in das Operationsgebiet, den Nasenrachen, verbessern, indem man das Gaumensegel nach vorn zieht. Das geschieht mit 2 dünnen Gummischläuchen, die durch die beiden Nasenseiten in den Rachen geführt und dort vom Mund aus gefaßt werden. Die Schlauchenden werden unter Spannung vor der Nase mit einer Klemme fixiert.

- **Instrumente** (Abb. **96** und **105**):
  Narkosemundsperrer (McIvor),
  2 dünne Gummischläuche, Gefäßklemme,
  3 Ringmesser nach Beckmann verschiedener Größe,
  Nasenrachenzange (Jurasz),
  Konchotom, breit,
  TE-Sauger (Yankauer),
  seltener gebraucht statt des Ringmessers: Pharynxtonsillotom nach La Force.

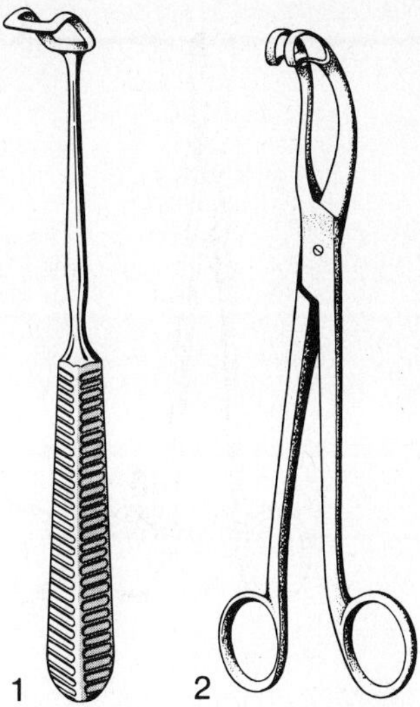

Abb. **105** Instrumente zur Adenotomie:
1 = Ringmesser nach Beckmann,
2 = Nasenrachenzange nach Jurasz

Tonsillektomie

Vorgehen: Sitzend in Lokalanästhesie oder liegend in Intubationsnarkose (Lagerung s. „Adenotomie" und Abb. **96**). Nacheinander werden die Tonsillen mit der Faßzange gefaßt und danach mit der Tonsillenschere oder dem Elevatorium teils stumpf, teils scharf von oben nach unten aus ihrer Umgebung herauspräpariert. Hierzu auch Hilfsinstrumente (z. B. die Tonsillenkürette). Am unteren Pol wird die Tonsille mit dem Tonsillenschnürer abgetragen. Abschließend Blutstillung mit Gefäßklemmen nach Schnidt und Unterbindung (Tonsillenumstechungsnadel oder Röder-Binder). Auch Benutzung der bipolaren Koagulationspinzette.

- **Instrumente** (Abb. **106**):
  Mundspatel,
  Mundsperrer nach Davis-Mayer oder McIvor (bei Operation in Narkose),
  Tonsillenfaßzange,
  Tonsillenschere,
  Tonsillenschnürer mit Ersatzschlingen,
  2 Gefäßklemmen nach Schnidt,
  Tonsillenumstechungsnadeln oder Nadelhalter, Nadel- und Katgutfäden,
  Tonsillenelevatorium,
  Tonsillenkürette,
  chirurgische Pinzette, lang,
  Katgutfäden,
  Kugeltupfer,
  zur Unterbindung auch: Röder-Binder mit fertigen Katgutschlingen,
  Saugelevatorium nach Stierlen.

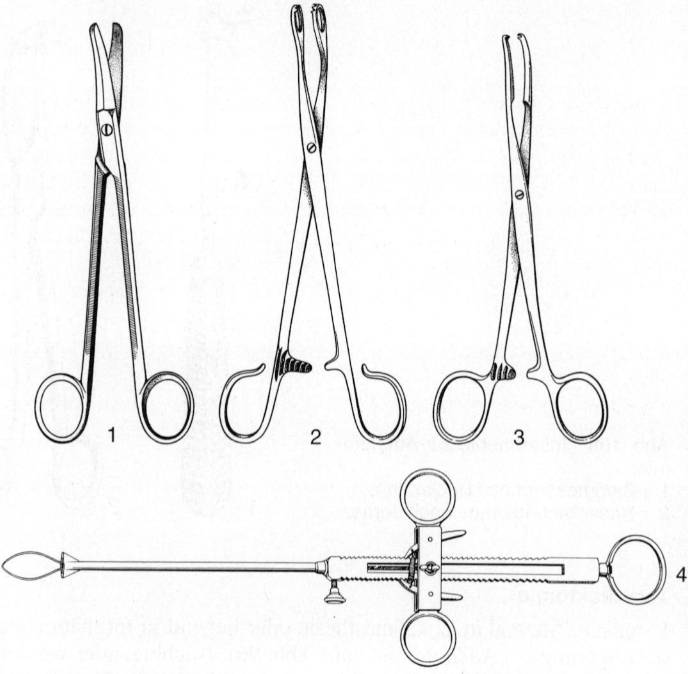

Abb. **106** Einige Instrumente zur Tonsillektomie: oben von links nach rechts: 1 = Tonsillenschere, 2 = Tonsillenfaßzange, 3 = Tonsillenklemme (Mikulicz). Darunter von oben nach unten, 4 = Tonsillenschnürer, 5 = Roeder-Binder mit Schlinge, 6 = Tonsillenumstechungsnadel, 7 = Tonsillenklemme (Schnidt), 8 = Tonsillenkürette; benutzt wird auch häufig ein Saugelevatorium (hier nicht abgebildet)

Septumoperation

Vorgehen: Sitzend in Lokalanästhesie oder liegend in Lokalanästhesie, auch Intubationsnarkose. Verfahren nach Killian: Schnitt durch die Schleimhaut einer Nasenscheidewandseite und taschenförmige Ablösung der Schleimhaut von Septumknorpel und -knochen, danach Durchtrennung nur des Knorpels und Ablösung der gegenseitigen Schleimhaut. Der freigelegte Knorpel wird in die Branchen eines Killian-Nasenspekulums genommen und herausgebrochen, soweit er verborgen ist. Abschließend beiderseitige Tamponade mit Salbenstreifen oder schaumstoffgefüllten Gummifingerlingen. Nasenschleuder.

Verfahren nach Cottle: Schnitt durch die Schleimhaut der Nasenscheidewand und Ablösen nur eines Schleimhautblattes vom Knorpel. Sparsame Knorpel- und Knochenresektion, Korrektur der Septumstellung. Das Verfahren erhält mehr vom Knorpel und läßt ihn im Zusammenhang mit der Schleimhaut einer Seite. Hierfür sind spezielle Instrumente angegeben, die zum Teil in der Abb. **107** dargestellt sind.

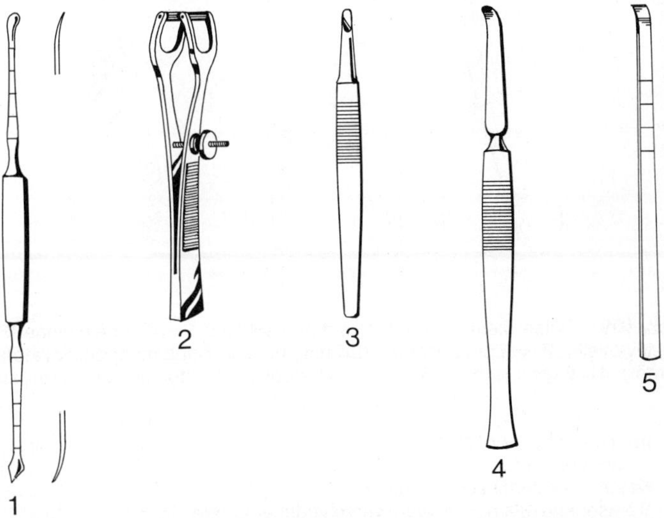

Abb. **107** Instrumente für die Septumkorrektur nach Cottle: 1 = Elevatorium nach Cottle, 2 = Kolumellaklemme, 3 = Rundmesser, 4 = gebogenes Raspatorium nach McKenty, 5 = schlanker Meißel

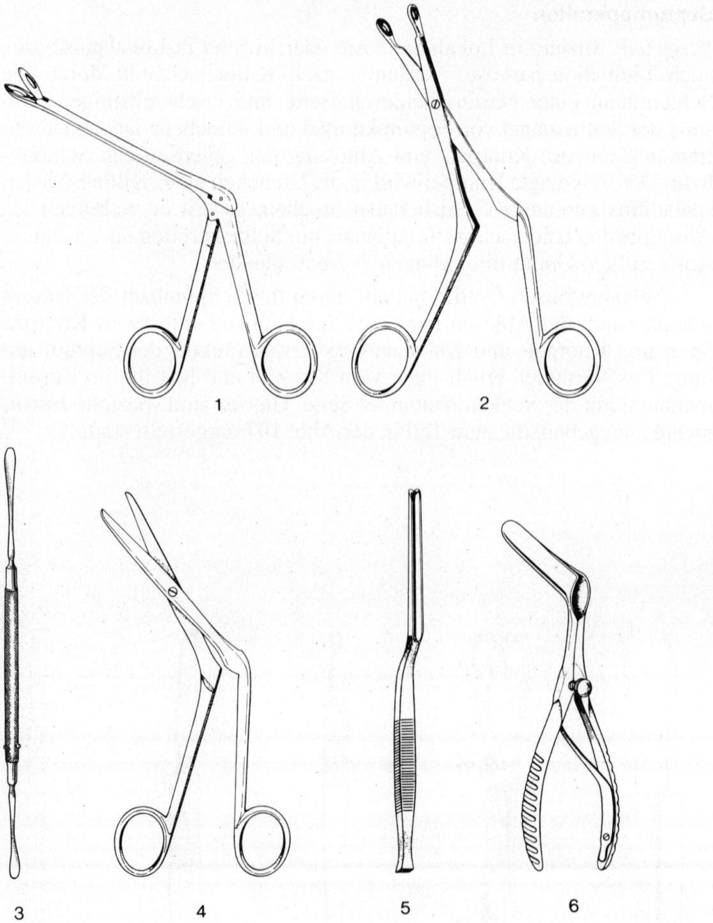

Abb. **108** Einige Instrumente zur Septumresektion: 1 = Siebbeinzange (Blakesley-Weil), 2 = Septumzange (Brünings), 3 = Septumdoppelelevatorium (Freer), 4 = Septumschere, 5 = Septummeißel, 6 = Septumspekulum (Killian)

- **Instrumente** (Abb. **108**):
  Bajonettpinzette,
  Nasenspekulum nach Hartmann,
  2 Nasenspekula nach Killian, verschiedener Länge,
  Septummesser oder kleines Skalpell,
  Doppelelevatorium (Freer),
  2 Septumzangen nach Brünings, verschiedener Größe,

Nasenzange (Weil-Blakesley),
2 Nasenzangen (Craig), gerade und gebogen,
Nasenschere,
Nasentamponzange,
schlanker Meißel, auch Septumhohlmeißel,
Metallhammer mit Kunststoffauflage,
manchmal gebraucht: Schwingmesser,
Saugröhrchen, Saugschlauch,
Spitztupfer,
Tamponade (Mullstreifen gesalbt, Gummifingerlinge mullgefüllt oder Schaumgummistreifen),
Nasenschleuder,
Dreiringspritze,
gerade und bajonettförmig gebogene Kanülen.

Bei der Operation nach Cottle zusätzlich (Abb. **107**):
Kolumellaklemme,
Nasenflügelheber,
Rundmesser nach Cottle,
gebogenes Raspatorium,
Elevatorium nach Cottle,
feine gebogene Schere.

Endonasale Siebbeinausräumung

Vorgehen: Durch die Nasenöffnung eingehend, wird die mittlere Muschel zur Mitte hin verlagert. Mit geraden und nach oben abgebogenen Siebbeinzangen eröffnet man die Hohlräume des Siebbeins und schafft einen einheitlichen Raum. Sollen lediglich Nasenpolypen abgetragen werden, unterbleiben die Muschelverlagerung und die Siebbeinausräumung (S. 98). Häufig muß zuvor eine Septumoperation vorgenommen werden. – Meist wird zur Operation das Mikroskop benutzt, ebenso auch Optiken, die mit den Zangen und einem Absaugrohr kombiniert sind.

- **Instrumente:**
  Nasenspekulum nach Hartmann,
  Nasenspekulum nach Killian, mittlere Größe,
  Nasenskalpell,
  2 Nasenpolypenschnürer mit Ersatzschlingen,
  Nasenzange (Weil-Blakesley),
  Siebbeinzange, gerade,
  Siebbeinzange, aufgebogen,
  Konchotom nach Grünwald,
  langer, biegsamer scharfer Löffel nach Halle,
  Nasentamponadezange,
  Bajonettpinzette,
  bipolare Koagulationspinzette,
  Saugröhrchen, Saugschlauch oder Spülsauger,
  Spitztupfer,
  Salbenstreifen,
  Tamponade,
  Nasenschleuder.
  Bei Bohrerbenutzung sind lange Diamantbohrer erforderlich.

Kieferhöhlenoperation nach Caldwell-Luc

Vorgehen: Operation in Lokalanästhesie oder Intubationsnarkose. Lagerung s. S. 244. Abheben der Oberlippe und Schnitt im Mundvorhof über den seitlichen Oberkieferzähnen. Ablösen der Knochenhaut mit den Wangenweichteilen vom Knochen des Oberkiefers. Eröffnen der Kieferhöhle mit Hammer, Meißel und Knochenstanze. Ausräumen der kranken Kieferhöhlenschleimhaut, Anlegen einer breiten Verbindungsöffnung zum unteren Nasengang. Verschluß der Wunde mit Katgutnähten, evtl. Tamponade durch die Nase. – Alternativ wird im Vorgehen durch die Nase ein Fenster zwischen Kieferhöhle und Nase angelegt (endonasale Fensterung).

- **Instrumente** (Abb. **109**):

1 Skalpell, klein,
1 chirurgische Pinzette, schlank (10 cm),
1 anatomische Pinzette, schlank (10 cm),
1 Schere,
2 Moskitoklemmen,
1 Hohlmeißel, schmal,
1 Hammer,
1 Doppelelevatorium (Freer),
2 abgewinkelte, scharfe Rundlöffel, rechts und links (Uffenorde),
1 biegsamer Löffel (Wagener),
1 Lippenhalter,
2 Wundhaken (Langenbeck),
2 Kieferhöhlenstanzen verschiedener Größe (Hajek-Claus),
1 Keilbeinhöhlenstanze (Hajek),
1 Nasenschere,
1 Septumzange (Brünings),
1 Nasenzange (Weil-Blakesley),
1 Nasentamponadezange,
1 Nadelhalter,
Nahtmaterial,
1 Nasenspekulum (Hartmann),
4 Tuchklemmen,
Saugröhrchen, Saugschlauch.

Bei Ergänzung der Kieferhöhlen-Operation durch die transmaxilläre Siebbeinausräumung sind hinzuzufügen:

1 Konchotom (Grünwald),
1 Siebbeinzange, gerade,
1 Siebbeinzange, aufgebogen.

Für die weniger häufigen Stirnhöhlenoperationen wird zumeist auf ein Spezialsieb verzichtet.

Das Instrumentarium der Kieferhöhlenradikaloperation ist dann zu ergänzen durch:

1 größeres Skalpell,
2 chirurgische Pinzetten,
2 Wundhaken, scharf, vierzinkig,
1 Orbitalöffel (Halle),
10 Moskitoklemmen,
Knochenzangen (Luer),
Bohrer mit Fräsen (s. unter Ohroperationen).

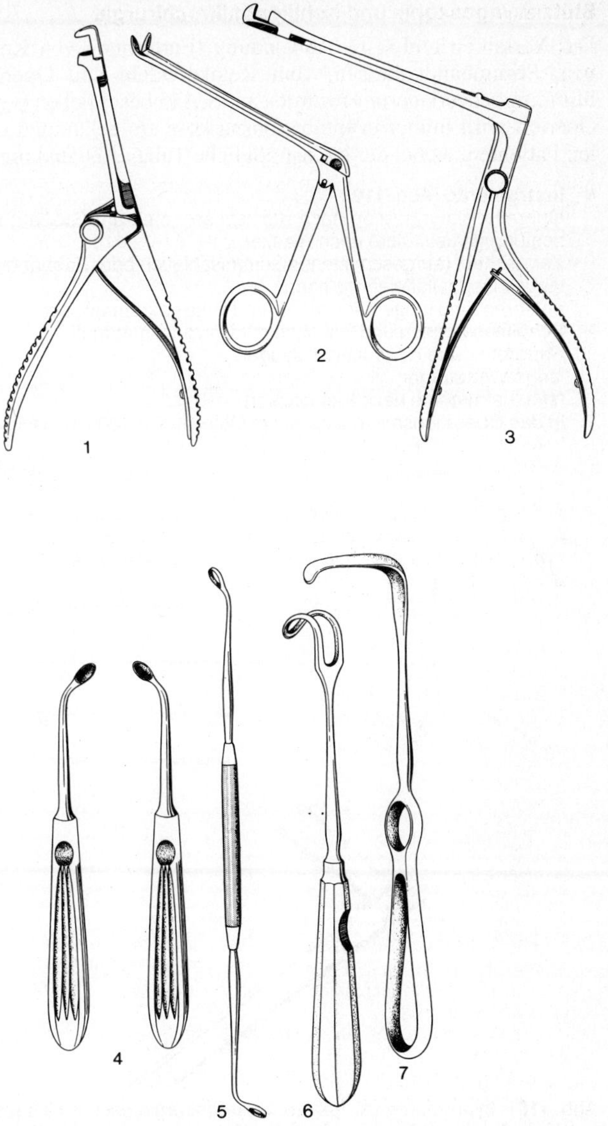

Abb. **109** Einige Instrumente zur Kieferhöhlenoperation: 1 u. 3 = Knochenstanzen, 2 = Siebbeinzange (Tammena), 4 = Kieferhöhlenlöffel, 5 = Doppelkürette, 6 = Lippenhaken, 7 = Wundhaken nach Langenbeck

Stützlaryngoskopie und Kehlkopfmikrochirurgie

Das Verfahren und seine Anwendung (Entfernung von Kehlkopfpolypen, Stimmbandknötchen, vom Reinke-Ödem und Operationen zur Stimmlippenverlagerung) wurden auf S. 145 beschrieben (vgl. Abb. **60**). Operiert wird immer in Intubationsnarkose am gelähmten und beatmeten Patienten, wobei der kleinstmögliche Tubus Anwendung findet.

- **Instrumente** (Abb. **110**):
  Operationslaryngoskop nach Kleinsasser (mehrere Größen) mit Stützvorrichtung (Bruststütze) nach Riecker,
  Zahnschutz (aufgeschnittener Gummischlauch oder Zahnabdruckplatte),
  langes Doppellöffelzängelchen,
  entsprechend lange nach rechts und links gekrümmte Scherchen,
  Schälmesserchen und Häkchen mit Universalhandgriff,
  Saugrohre und Koagulationssauger,
  lange Watteträger
  (alle Instrumente nach Kleinsasser).
  In das Operationsmikroskop ist ein Objektiv F = 400 einzuschrauben.

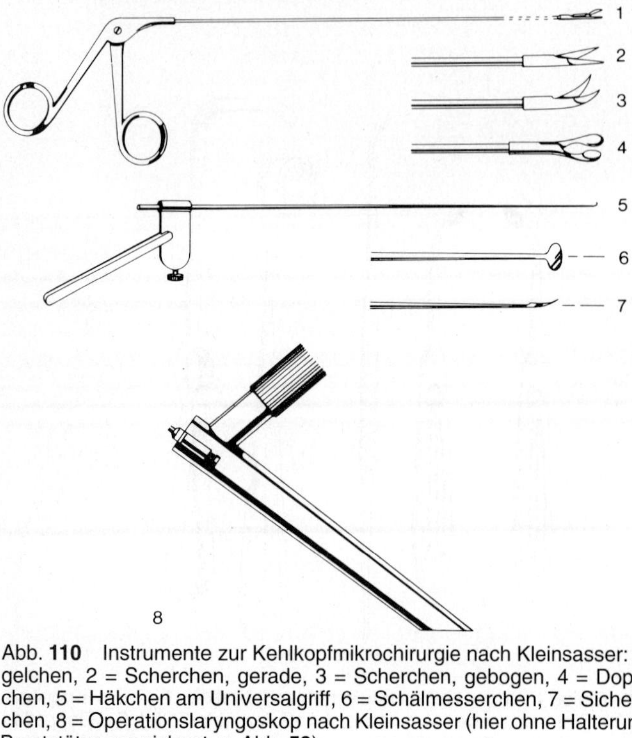

Abb. **110** Instrumente zur Kehlkopfmikrochirurgie nach Kleinsasser: 1 = Zängelchen, 2 = Scherchen, gerade, 3 = Scherchen, gebogen, 4 = Doppellöffelchen, 5 = Häkchen am Universalgriff, 6 = Schälmesserchen, 7 = Sichelmesserchen, 8 = Operationslaryngoskop nach Kleinsasser (hier ohne Halterung für die Bruststütze gezeichnet, s. Abb. **59**)

Ohroperationen

Vorgehen: Lokalanästhesie oder Intubationsnarkose. Sehr variable Operationsverfahren je nach Zielsetzung (sanierende Operationen, hörverbessernde Operationen, beides kombiniert).

Schnittführung: Zur Freilegung des Knochens Schnitt hinter der Ohrmuschel (retroaurikulärer Zugang) oder Schnitt im Gehörgang auslaufend zwischen Tragus und Helix (enauraler Zugang).

Knochenarbeit: Verwendung früher von Hammer und Meißel, heute weitgehend ersetzt durch Bohrer. Zur Verringerung der Wärmeentwicklung und zur Beseitigung des Knochenstaubs beim Bohren muß ständig körperwarme, sterile Ringer-Lösung zugeführt und durch den Sauger wieder beseitigt werden. Dies kann der Operateur mit dem kombinierten Spülsauger selbst tun, einfacher ist es, wenn die instrumentierende Schwester mit einem Gummiballon oder einer Spritze die Spülflüssigkeit in die Höhle einbringt und der Operateur lediglich saugt. Es gibt auch Bohrgeräte, die mit einer Spülvorrichtung versehen sind. Der Durchmesser der Saugrohre hat sich nach der Größe der anfallenden Knochenteilchen, also nach der Beschaffenheit der Bohrer zu richten.

Dünne Sauger verstopfen leicht und müssen häufig ausgespült und ersetzt werden (Abb. **111**).

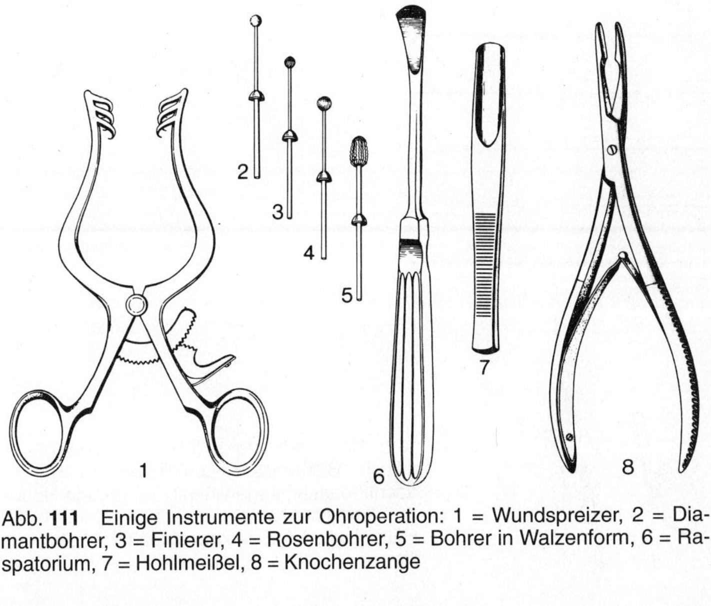

Abb. **111** Einige Instrumente zur Ohroperation: 1 = Wundspreizer, 2 = Diamantbohrer, 3 = Finierer, 4 = Rosenbohrer, 5 = Bohrer in Walzenform, 6 = Raspatorium, 7 = Hohlmeißel, 8 = Knochenzange

Mikrochirurgische Arbeit in der Paukenhöhle: Hier werden wenige, sehr feine Instrumente benötigt (Nadeln, Häkchen, sichelförmige Messerchen und feine Zängchen), die dem Operateur, der seine Augen ständig am Mikroskopokular halten muß, sicher und präzise zuzureichen sind. Die Instrumente sind vor Beschädigung zu schützen und werden tunlichst in Ständern oder auf einem Magnetbänkchen aufbewahrt (Abb. **112**).

Gewebeverpflanzungen: Zum Wiederaufbau der Gehörknöchelchenkette, zum Ersatz verlorengegangener Schleimhautauskleidung der Paukenhöhle und zum Ersatz des Trommelfells werden körpereigene Gewebe (Knorpel, Muskelhüllen, Mundschleimhaut, Knochenstückchen), seltener Draht, Keramik oder Kunststoff benutzt. Die zur Verpflanzung vorbereiteten Gewebsstückchen sind bis zur Verwendung in physiologischer Kochsalzlösung aufzubewahren.

Stapes-Chirurgie: Im wesentlichen gleiche Instrumente wie bei der mikrochirurgischen Paukenhöhlenarbeit. Benutzt werden zusätzlich feinste Häkchen. Steigbügelersatz gleichfalls durch Verpflanzung körpereigenen Gewebes (Knorpel, Bindegewebe) oder durch Fremdstoffe (Draht, Kunststoff).

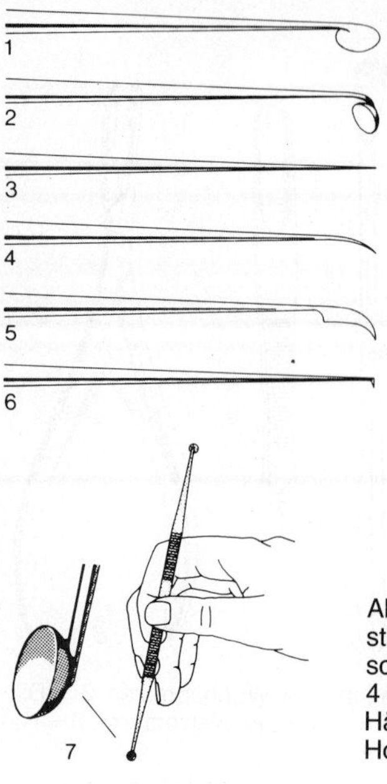

Abb. **112** Instrumente für die Tympanoplastik: 1 = Blattmesser nach Plester, 2 = Rundschnittmesser, abgewinkelt, 3 = gerade Nadel, 4 = gebogene Nadel, 5 = Sichelmesser, 6 = Häkchennadel, 7 = feiner Knochenlöffel nach House

- **Instrumente** (Abb. **111**):
  1 Satz Bohrer mit und ohne Querschlag, kugelförmig oder konisch,
  1 Satz Diamantbohrer,
  2 Bohrhandstücke,
  1 schmales Skalpell (bzw. Klingen, Größe 10 und 15),
  2 chirurgische Pinzetten,
  1 anatomische Pinzette,
  1 feine, lange chirurgische Pinzette (10 cm),
  1 feine, lange anatomische Pinzette (10 cm),
  6 Moskitoklemmen,
  2 Wundspreizer,
  2 Raspatorien, fein, mit verschiedener Krümmung,
  2 Präparierscherchen, spitz-stumpf, spitz-spitz,
  1 Satz feiner Ohrzängelchen,
  1 Satz Tympanoplastikinstrumente (Abb. **112**) (Sichelmesserchen, Präpariernadeln, Häkchen),
  2 Rundschnittmesser verschiedener Größe (vertikal, gebogen, gerade),
  2 Ohrlöffelchen verschiedener Größe (House),
  2 Hammerkopfstanzen (von vorn, von hinten),
  1 stumpfes Ohrhäkchen (Zaufal),
  Sauger verschiedener Größe,
  Bajonettpinzette,
  Nadelhalter,
  Nahtmaterial,
  6 Tuchklemmen,
  Glas- und Porzellanschälchen,
  Gummispülballons.
  Bei Verwendung des Meißels statt der Fräse:
  2 Satz Ohrmeißel,
  Hammer,
  Knochenzange (Luer).

Tracheotomie

Über die Ausführung der Tracheotomie wurde auf S. 162 berichtet.

- **Instrumente:**
  1 Skalpell,
  2 chirurgische Pinzetten,
  2 anatomische Pinzetten,
  2 kleine, stumpfe Haken (Langenbeck),
  1 Schilddrüsenhaken (Schönborn),
  2 kleine, scharfe Haken, vierzinkig,
  2 Trachealhäkchen (spitz, einzinkig),
  5 Moskitoklemmen,
  diverse Tracheotomiekanülen,
  Nadelhalter,
  Saugröhrchen,
  1 gerade Schere,
  4 Tuchklemmen,
  Mullkompressen,
  Kugeltupfer,
  1 dünner Gummikatheter zum Absaugen,
  Nahtmaterial,
  Notfallbronchoskop.

Venenfreilegung (Venae sectio)

- **Instrumente:**
  1 Skalpell,
  2 chirurgische Pinzetten,
  1 anatomische Pinzette,
  3 Moskitoklemmen,
  1 gerade Schere, normale Größe,
  1 kleine, spitze Schere zum Einschneiden der Vene,
  Kanülen,
  2 scharfe Haken, klein, zweizinkig,
  1 Unterbindungsnadel nach Deschamps,
  1 Nadelhalter,
  Tuchklemmen,
  Mulltupfer,
  Nahtmaterial.

Der Zwischenfall im Operationssaal: Atem- und Herzstillstand

Jede Operation, auch die kleinste, bringt durch die Zufuhr von Betäubungsmitteln, durch den Blutverlust und mancherlei andere unvermeidliche Belastungen Gefahren für den Patienten mit sich. Unmittelbar lebensbedrohlich sind Störungen der Atmung und des Kreislaufs. Der schlimmste Fall ist der Atem- und der Herzstillstand.

Als Ursache eines *Versagens der Atmung* kommen in Betracht:

- ▶ mechanische Behinderung der Atmung (Verlegung der Atemwege durch Blut, Sekret, Geschwulstgewebe, Ödem oder Fremdkörper),
- ▶ toxische Atemstörungen (Medikamentenwirkung, Überdosierung von Narkosemitteln),
- ▶ reflektorischer Atemstillstand (durch Reizung von Ästen des N. vagus an Hals und Rachen).

Es folgt eine Sauerstoffverarmung des Blutes (Hypoxie), die u. a. an Gehirn und Niere schwere und bleibende Schäden herbeiführen und die auch einen Herzstillstand hervorrufen kann. Unabhängig davon kann der Herzstillstand auch allein durch einen Vagusreiz entstehen; auch kann er Folge eines anhaltenden starken Blutdruckabfalls sein.

> Wesentlich ist deshalb, daß bei jeder Operation der Patient überwacht wird hinsichtlich:
> - Atmung und Sauerstoffversorgung (regelmäßige Atembewegungen, Farbe von Haut und Lippen),
> - Herzaktion (Rhythmus und Frequenz durch Pulskontrolle),
> - Blutdruck (Pulsqualität, Blutdruckmessung mit Manschette).

Maßnahmen zur Sicherstellung der Atmung sind:

- ▶ Bei Atemstörung durch Zurücksinken der Zunge: Güdel-Tubus (Abb. **114**), Esmarch-Handgriff (Überstrecken des Kopfes in den Nacken, beidhändiges Nachvorndrücken des Unterkiefers), notfalls Hervorziehen der Zunge mit der Zungenzange.
- ▶ Bei anhaltenden Atemstörungen Einführen des Laryngoskops und Sichtbarmachung des Kehlkopfes (Absaugen von Blut und Sekret).
- ▶ Falls keine freie Spontanbeatmung: Intubation und Sauerstoffbeatmung.
- ▶ Muß bei freien Atemwegen auf eine Intubation verzichtet werden, sollte immer die Atmung mit Atembeutel und Maske künstlich betrieben werden können. Im Notfall kommt die der Schwester von ihrer Grundausbildung her vertraute Mund-zu-Mund-Beatmung in Betracht.

Ist ein Narkoseapparat nicht verfügbar, sollten einfache Beutelbeatmungsgeräte wie

- Ruben-Beutel (Abb. **113**)

vorhanden sein.

Bei unüberwindlichen Hindernissen im Kehlkopf (Tumor, Verletzungsfolge) ist unverzüglich die Tracheotomie auszuführen, als Notmaßnahme auch die Koniotomie (S. 165, Abb. **71**).

Alle die hier aufgeführten Maßnahmen erlauben keinen Zeitverlust. Daher sind die erwähnten Instrumente und Geräte, die oben bereits angeführt wurden, immer bereitzuhalten. Sie sollten auch bei kleineren Eingriffen nicht fehlen. Stets ist Sorge zu tragen, daß keine technischen Pannen entstehen. Eine nicht sofort bereitgelegte Ersatzbirne oder ein unbeachteter Wackelkontakt können einen tödlichen Zeitverlust bei den Wiederbelebungsmaßnahmen mit sich bringen. Die Handhabung von Beatmungsgeräten muß geübt werden.

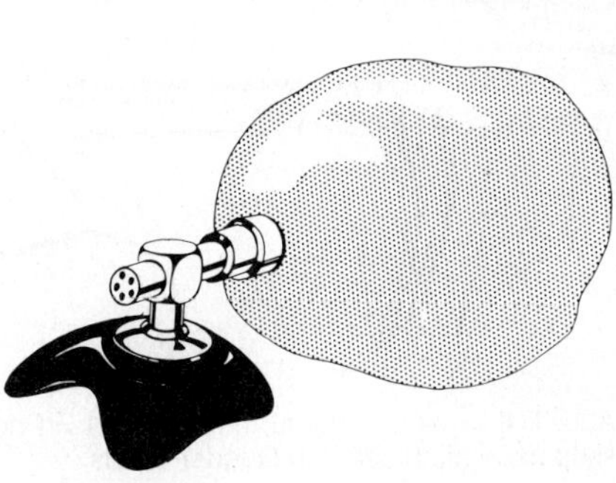

Abb. **113** Ruben-Beutel mit Gesichtsmaske

Ist es zum *Herz- bzw. Kreislaufstillstand* gekommen, zirkuliert also das Blut nicht mehr, muß sogleich, ggf. gleichzeitig mit den Maßnahmen zur Sicherstellung der Atmung bzw. der Beatmung, ein wenigstens minimaler Blutkreislauf herbeigeführt werden. Die Technik der extrathorakalen Herzmassage, die die Zirkulation notdürftig in Gang zu halten erlaubt, muß hier als bekannt vorausgesetzt werden. Erinnert sei daran, daß der Patient, der in den hier geschilderten Situationen zumeist auf dem Operationstisch liegt,

in leichte Kopftieflagerung gebracht werden sollte.
Die Kompression des Thorax erfolgt am unteren Sternumrand.
Frequenz: einmal in der Sekunde, bei Kleinkindern häufiger.
Als Medikamente beim Herzstillstand werden Adrenalin oder Alupent gespritzt. Für die Injektion ist das Herz (intrakardiale Injektion) muß eine 10 cm lange Kanüle bereitliegen. Falls ein Minimalkreislauf herbeigeführt wurde, erkenntlich daran, daß der beatmete Patient eine rosigere Färbung erlangt, kann dann auch in eine Vene gespritzt werden.

Mit den bisher angeführten Möglichkeiten sind die Maßnahmen zur Wiederbelebung ohne besondere Ausrüstung erschöpft. Größere Operationsabteilungen verfügen über Geräte zur Herzüberwachung während langdauernder Narkosen und über die Möglichkeit, beim Herzstillstand im Zustand des Kammerflimmerns durch einen starken Gleichstromstoß oder beim Herzstillstand in Erschlaffung durch einen elektrischen Schrittmacher die Herztätigkeit wieder in Gang zu bringen.

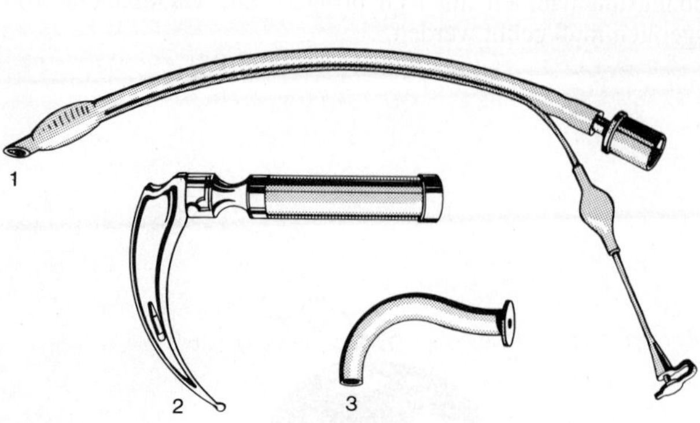

Abb. **114** Instrumente für Intubation: 1 = Endotrachealkatheter, 2 = Laryngoskop nach McIntosh, 3 = Guedel-Tubus

- **Zur Behebung der hier angeführten Zwischenfälle** sind bereitzuhalten:
  Mundsperrer,
  Gummikeil,
  Zungenzange,
  Rachentuben nach Guedel (verschiedene Größen) (Abb. **114**),
  Blutdruckapparat, Schlauchstethoskop,
  Injektionsspritzen und Kanülen,
  1 Laryngoskop (McIntosh mit Batterie oder Transformator und Ersatzbirne) (Abb. **114**),
  mehrere Endotrachealtuben verschiedener Größe mit Führungsdraht (Abb. **114**),
  unsterile große Injektionsspritze zur Luftfüllung der Tubusmanschette,
  Gefäßklemme zum Abklemmen des Füllungsröhrchens,
  Verbindungs- und Ansatzstücke für die Endotrachealtuben,
  Heftpflaster,
  Kanüle 10 cm lang für die intrakardiale Injektion,
  Ampullen mit Adrenalin (1 : 1000) und Alupent.

Ein Atemstillstand entsteht durch Verlegung der Atemwege, durch eine Atemlähmung und eine reflektorische Störung der Atmung. Ein Herzstillstand entsteht durch Sauerstoffmangel bei Versagen der Atmung, durch reflektorische Einflüsse und anhaltenden Blutdruckabfall.

Gegenmaßnahmen sind:
Die sofortige Freimachung der Atemwege, die Intubation bzw. die Maskenbeatmung. Die extrathorakale Herzmassage erfolgt durch Kompression des Brustkorbes einmal in der Sekunde.

Literatur

Becker, W., H. H. Naumann, C. R. Pfaltz: Hals-Nasen-Ohrenheilkunde. Kurzgefaßtes Lehrbuch mit Atlasteil, 4. Aufl. Thieme, Stuttgart 1989

Beske, F.: Lehrbuch für Krankenpflegeberufe, Bd. I u. II, 6. Aufl. Thieme, Stuttgart 1990

Biesalski, P., F. Frank: Phoniatrie und Pädaudiologie, Bd. I u. II, 2. Aufl. Thieme, Stuttgart 1993

Boenninghaus, H.-G.: Hals-Nasen-Ohrenheilkunde für Medizinstudenten, 9. Aufl. Springer, Berlin 1993

Duden-Wörterbuch medizinischer Fachausdrücke, 5. Aufl. Bibliographisches Institut, Mannheim, u. Thieme, Stuttgart 1992

Habermann, G.: Stimme und Sprache, 2. Aufl. Thieme, Stuttgart 1986

Herden, H.-N., P. Lawin: Anästhesie-Fibel. Thieme, Stuttgart 1973

Lehnhardt, E.: Praxis der Audiometrie, 6. Aufl. Thieme, Stuttgart 1987

Niemeyer, W.: Kleines Praktikum der Audiometrie, 3. Aufl. Thieme, Stuttgart 1979

Paetz, B.: Chirurgie für Krankenpflegeberufe, 17. Aufl. Thieme, Stuttgart 1990

Paulsen, K.: Einführung in die Hals-Nasen-Ohrenheilkunde. Schattauer, Stuttgart 1978

Stöcker, L.: Narkose, 4. Aufl. Thieme, Stuttgart 1976

Theissing, J.: Mund-, Hals- und Nasenoperationen, 2. Aufl. Thieme, Stuttgart 1988

Folgende Abbildungen konnten übernommen werden:

Abb. 6, 20 aus E. Lehnhardt: Hals-Nasen-Ohrenheilkunde für Zahnmediziner. Thieme, Stuttgart 1982

Abb. 41, 45, 48, 51, 60, 70, 79 aus H. H. Naumann (Hrsg.): Kopf- und Hals-Chirurgie. Thieme, Stuttgart 1974

Abb. 10, 36, 40, 71, 75, 76 aus W. Becker, H. H. Naumann, C. R. Pfaltz: Hals-Nasen-Ohren-Heilkunde. Kurzgefaßtes Lehrbuch mit Atlasteil, 3. Aufl. Thieme, Stuttgart 1986

Abb. 29, 35 aus F. Zöllner: Hals-Nasen-Ohren-Heilkunde, 3. Aufl. Thieme, Stuttgart 1974

Fragen und Antworten

I. Fragen

1. Wie heißen die drei Gehörknöchelchen und welche Funktion haben sie?
2. Was versteht man unter der Pneumatisation des Warzenfortsatzes?
3. Wie wird bei der Hörweitenbestimmung das nicht zu prüfende Ohr vom Hören ausgeschlossen bzw. vertäubt?
4. Nennen Sie Reaktionen auf plötzlichen stärkeren Schall, die als objektiver Nachweis dafür gewertet werden, daß gehört wurde.
5. Wie nennt man die durch eine Erkrankung oder durch eine experimentelle Reizung des Gleichgewichtsorgans herbeigeführten Augenbewegungen und wie bezeichnet man ihre elektrische Aufzeichnung?
6. Was bezweckt die Leuchtbrille nach Frenzel bei der Nystagmussuche?
7. Was versteht man unter einer kalorischen oder thermischen Prüfung und was wird dazu benötigt?
8. Was wird zur Prüfung der Tubendurchgängigkeit benötigt?
9. Ein Patient hat nach einer Ohroperation heftige Schmerzen in der Ohrmuschel; diese ist schon bei Berührung auch durch den Verband hindurch höchst schmerzempfindlich. Was könnte vorliegen?
10. Warum soll bei einer Ohrspülung zur Entfernung von Ohrschmalz die Spülflüssigkeit 37 °C betragen und warum muß die Spülung unterbleiben, wenn bekannt ist, daß der Patient ein Loch im Trommelfell hat?
11. Was ist eine Parazentese und was wird damit beabsichtigt?
12. Wodurch entsteht bei einer Otosklerose in den meisten Fällen die Schwerhörigkeit?
13. Ein Kranker hat Ohrschmerzen, Drehschwindel und Brechreiz. Er bittet um einen Sprechstundentermin. Ist seine Einbestellung dringlich?
14. Bei einem Schädelverletzten tritt Blut aus dem Gehörgang aus. Was kann vorliegen und was ist zu veranlassen?
15. Die Stationsschwester bemerkt, daß ein Kranker nach der Ohroperation auf der operierten Seite das Auge nicht mehr schließen kann. Ist eine Benachrichtigung des Arztes erforderlich?
16. An welchem Frühsymptom ist eine Lärmschädigung zu erkennen?
17. Von welcher Schallintensität (dB) an besteht die Gefahr einer Lärmschädigung des Ohres?

18. Was bezeichnet man mit Tinnitus? Nennen Sie einige mit diesem Symptom einhergehende Ohrerkrankungen.
19. Was wird mit der Stellatumblockade beabsichtigt?
20. Warum ist es so wichtig, eine Schwerhörigkeit beim Kind schon im 1. Lebensjahr oder wenig später zu erfassen?
21. Was drücken die Abkürzungen aus: ERA, ENG, EMG, NET, OAE?
22. Mit welchen Stoffen kann bei einer Riechprüfung statt der Geruchs- die Tastempfindung geprüft werden?
23. Ein Patient, der bei einem Unfall (Schädelbruch) sein Geruchsvermögen verloren hat, klagt über eine Verminderung seiner Geschmacksempfindung, obwohl die Geschmacksnerven nicht betroffen sind. Übertreibt er oder ist das verständlich?
24. Warum wird bei einer Kieferhöhlenspülung die Spülflüssigkeit in einer schwarzen Schale aufgefangen?
25. Warum darf bei der Kieferhöhlenspülung in dem Schlauchsystem keine Luft sein?
26. Wie nennt man die Lichtdurchstrahlung der Nebenhöhlen zu diagnostischen Zwecken?
27. Welche Komplikation droht beim Oberlippen-Nasen-Furunkel und woran erkennt man sie?
28. Womit ätzt man blutende Äderchen in der Nasenschleimhaut?
29. Wie lagert man einen Kranken beim Nasenbluten?
30. Wie heißt die hintere Nasentamponade und was ist hierfür bereitzuhalten?
31. Ständiges Einträufeln von abschwellenden Nasentropfen hat eine Störung zur Folge. Wie nennt man sie?
32. Was bezeichnet man als Sinubronchitis?
33. Worum handelt es sich bei den Nasenpolypen?
34. Welche Komplikationen sind bei eitriger Stirnhöhlenerkrankung zu befürchten?
35. Was liegt vor, wenn nach einer Kopfverletzung eine wasserklare Flüssigkeit aus einer Nasenseite abtropft?
36. Wie nennt man einen Geruchsverlust und wodurch kann er entstehen?
37. Warum rät man bei wiederholt auftretender Mittelohrentzündung im Kindesalter zur Rachenmandelentfernung (Adenotomie)?
38. Wie wird ein Patient nach einer in Narkose ausgeführten Mandeloperation gelagert?
39. Wie heißen die 3 Kopfspeicheldrüsen?
40. Was will man bei einer Röntgenuntersuchung der Speicheldrüsen darstellen a) bei einer Leeraufnahme und b) bei einer Kontrastfüllung? Wie heißt diese?
41. Warum können bei Ohrkrankheiten und nach Ohroperationen einseitige Empfindungs- oder Geschmacksstörungen an der Zunge entstehen?

42. Welche 4 Lösungen sind zur Geschmacksprüfung bereitzuhalten?
43. Wie heißt der Kehlkopfknorpel, der den besonders beim Mann gut tastbaren „Adamsapfel" bildet, wie der nach unten sich anschließende Knorpel und wie das Band zwischen den beiden, in das bei Erstikkungsgefahr im Notfall eingeschnitten werden kann?
44. Wie heißt der Nerv, der die Bewegungen der Kehlkopfmuskeln hervorruft, und warum kann er bei Erkrankungen der Brustorgane und der Schilddrüse geschädigt sein?
45. Wie nennt man eine Luftansammlung unter der Haut des Halses und des Gesichts und wie kann es nach einem Unfall oder einer Operation dazu kommen?
46. Man gibt vor allen operativen Eingriffen, ganz besonders aber vor solchem am Kehlkopf Atropin. Warum?
47. Was verändert sich am Kehlkopf beim Stimmbruch?
48. Was versteht man unter Stammeln (Dyslalie) und was unter Stottern (Balbuties)?
49. Was drücken die Bezeichnungen Stridor, Krupp und Pseudokrupp aus?
50. Welche Maßnahmen dienen der Beseitigung einer lebensbedrohlichen Atemnot?
51. Warum sind Verletzungen, Verbrühungen und Verätzungen des Kehlkopfes besonders gefährlich?
52. Ein Kranker mußte nach einem Unfall wegen Bewußtlosigkeit mehrere Wochen intubiert sein. Nach der Entfernung des Tubus entwikkelt sich bei ihm eine Atemnot. Was liegt vor?
53. Welche Gefahr droht bei einer Speiseröhrenverätzung a) unmittelbar und b) nach einigen Wochen?
54. Eine Bougie zur Aufdehnung der Speiseröhre hat 27 Charrière. Wieviel Millimeter mißt sie im Durchmesser?
55. Was versteht man unter einer Daniel-Biopsie oder Skalenusbiopsie?
56. Warum müssen Oberflächenbetäubungsmittel, die in Flaschen oder Schalen bereitgehalten werden, eine besondere Anfärbung haben?
57. Welche Maßnahmen ergreift man beim Kollaps eines Patienten in der Sprechstunde?
58. Wodurch unterscheidet sich die Wärmeanwendung mit Rotlicht von der Kurzwellenbehandlung?
59. Was wird mit der Inhalation bezweckt?
60. Wie wird ein Patient am Operationstag für die Operation vorbereitet, bevor er in den Operationssaal kommt?
61. Welche Symptome weisen beim Ohroperierten auf Komplikationen hin?
62. Warum werden Patienten mit schwerem Oberlippen-Nasen-Furunkel flüssig ernährt?
63. Welche Speisen sind nach einer Tonsillektomie zu vermeiden?

64. Wodurch entstehen Ohrschmerzen nach einer Tonsillektomie?
65. Woraus schließt man auf eine Nachblutung nach einer Tonsillektomie?
66. Was bezeichnet man als Redon-Drainage?
67. Welches sind die bedrohlichen Erscheinungen einer Atemnot?
68. Welche Symptome machen nach einer Bluttransfusion die sofortige Verständigung des Arztes notwendig?
69. Kennen Sie gebräuchliche Medikamente zur Oberflächenbetäubung der Schleimhaut?
70. Warum muß nach einer intramuskulären Injektion der Patient noch wenigstens 15 Min. in der Sprechstunde bleiben?

II. Antworten

1. Hammer, Amboß und Steigbügel. Sie dienen der Schallübertragung vom Trommelfell auf das Innenohr und verstärken den Schalldruck (S. 2, 6).
2. Die unterschiedlich starke Ausbildung lufthaltiger Hohlräume im Knochen, die bei Entzündungserkrankungen des Mittelohres Eiterherde sein können und dann zum Ausgangsort gefährlicher Komplikationen werden (S. 2).
3. Durch die sog. Schüttelvertäubung, bei starker Schwerhörigkeit des zu prüfenden Ohres durch die Bárány-Lärmtrommel (S. 8, 9).
4. Lidschlag, Änderung des Atemrhythmus, Steigbügelmuskelreflex (S. 14).
5. Nystagmus, Elektronystagmographie (ENG) (S. 16, 21).
6. Man kann damit die Augen des Patienten vergrößert sehen; er selbst ist geblendet und kann nicht einen Nystagmus durch Fixation der Augen unterdrücken. Ein Nystagmus wird dadurch besser erkennbar ((S. 17).
7. Die durch Abkühlung oder durch Erwärmung des Labyrinthknochens herbeigeführte Strömung der Flüssigkeit in einem der Bogengänge und damit die Erregung des Gleichgewichtsapparates einer Seite. Bereitzuhalten sind: Leuchtbrille, Stoppuhr, Spritze oder Irrigator, Wasser von 28° bzw. 46 °C sowie Nierenschale (S. 19).
8. Politzer-Ballon, Hörschlauch, Tubenkatheter, Gummiballohrspritze (S. 24, 25).
9. Eine Knorpelentzündung der Ohrmuschel (Perichondritis), die dringlich behandelt werden muß (S. 29, 218).
10. Die Spülflüssigkeit muß Körpertemperatur haben, weil sonst eine Reizung des Gleichgewichtorgans (s. Frage 7) zustande kommt. Besteht eine Trommelfellperforation, können Krankheitskeime mit der Spülflüssigkeit in das Mittelohr gebracht werden und eine Mittelohrentzündung hervorrufen (S. 21).

11. Der Trommelfellschnitt. Er soll den schmerzhaften Anfang der eitrigen Mittelohrentzündung durch eine Eiterentleerung abkürzen (S. 36).
12. Dadurch, daß der Steigbügel durch eine krankhafte Knochenneubildung eingemauert und an seiner Schwingungsfähigkeit gehindert wird (S. 49).
13. Sehr dringlich, da Verdacht auf eine Labyrinthkomplikation bei Mittelohrentzündung besteht (S. 44).
14. Sofortige Krankenhausaufnahme erforderlich, da dringender Verdacht auf eine Schädelbasisfraktur. Keinesfalls darf das Ohr gesäubert werden; nur die Abdeckung mit sterilem Mull ist erlaubt (S. 47–48).
15. Die sofortige Benachrichtigung ist notwendig, da mit einer Operationsverletzung des Gesichtsnervs zu rechnen ist (S. 52, 218).
16. An der Verschlechterung der Hörfähigkeit für 4000 Hz (c^5-Senke) (S. 53).
17. Ab 90 dB (S. 53).
18. Die Otosklerose, die Schallschädigung des Ohres, die Ménière-Erkrankung (S. 57).
19. Eine bessere Durchblutung der Kopfhälfte der behandelten Seite (und damit auch des Innenohres) (S. 56).
20. Ein schwerhöriges Kind muß so bald als möglich mit einem Hörgerät versorgt werden, um zeitgerecht die Sprache hören, nachahmen und somit erlernen zu können (S. 59).
21. Elektrische Reaktionsaudiometrie (S. 15). Elektronystagmographie (S. 21), Elektromyographie (S. 52), Nerverregbarkeitstest (S. 52), Otoakustische Emissionen (S. 15).
22. Mit Essigsäure oder Salmiak (S. 68).
23. Die Klage trifft zu. Beim Schmecken werden nur grobe Empfindungen an der Zunge registriert; die feinere Wahrnehmung beim Schmecken kommt durch ein gleichzeitiges Riechen über die Rachenhöhle zustande (gustatorisches Riechen). Dieses ist dann bei Geruchsverlust beeinträchtigt (S. 67).
24. Nur so kann man etwaige Schleimflocken als Krankheitszeichen in der Spülflüssigkeit erkennen (S. 73).
25. Gefahr des Lufteintrittes in die Blutbahn beim versehentlichen Anstechen eines Schleimhautgefäßes (Luftembolie) (S. 73).
26. Transillumination oder Diaphanoskopie (S. 78).
27. Die Eiterverschleppung in die Blutleiter des Gehirns (Kavernosusthrombose) ist erkennbar am Erbrechen, am Schüttelfrost und an einer zunehmenden Schwellung der Augenlider (S. 79).
28. Argentum nitricum (10%), Trichloressigsäure (30%), Chromsäure (5%) oder Chromsäureperle (S. 84).
29. Oberkörper erhöht, halbsitzende Stellung (S. 83).
30. Bellocq-Tamponade, Bellocq-Tampon mit Fäden armiert, Gummi-

katheter, Gummiröhrchen. Nasenspray zur Oberflächenbetäubung (S. 87).

31. Eine Behinderung der Nasenatmung durch abnorme Muschelschwellung. Vasomotorische oder medikamentöse Rhinitis (S. 90).
32. Das gleichzeitige Auftreten einer Kieferhöhlenentzündung und einer Bronchitis beim Kind (S. 94).
33. Um krankhaft verdickte, aus den Siebbeinzellen, seltener aus der Kieferhöhle in die Nase vorquellende Schleimhaut (S. 98).
34. Komplikationen am Auge (Lidödem, Lidabszeß, Orbitaentzündung) und Komplikationen an der Hirnhaut und am Gehirn (Meningitis, Stirnhirnabszeß) (S. 102).
35. Eine Zerreißung der Hirnhaut nach Bruch der vorderen knöchernen Schädelbasis mit Abfluß von Hirnwasser (Liquorrhö) (S. 104).
36. Anosmie. Hervorgerufen beim Schnupfen durch Behinderung der Duftstoffzufuhr zur Riechschleimhaut oder (häufig bleibend) bei Grippeschädigung der Schleimhaut, bei der Ozäna, nach Schädelbrüchen und bei Hirnkrankheiten (S. 108).
37. Die vergrößerte und zur bakteriellen Besiedlung neigende Rachenmandel ist der Ausgangsort für die auf dem Wege über die Tube entstehende Mittelohrentzündung (S. 114).
38. Flach lagern, stabile Seitenlage (S. 122, 221).
39. Ohrspeicheldrüse (Glandula parotis), Unterkieferspeicheldrüse (Glandula submandibularis) und Unterzungenspeicheldrüse (Glandula sublingualis) (S. 128).
40. a) Einen Speichelstein, b) die Beschaffenheit des Gangsystems. Sialogramm (S. 130).
41. Weil durch die Paukenhöhle ein zur Zunge ziehender Geschmacksnerv verläuft, die Chorda tympani, und weil dieser mitunter geschädigt wird (S. 128).
42. Zuckerlösung, Kochsalzlösung, Essigsäurelösung und Chininlösung (S. 130).
43. Schildknorpel, Ringknorpel, Ringknorpelband (Lig. conicum) (S. 139).
44. N. laryngeus recurrens, ein Nebenast des N. vagus. Er zweigt vom N. vagus in der Brusthöhle ab und zieht vor der Speiseröhre und hinter der Schilddrüse aufwärts zum Kehlkopf (S. 140).
45. Man spricht vom Emphysem, wenn Luft, die beim Husten in der Luftröhre unter einem Überdruck steht, durch eine Wandöffnung nach Verletzung oder Operation in das Gewebe übertritt (S. 153).
46. Bei operativen Eingriffen kann es zu einem reflektorischen Herz- und Atemstillstand kommen, ganz besonders bei Operationen, die mit einer Kehlkopfreizung einhergehen. Atropin verhindert solche Reflexe (S. 154, 215, 256).
47. Durch hormonale Einflüsse wächst der Kehlkopf rasch; die Stimm-

lippen verlängern sich insbesondere beim Knaben. So wird die Stimmlage tiefer (S. 192).

48. Beim Stammeln werden einzelne Laute falsch gebildet (z. B. der S-Laut beim Lispeln). Beim Stottern liegt eine komplexe Störung des gesamten Sprachablaufes einschließlich der Atmung vor (S. 193, 194).
49. Unter Stridor versteht man das giemende, schlürfende Geräusch, welches beim erschwerten Einatmen durch den verengten Kehlkopf entsteht. Als Krupp bezeichnet man den gleichen Zustand der Atemnot, verbunden zusätzlich mit bellendem Husten, wenn eine Kehlkopfdiphtherie vorliegt, als Pseudokrupp die gleiche Krankheitslage bei Schwellungszuständen der Kehlkopf- und Luftröhrenschleimhaut im Kindesalter (S. 150).
50. Intubation, Tracheotomie, Koniotomie (S. 160).
51. Durch Schwellung der Kehlkopfweichteile kann es schnell zur Verlegung der Atemwege und damit zur Atemnot und zum Ersticken kommen (S. 153).
52. Eine narbige Verengung der Luftröhre (Trachealstenose) durch einen Intubationsschaden (S. 173).
53. a) Ein Verätzungsschock und eine Brustfellentzündung (Mediastinitis) infolge einer Zerstörung der Speiseröhrenwand, b) die Narbenverengung der Speiseröhre (S. 179).
54. 9 mm (1 Charr = $^1/_3$ mm) (S. 181).
55. Die Entfernung von Lymphknoten aus der Schlüsselbeingrube zur Abklärung unklarer Prozesse im Brustraum (S. 189).
56. Sie dürfen keinesfalls mit Injektionsbetäubungsmitteln verwechselt werden (S. 256).
57. Flachlagern des Oberkörpers, Beine hochbringen, Lockern beengender Kleidung, frische Luft, ggf. Injektion eines Kreislaufmittels (S. 207).
58. Beim Rotlicht wird die Wärme von außen zugeführt und dringt nicht weit in die Tiefe; bei der Kurzwelle entsteht sie erst in der Tiefe des Körpers als Widerstandswärme bei der Absorption der elektrischen Energie (S. 103, 104).
59. Anwendung von Wärme, Befeuchtung und Aufbringen eines Medikamentes auf die Schleimhaut (S. 206).
60. Nüchtern lassen, Anziehen des Operationshemdes, Wasserlassen, Stuhlgang, Prämedikation nach Anordnung, Bereitlegen von Fieberkurve, Röntgenbildern und Einwilligungserklärung (S. 214).
61. Schwindel, Benommenheit, Erbrechen, Gesichtsnervenlähmung (S. 218).
62. Um mechanische Belastungen des erkrankten Gebietes, welche eine Ausbreitung der Bakterien in die Umgebung und damit in die Blutbahn (Kavernosusthrombose s. Frage 27) fördern, beim Kauen zu vermeiden (S. 220).

63. Grobe und spelzige Speisen, gewürzte Nahrung und säurehaltige Säfte (S. 222).
64. Durch Reizung eines in der Nähe des Wundgebietes verlaufenden und zum Ohr ausstrahlenden Nervs, des N. glossopharyngeus (S. 123, 126, 221).
65. Blutaustritt aus dem Mund (dieser kann fehlen), zunehmende Blässe, beschleunigter und schlecht gefüllter Puls, Übelkeit (S. 222).
66. Das ständige Absaugen von Wundsekret in eine Unterdruckflasche, welche mit einem luftdichten in die Wundhöhle eingenähten Schlauch verbunden ist (S. 224).
67. Das schlürfende Geräusch beim Einatmen (Stridor), die Einziehung der Zwischenrippenräume und des Oberbauches sowie die Anspannung der Halsmuskeln beim Einatmen (S. 226).
68. Schüttelfrost, Pulsbeschleunigung, Übelkeit, Kopfschmerz, blutige Harnverfärbung oder Ausbleiben der Harnentleerung (S. 228).
69. Pantocain ½-, 1- und 2%ig mit Suprareninzusatz, Xylocain, Salicain und Novesin ohne Suprareninzusatz, Kokain 10% ohne Suprareninzusatz (S. 257).
70. Es könnte eine akute allergische Reaktion (anaphylaktischer Schock) eintreten bei einer Überempfindlichkeit gegen das gespritzte Medikament (S. 207, 229).

Häufig gebrauchte Fachausdrücke und ihre Bedeutung

Adenoide Vegetationen	Alter Ausdruck für Rachenmandelvergrößerung
Adenotomie	Abtragung der Rachenmandel
Adhäsivprozeß	Narbige Verwachsungen an Trommelfell und Gehörknöchelchen
Ageusie	Geschmacksverlust
Anosmie	Geruchsverlust
Antrotomie	Operative Eröffnung des größten Hohlraums im Warzenfortsatz hinter dem Ohr
Aphonie	Stimmlosigkeit
Apnoe	Atemstillstand (z. B. beim Schnarchen)
Aspiration	Eindringen von Fremdstoffen (Flüssigkeit, Nahrung, Fremdkörper) in Luftröhre und Bronchien
Atresie	Angeborene oder durch Narbenbildung entstandener Verschluß eines Körperrohres (Speiseröhre, Gehörgang, Nase usw.)
Balbuties	Stottern
Bellocq-Tamponade	Abdichtung des Nasenrachens bei Blutung
Biopsie	Gewebsentnahme
Blow-out-Fraktur	Einbruch des knöchernen Augenbodens in die Kieferhöhle
Bougierung	Aufdehnung (z. B. der Speiseröhre)
Cholesteatom	Aus Hautschüppchen zusammengesetzte „Perlgeschwulst“ im Mittelohr
Chordektomie	Abtragung einer Stimmlippe beim Kehlkopfkrebs
Computeraudiometrie	Auswertung elektrischer Hirnstromantworten auf einen Hörreiz mit Hilfe eines Computers
Daniels-Biopsie	Lymphknotenentnahme in der Schlüsselbeingrube
Dekanülement	Entfernung einer Luftröhrenkanüle

Diaphanoskopie	Beurteilung des Luftgehaltes der Nebenhöhlen bei durchscheinendem Licht
Diskriminationsfähigkeit	Unterscheidung für einzelne Sprachlaute
Divertikel	Aussackung, hier der Speiseröhre
Dyslalie	Gestörte Lautbildung, auch Stammeln genannt
Dysphonie	Gestörte Tongebung, Heiserkeit
Elektrogustometrie (EGM)	Bestimmung der Erregbarkeit der Geschmacksnerven durch elektrischen Strom
Elektromyographie (EMG)	Registrierung von Muskelströmen bei Bewegungsimpulsen
Elektronystagmographie (ENG)	Registrierung der Augenbewegungen (Nystagmus) bei Reizung und krankhaften Veränderungen im Gleichgewichtssystem
Emphysem	Luftansammlung im Gewebe
Empyem	Eiteransammlung in einer Körperhöhle (z. B. Kieferhöhle)
Epistaxis	Nasenbluten
ERA (elektrische Reaktionsaudiometrie)	Hörmessung durch die Registrierung von Hirnströmen bei der Schallaufnahme
Fazialiskompression	Freilegung des Gesichtsnervs in seinem Knochenkanal
Fazialisparese	Bewegungsstörung der Gesichtsmuskeln bei Gesichtsnervenschädigung
Foetor ex ore	Übler Mundgeruch
Frontobasale Verletzung	Knochenbruch an Stirn und vorderer Schädelbasis, oft mit Zerreißung der Hirnhaut verbunden
Globusgefühl	Kloß- oder Kugelempfindung beim Schlucken
Glossitis	Zungenentzündung
Glottis	Spalt zwischen den Stimmlippen
Gustometrie	Geschmacksprüfung
Hämatotympanon	Blutansammlung in der Paukenhöhle
Hyperkeratose	Verhornung der Schleimhautoberfläche
Hyperplasie	Vergrößerung eines Organs oder Organbezirks (Mandeln, Nasenmuscheln)

Hypogeusie	Verminderung der Geschmacksempfindung
Hyposmie	Verminderung der Riechfähigkeit
Iatrogen	Durch ärztliche Einwirkung entstanden
Idiopathisch	Ohne erkennbare Ursache entstandene Krankheit oder Funktionsstörung
Impedanzmessung	Bestimmung des Widerstandes, den das Trommelfell dem Schall entgegensetzt
Kakosmie	Üble Geruchsempfindung
Kalorische Prüfung	Reizung des Gleichgewichtsorgans durch Spülung des Gehörgangs mit warmem oder kaltem Wasser
Kaustik	Zerstörung von Gewebe durch elektrischen Strom oder Glühschlinge
Kinetose	See- oder Reisekrankheit
Konchotom	Instrument zur Abtragung eines Teils der Nasenschleimhaut oder der Nasenmuschel
Kongenitaler Stridor	Atemnot schon bei der Geburt
Koniotomie	Eröffnung des Kehlkopfes als Notfalleingriff bei Luftnot
Laryngektomie	Kehlkopfentfernung
Laryngitis	Kehlkopfentzündung
Laryngoskopie	Untersuchung des Kehlkopfes
Leukoplakie	Weißliche Verdickung der Schleimhaut
Liquorrhö	Hirnwasserabfluß aus Nase oder Ohr
Lithotripsie	(Speichel-)Steinzertrümmerung
Lymphadenitis	Lymphknotenentzündung
Mastoidektomie	Operative Eröffnung und Beseitigung eines Krankheitsherdes im Warzenfortsatz
Mastoiditis	Entzündliche Zerstörung des Knochens im Processus mastoideus hinter dem Ohr (Warzenfortsatz)
Ménière-Erkrankung	Mit Schwindel und einseitiger Hörstörung einhergehende Innenohrerkrankung
Metastase	Absiedelung (einer Krebsgeschwulst)
Mutation	Stimmwechsel in der Pubertät
Neck dissection	Umfassende Entfernung aller Lymphknoten einer Halsseite mit den dazwischenliegenden Geweben

Neuralgie	Nervenschmerz
Neuritis	Nervenentzündung
Nystagmus	Gleichsinnige, ungewollte Zuckung beider Augen
Olfaktometrie	Geruchsprüfung
Otitis externa	Gehörgangsentzündung
Otitis media	Mittelohrentzündung
Otosklerose	Zur Schwerhörigkeit führende Knochenerkrankung am Innenohr
Otoskopie	Besichtigung des Trommelfells
Ozäna	Mit Borkenbildung einhergehende Erkrankung der Nasenschleimhaut
Pachydermie	Verdickung der Schleimhautoberfläche
Papillom	Warzenartige Geschwulst
Parazentese	Trommelfellschnitt
Parotidektomie	Entfernung der Ohrspeicheldrüse
Peritonsillarabszeß	Eiterbildung hinter der Gaumenmandel
Pharyngitis	Rachenentzündung
Pneumatisation	Die normale Entwicklung lufthaltiger Hohlräume im Schläfenbein
Polyp	Traubige Gewebsverdickung an den Schleimhäuten
Postrhinoskopie	Besichtigung des oberen, hinter der Nase gelegenen Rachenraums
Präkanzerose	Gewebsveränderungen, aus denen eine Krebsgeschwulst hervorgehen kann
Presbyakusis	Altersschwerhörigkeit
Probetympanotomie	Eröffnung der Paukenhöhle zur Abklärung dortiger Krankheitsprozesse
Protrusio bulbi	Hervortreten des Augapfels
Pseudokrupp	Entzündliche Verengung der Luftröhre mit Atemnot und bellendem Husten (beim Kind)
Ranula	Speichelzyste am Mundboden
Refluxösophagitis	Speiseröhrenentzündung durch Aufsteigen von Magensaft
Reinke-Ödem	Durch Wassereinlagerung entstandene Verdickung der Stimmlippen
Rekurrensparese	Lähmung der Stimmlippen durch Schädigung des unteren Kehlkopfnervs (N. recurrens)

Rhinitis	Schnupfen
Rhinolith	Nasenstein
Rhinophym	Knollige Verdickung der Nasenhaut
Rhonchopathie	Krankhaftes Schnarchen
Sialadenitis	Speicheldrüsenentzündung
Sialographie	Kontrastdarstellung der Speichelgänge im Röntgenbild
Sialolithiasis	Speichelsteinerkrankung
Sigmatismus	Lispeln
Sinusitis	Nebenhöhlenentzündung
Stomatitis	Mundschleimhautentzündung
Stridor	Ziehendes Geräusch bei Einengung der Atemwege und Atemnot
Stroboskopie	Spezialuntersuchung des Kehlkopfes zur Beurteilung der Stimmlippenschwingungen
Surditas	Taubheit
Synechie	Narbige Verwachsung an Nase oder Kehlkopf
Tinnitus	Ohrgeräusch
Tonsillektomie	Mandelausschälung
Tracheostoma	Luftröhrenöffnung in der Halshaut
Tracheotomie	Einschnitt in die Luftröhre
Tympanogramm	Druckkurve des Trommelfells
Tympanometrie	Messung der Beweglichkeit von Trommelfell und Gehörknöchelchen
Tympanoplastik	Operation zur Korrektur von Schäden an Trommelfell und Gehörknöchelchen
Ulcus rodens	Krebsgeschwür der Haut
Uvula	Zäpfchen
Valsalva-Versuch	Überdruckerzeugung im Rachen bei zugehaltener Nase und forcierter Atmung
Vestibularapparat	Gleichgewichtsapparat in den Hohlräumen des Labyrinths
Waldeyer-Rachenring	Lymphatisches Gewebe des Rachens mit Rachenmandel, Gaumenmandel und Zungenmandel
Zele (Mukozele)	Erweiterung einer Höhle (meist der Stirnhöhle bei gleichzeitiger Füllung mit Schleim)
Zenker-Divertikel	Aussackung im oberen Abschnitt der Speiseröhre

Zerumen	Ohrschmalz
Zervikalsyndrom	Störungen durch Verlagerung der Halswirbelkörper
Zoster oticus	Viruserkrankung mit Bläschenbildung am Ohr und Funktionsausfällen
Zylindrom	Alter Ausdruck für eine besondere Krebsart

Weitere Fachausdrücke können im Sachverzeichnis nachgeschlagen werden. Auf der dort angegebenen Buchseite findet sich die Erklärung im Text.

Sachverzeichnis

M

N

O

P